Kohlhammer

Health Care- und Krankenhaus-Management

Begründet von Udo Janßen, Axel Olaf Kern, Clarissa Kurscheid, Thomas Schlegel, Birgit Vosseler und Winfried Zapp

Herausgegeben von Clarissa Kurscheid, Julia Oswald und Winfried Zapp

Die geplanten und bereits erschienenen Bände in der Übersicht:

Modul I: Gesundheitsökonomie und Gesundheitspolitik

- Markus Lüngen/Guido Büscher:
  »Gesundheitsökonomie«
- Clarissa Kurscheid/Andreas Beivers:
  »Gesundheits- und Sozialpolitik«

Modul II: Betriebswirtschaftslehre und Management in stationären und ambulanten Gesundheitseinrichtungen

- Winfried Zapp/Julia Oswald/Uwe Bettig/Christine Fuchs:
  »Betriebswirtschaftliche Grundlagen im Krankenhaus«
- Wolfgang H. Schulz/Nicole Joisten
  »Logistik, IT, Facility Management und Services«
- Winfried Zapp/Julia Oswald/Claudia Dues/Edgar Kempenich
  »Rechnungswesen und Finanzierung im Krankenhaus«
- Winfried Zapp/Julia Oswald/Sabine Neumann/Frank Wacker
  »Controlling und Reporting im Krankenhaus«
- Personalwirtschaft
- Sascha Saßen/Petra Gorschlüter
  »Klinisches Risikomanagement und Qualitätsmanagement«
- Marketing und Öffentlichkeitsarbeit

Modul III: Gestaltung von Managementsystemen in Gesundheitseinrichtungen

- Normatives Management und Strategie
- Achim Schütz
  »Leadership und Führung. Systemisch-Lösungsorientierte Handlungsoptionen für das Krankenhaus«
- Netzwerke und Strukturen
- Sylvia Schnödewind (Hrsg.)
  »Projekt- und Potenzialentwicklung in Krankenhaus und Gesundheitswesen«

Modul IV: Recht in der Gesundheitswirtschaft

- Unternehmensrecht im Krankenhaus

Sylvia Schnödewind (Hrsg.)

Projekt- und Potenzialentwicklung in Krankenhaus und Gesundheitswesen

Verlag W. Kohlhammer

1. Auflage 2017

Alle Rechte vorbehalten
© W. Kohlhammer GmbH, Stuttgart
Gesamtherstellung: W. Kohlhammer GmbH, Stuttgart

Print:
ISBN 978-3-17-022611-1

E-Book-Formate:
pdf: ISBN 978-3-17-031616-4
epub: ISBN 978-3-17-031617-1
mobi: ISBN 978-3-17-031618-8

Inhalt

Geleitwort zur Reihe

In der dynamisch wachsenden und zunehmend komplexer werdenden Gesundheitswirtschaft ist in den letzten Jahren der Bedarf stark gestiegen, Management bezogenes theoretisches Wissen und praxisrelevantes Know-how zu beherrschen und zu vermitteln. Dieser Bedarf spiegelt sich u. a. in zahlreichen neuen Hochschulstudiengängen und vielfältigen Angeboten der beruflichen Fort- und Weiterbildung wider.

Die Reihe »Health Care- und Krankenhaus-Management«, die auf den Curricula einschlägiger Hochschulen und wichtiger Fortbildungseinrichtungen aufbaut, setzt hier an. Inhaltlich und didaktisch systematisch angelegt, erhebt sie den Anspruch, das breite Themenfeld weitgehend vollständig abzudecken.

Die in 14 Bänden modular aufgebaute Reihe möchte allen Studierenden und Dozenten der auf das Management in der Gesundheitswirtschaft bezogenen Studiengänge, Berufstätigen in Fort- und Weiterbildung aus Krankenhäusern und weiteren Einrichtungen des Gesundheitswesens und insbesondere (zukünftigen) Führungskräften und leitenden Mitarbeitern aus Ärztlichem Dienst, Medizin-Controlling, Pflegedienst, Marketing und Verwaltung ein hilfreiches Werkzeug für Studium und professionelle Praxis sein.

Die Herausgeberinnen und Herausgeber:
Clarissa Kurscheid, Julia Oswald und Winfried Zapp

Verzeichnis der Autorinnen und Autoren

Herausgeberin

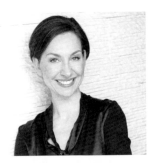

Dipl. Päd. Sylvia Schnödewind
Sie ist Inhaberin von SchnödewindPlus Consulting und des Coachingateliers Düsseldorf. Sie ist Trainerin, Hochschuldozentin sowie Coach und Mediatorin. Nach ihrem Studium der Diplom-Pädagogik an der Universität zu Köln bildete sie sich weiter und absolvierte ihre Ausbildungen u. a. zum NLP Master, Systemischen sowie Generativen Coach. In ihrer Coaching- und Trainingspraxis arbeitet sie u. a. mit dem Konzept der Achtsamkeit und weiteren Lehren aus der Humanistischen Psychologie sowie aus der Managementpraxis. Gemeinsam mit ihrem Team setzt sie einen weiteren Schwerpunkt in ihrer Arbeit – die Beratung und Entwicklung von Unternehmen mit Blick auf eine initiative und lernende Organisation.

Autorinnen und Autoren

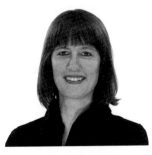

Dr. phil., Dipl.-Päd. Jana Bäuerlen
Sie leitet den Career Service der Humanwissenschaftlichen Fakultät an der Universität zu Köln. Als Hochschuldozentin im Fachbereich Erziehungswissenschaft umfassen die Schwerpunkte ihrer Lehre: Gesundheitsbildung und -förderung, Arbeiten in und mit Teams, pädagogische Beratung und systemisches Coaching. Freiberuflich ist sie tätig als Referentin für hochschuldidaktische Themen wie z. B. Rollenkompetenz und Kollegiale Beratung und als Beraterin für Lehrende an der DSHS Köln, sowie als Trainerin zu den Themen Selbst- und Ressourcenmanagement, Berufsorientierung und Potenzialentwicklung.

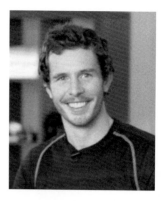

Dipl.-Sportwiss. Till Ebener
Studium der Sportwissenschaften mit den Schwerpunkten Training und Leistung an der Deutschen Sporthochschule Köln. Anschließende Weiterbildung zum DSHS Personal Trainer an der Deutschen Sporthochschule Köln sowie zum Poliquin BioSignature Practitioner Level 2. Geschäftsführer und Personal Trainer des Point of Power Personal Training Studios in Köln, Kursleiter des Universitätssports Köln.

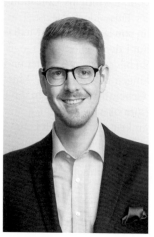

Dr. phil., Dipl.-Psych. Dominic-Nicolas Gansen-Ammann
Heilpraktiker (Psychotherapie); Diplom-Studium der Psychologie mit den Schwerpunkten Arbeits-, Organisations- und Wirtschaftspsychologie sowie Klinische Psychologie und den Zusatzfächern Rechtspsychologie, Strafrecht und Kriminologie und Promotion an der Universität Bonn. Studiengangsleiter des berufsbegleitenden Bachelorstudiengangs Wirtschaftspsychologie an der Hochschule Fresenius in Köln.

© John M. John

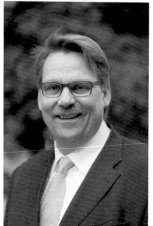

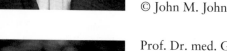

Prof. Dr. med. Gisbert Knichwitz
Studium und Habilitation erfolgten an der Westfälischen Wilhelms-Universität in Münster. Zusätzlich studierte er MBA-Gesundheitsmanagement an der Hochschule Osnabrück und hat neben seinen medizinischen Vorlesungen in Münster auch einen Lehrauftrag an der Hochschule Osnabrück zum Thema »Ökonomie und Ethik in der Medizin«.

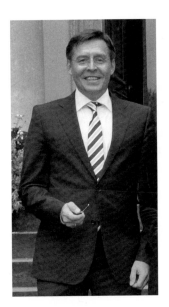

Dr. André Salfeld
Als Wissenschaftler und Berater arbeitet, lehrt und forscht er im Bereich der integralen werteorientierten Führung und des integralen, werteorientierten Managements. Als Gründungsmitglied und Vorsitzender des gemeinnützigen Vereins Ethik-Verantwortung-Arbeitswelt (E-V-A) e.V. fördert er Organisationen bei ihrer integralen werteorientierten Entwicklung und bietet hierzu eine Plattform zum Erfahrungsaustausch und zur Weiterbildung. Als langjähriger Dozent an der Hochschule Fresenius lehrt er im Bereich werteorientiertes Führungsverhalten und werteorientiertes Management.

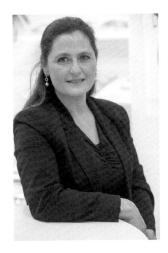

Rossella Vicenzino Timis
Sie ist Politikwissenschaftlerin und war langjährige Personalentwicklerin im Gesundheitswesen der Malteser Trägergesellschaft in Bonn und hat damit trägerweit Pionierarbeit auf dem Gebiet einer systematischen und zielgruppenorientierten Personalarbeit im Krankenhauswesen geleistet. Heute ist sie Personalerin in der Sozial- und Gesundheitsbranche und arbeitet beim Landesverband des Arbeiter Samariter Bund e.V., Hessen. Darüber hinaus ist sie Dozentin an der Hochschule Fresenius für Wirtschaft und Medien in Köln im Studiengang Health Care-Management und Chefredakteurin für ein Personalfachmagazin.

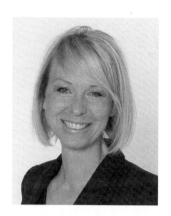

Angela Wanko

Sie arbeitet seit 10 Jahren als Beraterin im Health Care-Sektor im Bereich der Strategie- und Prozessberatung bei namhaften Unternehmensberatungen. Bevor sie das Studium »Management im Gesundheitswesen« absolvierte, war sie mehrere Jahre als Fachkrankenschwester für Intensivmedizin und Anästhesie in leitender Position tätig. Darüber hinaus hat sie in den vergangenen Jahren intensive Aus- und Weiterbildungen erfolgreich abgeschlossen, u. a. zum Systemischen Coach, zum wingwave-Coach® und zur Trainerin. Neben ihrer angestellten Tätigkeit als Unternehmensberaterin ist sie freiberuflich erfolgreich als Business-Coach, Trainerin und Beraterin tätig.

1 Salutogenese und Resilienz – Psychische Gesundheit von Beschäftigten im Gesundheitswesen

Jana Bäuerlen

1.1 Einleitung

Bei Beschäftigten im Gesundheitswesen geht es den ganzen Arbeitstag um die Gesundheit von anderen – da kann manchmal der Blick auf die eigene Gesundheit aus dem Sichtfeld geraten. Hier soll es nun um die Gesundheit derjenigen gehen, deren berufliche Aufgabe es ist, die Gesundheit von anderen professionell wiederherzustellen, zu schützen oder zu fördern.

Arbeitsplätze im Gesundheitswesen (z. B. Ärzte, Pflegekräfte, Sozialarbeiter, therapeutische Berufe) gehören zu den psychosozialen Berufsfeldern mit überwiegend personenbezogenen sozialen Dienstleistungen. Neben teilweise starker körperlicher Beanspruchung durch Hebe- und Lagertätigkeiten und auch hohen biologischen sowie chemischen Belastungen sind diese Arbeitsbereiche insbesondere durch ein erhebliches berufsspezifisches psychosoziales Belastungsspektrum gekennzeichnet, wie z. B. dem Umgang mit schwerkranken Patienten und der Arbeit in rotierenden Schichten zu Tages-, Nacht- und Wochenendzeiten (z. B. Pelikan et al. 2014). Der Gesundheitssektor weist europaweit das insgesamt vierthöchste Gesundheitsbelastungsrisiko auf, bei den psychischen Belastungen sogar das höchste (Eurofound 2007). Die Gesundheitsberichterstattung der gesetzlichen Krankenversicherungen dokumentiert seit Jahren eine überdurchschnittliche Anzahl an Arbeitsunfähigkeitstagen von Pflegekräften im Zusammenhang mit – auch stressbedingten – Muskel-Skelett-Beschwerden (Harling 2014).

Die heutige soziale Realität einer globalisierten Arbeitswelt mit ihren tiefgreifenden ökonomischen und sozialen Wandlungsprozessen hat die organisatorischen Bedingungen von Erwerbsarbeit auch in den Einrichtungen des Gesundheitswesens nachhaltig verändert. Folge ist insbesondere eine zunehmende Ökonomisierung (verschärfte Kostensteuerung aller betrieblichen Abläufe), die zu einer Intensivierung und Verdichtung der Arbeitsabläufe führt (z. B. Brödner und Lay 2002). Der entsprechend steigende psychosoziale Belastungsdruck ist für viele Beschäftigten spürbar, chronische Stress- und Überlastungserscheinungen mit all ihren langfristigen, gesundheitlichen Auswirkungen nehmen zu und sind als äußerst ernstzunehmende Phänomene zu betrachten.

Neben den strukturell-gesellschaftlichen Problemen und ihren Erfordernissen für politische Gestaltung verlangt dies auch ein Handeln auf der betrieblichen Ebene, nämlich ein Umdenken und Weiterdenken bei der Ausbildung, beruflichen Sozialisation und Weiterbildung und der Unterstützung von Beschäftigten, die im Gesundheitsbereich langfristig arbeiten wollen oder müssen, hinsichtlich der Frage, wie die Gesundheit der Beschäftigten nachhaltig erhalten und gefördert werden kann. Zunehmende Brisanz erhält dies dadurch, dass laut Arbeitsmarktprognosen der demografische Wandel in Kombination mit nicht ausreichend attraktiven Arbeitsbedingungen sowohl für den Pflegebereich als auch für die ärztlichen Berufe bereits jetzt in Teilbereichen zu einem Arbeitskräftemangel führe. Die Notwendigkeit und der Bedarf für Prävention und Gesundheitsförderung sind offensichtlich, und nicht allein wegen des erheblichen Kostenfaktors durch arbeitsbedingte Erkrankungen (Pelikan et al. 2014; Ulich und Wülser 2012).

Hinsichtlich der nachhaltigen Erhaltung und Förderung der Gesundheit der Beschäftigten ist es dringend angeraten, eine grundlegende perspektivische Ausweitung vorzunehmen und den Blick auf Belastungen und deren Vermeidung (*Prävention*) um den Blick auf Ressourcen als Gesundheitspotenziale und deren Stärkung zu ergänzen. Der Autor, der dies wegweisend erkannt und ausgearbeitet hat, war der amerikanisch-israelische Medizinsoziologe, Epidemiologe und Stressforscher Aaron Antonovsky (1979). Er entwickelte das Modell der Salutogenese (von lat. *salus*: Heil, Wohlbefinden, Zufriedenheit; griech. *genesis*: Entstehung). Die hiervon inspirierte Resilienzforschung konzipiert Resilienz (von lat. *resilire*: zurückspringen, abprallen) als *psychische Widerstandsfähigkeit* von Menschen, die sie befähigen, widrige Verhältnisse und schwierige Situationen, z. B. auch psychosoziale Belastungen, meistern zu können (Bengel et al. 2009). Beide Konzepte erforschen die Faktoren und Variablen, die zur Entstehung und Erhaltung von psychischer Gesundheit wesentlich beitragen, die sog. Ressourcen, Schutz- oder auch Resilienzfaktoren, und liefern so eine wissenschaftliche Basis für nachhaltige Strategien der Gesundheitsförderung.

Die Gesunderhaltung der Beschäftigten zu unterstützen, ist eine zentrale aktuelle Herausforderung für Entscheidungsträger im Gesundheitswesen. Ein nachhaltig wirksames Betriebliches Gesundheitsmanagement (BGM) muss ganzheitlich ausgerichtet sein und individuelle Förderungsmöglichkeiten der Verhaltensprävention mit betrieblichen Gestaltungsmöglichkeiten der Verhältnisprävention verbinden (z. B. Ulich und Wülser 2012).

1.2 Psychosoziale Belastungen am Arbeitsplatz und ihre gesundheitlichen Auswirkungen

Das zentrale Tätigkeitsfeld in Gesundheitsberufen besteht in der Interaktion mit anderen Menschen. Dieser hohe soziale Anteil ist nicht per se als belastend zu sehen, kann jedoch einige Schwierigkeiten in sich bergen (Böhle und Glaser 2006). Die Besonderheiten der primär an Menschen und ihren Bedürfnissen ausgerichteten Tätigkeiten liegen in der langfristigen *Beziehungs- und Unterstützungsarbeit* des professionellen Helfens, was vergleichsweise hohe sozioemotionale Anforderungen mit sich bringt. Hier sei bspw. genannt, die eigenen Emotionen wie Angst und Ekel zu regulieren, aber auch einem verzweifelten Patienten Mut zu machen, die berufsimmanente Konfrontation mit dem Tod sowie Gewalt- oder Belästigungserfahrungen durch z. B. Patienten. Bei entsprechend langer Dauer und Intensität kann dies zu starker emotionaler Beanspruchung, psychischer Überforderung oder gar zu Erschöpfung und psychosomatischen Beschwerden führen (Holz et al. 2004).

Hinzu kommen noch weitere Belastungsfaktoren, die mit der generellen Arbeitsorganisation dieser Arbeitstätigkeiten zu tun haben, wie z. B. gesundheitsbeeinträchtigende Arbeitszeiten wie Schicht-, Nacht- und Wochenendarbeit mit zusätzlichen negativen Konsequenzen für die Vereinbarkeit von Arbeits- und Privatleben, hohe Überstundenquote, permanenter Zeitdruck, hohes Ausmaß an Arbeitsunterbrechungen, schwierige Pausenregelungen, geringe Entlohnung und wenig soziale Anerkennung bei gleichzeitig hohem Erwartungsdruck (z. B. Pflegepersonal) (Pelikan et al. 2014; Bäuerlen 2013). Im Zuge der in den letzten Jahrzehnten stark fortgeschrittenen Ökonomisierung auch in der Gesundheitsversorgung und der feststellbaren zunehmenden Arbeitsverdichtung wurden die genannten psychosozialen Anforderungen noch erhöht. Hierbei nicht unerheblich sind in diesem Zusammenhang entstehende Zielkonflikte zwischen Effizienzdenken und dem wertebasierten Arbeitsethos in Gesundheitsberufen einem *helfenden Beruf*: Das Gefühl, den Anforderungen nicht gerecht werden zu können, die ihnen aufgetragenen Aufgaben vollständig *und* zum Wohle der Patienten durchzuführen, ist extrem belastend. Es gibt zahlreiche Studien zu den Gesundheitsbelastungen am Arbeitsplatz Krankenhaus (z. B. Iseringhausen 2010), wobei die Belastungsfaktoren der Pflegekräfte (z. B. Braun et al. 2004) besser untersucht sind als die der Ärzte (z. B. Schwartz und Angerer 2010). Auch gibt es bisher noch wenige Studien zur (psychischen) Gesundheit von Psychologen und Psychotherapeuten (z. B. Reimer et al. 2005).

Als theoretische Erklärung für die Entstehung von (arbeitsbedingtem) Stress hat sich weitgehend das von der Forschergruppe um den Psychologen Richard S. Lazarus entwickelte transaktionale Stressmodell durchgesetzt (Lazarus und Launier 1981). Infolgedessen werden Arbeitsanforderungen nur dann belastend bzw. stressrelevant, wenn sie von der betroffenen Person auch als negativer, bedrohlicher Stressor bewertet werden und somit Bewältigungshandeln erfordern. Der Bewertungsprozess wird wesentlich beeinflusst von den individuell angenommenen, zur Verfügung stehenden Ressourcen wie z. B. eigene Handlungsfähigkeiten oder auch soziale Unterstützungspotenziale. Stress ist also immer eine subjektive Interpretation (Franke 2006). Das Phänomen Stress bezeichnet »eine zusammenhängende zentralnervöse Aktivierung auf affektiver, kognitiver, neuronal-endokriner und motorischer Ebene« (Siegrist 2005, S. 304). Diese Aktivierung entsteht typischerweise, aber keineswegs ausschließlich, wenn eine stark aversive und subjektiv relevante Situation als nicht bewältigbar erscheint. Stress ist also zunächst eine Mobilisierung von Energiereserven. Wiederholtes oder fortbestehendes Stresserleben gefährdet jedoch die Gesundheit, denn der Körper benötigt notwendigerweise eine Abwechslung von Anspannungs- und Entspannungsphasen, um in den regenerativen Phasen die Energiespeicher auch wieder aufzuladen. Wenn die Regeneration ausbleibt, bewirkt Dauerstress mittelfristig Erkrankungsprozesse und langfristig die Entstehung von ernsthaften physischen sowie psychischen Gesundheitsbeeinträchtigungen, wie z. B. (chronische) Kopfschmerzen, Anpassungs- und Belastungsstörungen, Muskel-Skelett-Beschwerden, Herz-Kreislauf-Erkrankungen, depressive Störungen oder auch eine Schwächung der Immunkompetenz des Körpers (Franke 2006).

Neben dem skizzierten Stressmodell von Lazarus gibt es noch andere Konzepte zur Erklärung von arbeitsbedingtem Stress (Faltermaier 2005; Franke 2006; Ulich und Wülser 2012), die dem transaktionalen Stressverständnis zwar nicht widersprechen, aber doch bestimmte Aspekte unter Auslassung anderer besonders hervorheben. Zwei etablierte Konzepte seien hier kurz genannt: So hebt zum einen das Anforderungs-Kontroll-Modell (demand-control-model) von Karasek und Theorell (1990) hervor, dass in Arbeitssituationen das Missverhältnis von hohen psychischen Anforderungen und niedrigem Handlungs- und Entscheidungsspielraum entscheidend für die Entstehung von Stress ist. Zum anderen betont das Modell beruflicher Gratifikationskrisen von Siegrist (1996), dass ein Gleichgewicht zwischen der beruflichen Verausgabung und den dafür erhaltenen Gratifikationen, wie Einkommen, soziale Anerkennung und auch Arbeitsplatzsicherheit, herrschen muss. Ein andauerndes Missverhältnis von hohem Arbeitseinsatz bei gleichzeitig geringer Entlohnung und Anerkennung (Gratifikationskrise) führt zu ausgeprägten Stressreaktionen und in der Folge zu gesundheitlichen Beeinträchtigungen.

Eine weitere Auswirkung von chronischem Stress wird unter dem Phänomen des Burnout als *Ausgebrannt-Sein* aufgrund von psychisch belastenden Arbeitsbedingungen gefasst. Es ist ein spezifisches Störungsbild mit Symptomen auf der physischen, psychischen und der Verhaltensebene. Zunächst wurde Burnout vor allem im Zusammenhang mit beruflicher Arbeit in psychosozialen Feldern untersucht, dessen Auftreten ist jedoch nicht als darauf beschränkt zu sehen (Weber 2007). Im Anschluss an das verbreitete Konzept von Maslach und Leiter (2001) wird die Symptomatik des *Ausgebrannt-Seins* mit drei wesentlichen Elementen beschrieben:

- *emotionale Erschöpfung*, die sich in einem vorwiegend psychischen Erschöpftheitszustand äußert, wie auch dem Gefühl von Überforderung und der Angst vor dem nächsten Arbeitstag
- *Depersonalisation* im Umgang mit den Patienten, also eine innere Distanziertheit, die von Zynismus geprägt sein kann, und die zu einem ausschließlich sachlichen, gefühllosen Verhalten führt
- *verminderte Leistungszufriedenheit*, also der Eindruck, den gestellten Anforderungen nicht mehr genügen zu können, bedingt durch eine negative Einschätzung der persönlichen Kompetenz und beruflichen Leistungsfähigkeit

Die Entstehung des Burnout-Syndroms ist ein schleichender, oft lang dauernder Prozess. Bleiben die Symptome unbeachtet, kann dies ähnliche wie oben beschriebene schwere gesundheitliche Beeinträchtigungen nach sich ziehen (hierzu Weber 2007).

1.3 Salutogenese und Resilienz – Zentrale Erklärungskonzepte von (psychischer) Gesundheit

Prospektive Strategien zum Umgang mit den aufgezeigten psychosozialen Herausforderungen gehen über den präventiven Ansatz der Vermeidung von gesundheitsgefährdenden Belastungen bzw. der Verminderung von Risiken und Gefahren hinaus (Hurrelmann et al. 2014). Die theoretische Grundlage hierfür bieten Erklärungsmodelle, die neben der Vermeidung von Belastungen individuell verfügbare Ressourcen als Potenzial zur Belastungsbewältigung in den Mittelpunkt rücken (▶ Kap. 1.3.1). Die hier wohl prominentesten Konzepte der Salutogenese (▶ Kap. 1.3.2) und der Resilienz (▶ Kap. 1.3.3) betonen konsequent die Faktoren, die die Gesundheit bzw. Widerstandsfähigkeit eines Individuums schützen oder fördern, die sog. Ressourcen oder auch Resilienzfaktoren (▶ Kap. 1.3.4).

Im Auftrag der Bundeszentrale für gesundheitliche Aufklärung erstellte Jürgen Bengel mit Mitarbeitern im Jahre 1998 eine erste umfassende Expertise über den Diskussionsstand und Stellenwert in Theorie und Praxis von Antonovskys Modell der Salutogenese (Bengel et al. 2001); etwa zehn Jahre später wurde die theoretische und empirische Weiterentwicklung des salutogenetischen Modells zu einer Schutzfaktoren- und Resilienzforschung für den Bereich Kinder und Jugendliche in einer weiteren Expertise aufgegriffen (Bengel et al. 2009). Die letzte Expertise aus dem Jahre 2012 bereitet den Stand der Forschung zu psychologischen Schutz- und Resilienzfaktoren für die Gesundheit von Erwachsenen mit Blick auf den wichtigen Impuls durch die salutogenetische Forschung auf (Bengel und Lyssenko 2012).

1.3.1 Ressourcenorientierung – Eine Erweiterung der Perspektiven

Bis zur zweiten Hälfte des 20. Jahrhunderts dominierte die *pathogenetische* Tradition der »Belastungsforschung« (Badura 1981, S. 16) die Sozial- und Gesundheitswissenschaften.

Das hier zugrundeliegende biomedizinische Erklärungsmodell besagt, dass jeder Krankheit eine im Körper oder auch im psychosozialen Bereich lokalisierbare Ursache zuzuordnen ist.

Zentrales Erkenntnisinteresse sind also die Bedingungsfaktoren, die zur Entstehung von Krankheit, der Pathogenese (von griech. *pathos*: Leiden, Schmerz; griech. *genesis*: Entstehung), ursächlich beitragen bzw. ihre Bewältigung behindern. Folglich wird Gesundheit dann durch die vorausschauende Abwehr bzw. Prävention dieser *Risikofaktoren* erreicht. Der hier implizierte *eingeschränkte* Gesundheitsbegriff, welcher Gesundheit eher als ein Ergebnis des *Nicht-krank-Seins* definiert, wurde Gegenstand kritischer Auseinandersetzungen. Ebenso wurden die Grenzen einer hauptsächlich naturwissenschaftlich-*kurativen* Medizin angesichts der deutlichen Zunahme chronisch-degenerativer Erkrankungen vermehrt wahrgenommen. Die Relevanz der psychosozialen Bedingungsfaktoren sowie der

Präventionsansatz rückten zunehmend in den Blick (Faltermaier 2005; Franke 2006; Bäuerlen 2013).

In den 1970er Jahren entwickelten sich Forschungsansätze, die der von Badura (1981, S. 16) als »Ressourcenforschung« bezeichneten Richtung ihre Anfänge gaben (z. B. Antonovsky 1979). Grundlegend ist ein erweitertes und positiv gefasstes Gesundheitsverständnis, nämlich ein das Wesen der Gesundheit selbst charakterisierendes Verständnis von Gesundheit als Heil- und Wohlsein. Bereits in der Gründungsakte der Weltgesundheitsorganisation (WHO) vom 22. Juli 1946 findet sich solch eine positiv formulierte und umfassende Sicht auf Gesundheit: »Gesundheit ist der Zustand des vollständigen körperlichen, geistigen und sozialen Wohlbefindens und nicht nur des Freiseins von Krankheit und Gebrechen« (WHO 1946, zit. n. Franzkowiak und Sabo 1998, S. 60). Zentrales Erkenntnisinteresse sind entsprechend die gesundheitserhaltenden *Schutzfaktoren* (Ressourcen), die den Menschen befähigen, trotz gesundheitsgefährdender Einflüsse gesund zu bleiben oder wieder zu werden. Der Fokus liegt sonach auf den Bedingungen und Voraussetzungen der Entstehung und des Erhalts von Gesundheit. Begrifflich fand dies seinen Niederschlag, insofern der wohl bekannteste Repräsentant der Ressourcenperspektive, Aaron Antonovsky, seinen Ansatz als ein Modell der *Salutogenese* bezeichnete.

In dem von der WHO noch weiter aktualisierten Gesundheitsbegriff wird auch noch die *dynamisch-transaktionale* Dimension von Gesundheit deutlich: Die Menschen sollen »ihre physischen, geistigen und emotionalen Fähigkeiten voll zum Einsatz bringen können«, also »die grundlegende Gelegenheit erhalten, ihr Gesundheitspotenzial zu entwickeln und auszunutzen, um ein gesellschaftlich und wirtschaftlich erfülltes Leben zu führen« (WHO Regionalbüro für Europa 1985, S. 6 f., 36 f.). Gesundheit wird als individuelle Kompetenz oder Befähigung für eine aktive Lebensbewältigung verstanden.

1.3.2 Das Modell der Salutogenese nach A. Antonovsky

Die theoretische Grundlegung des salutogenetischen Modells formuliert Aaron Antonovsky in seinen beiden Hauptwerken »Health, stress and coping: New perspectives on mental and physical well-being« (1979) und »Unraveling the mystery of health. How people manage stress and stay well« (1987b). Die deutsche Übersetzung erschien zehn Jahre später unter dem Titel »Salutogenese. Zur Entmystifizierung der Gesundheit« (1997).

Im Rahmen einer medizinischen Untersuchung (1970) zu den Auswirkungen der Menopause bei in Israel lebenden Frauen machte Antonovsky die für ihn *überwältigende* Entdeckung, dass ein beachtenswerter Anteil einer Gruppe von ehemals in Konzentrationslagern inhaftierten Frauen bei relativ guter psychischer und physischer Gesundheit war. Hieran anschließend widmete er seine Forschungsaktivitäten der generellen Erforschung der Bedingungen von Gesundheit und formulierte die Grundfrage der Salutogenese: »Warum befinden sich Menschen auf der positiven Seite des Gesundheits-Krankheits-Kontinuums oder warum bewegen sie sich auf den positiven Pol zu, unabhängig von ihrer aktuellen Position« (Antonovsky 1997, S. 15)?

Elementar für das salutogenetische Modell ist dieses Gesundheitsverständnis, wonach es sich bei Gesundheit und Krankheit nicht um sich ausschließende statische Zustände handelt, sondern um gedachte Endpunkte eines gemeinsamen Kontinuums (Antonovsky 1997; Franke 2006). Der Mensch befindet sich immer zwischen den beiden Polen Gesundheit (health-ease) und Krankheit (dis-ease). Antonovsky (1997, S. 23) führt hierzu aus: »Wir sind alle sterblich. Ebenso sind wir alle, solange noch ein Hauch von Leben in uns ist, in einem gewissen Ausmaß gesund.« Stressoren, Krankheit und Tod werden als notwendige Bestandteile des Lebens in diesem Kontinuum integriert. Über die Position auf dem Kontinuum entscheidet Antonovsky zufolge im Wesentlichen die Gewichtung innerer und äußerer Schutzfaktoren (Ressourcen) im Zusammenspiel mit Belastungsfaktoren.

Antonovsky legt in seinem Modell den Fokus auf psychosoziale Stressoren, die im Unterschied zu physikalischen und biochemischen Stressoren nicht zwangsläufig schädigende Auswirkungen haben müssen, sondern nur als potentiell pathogen zu betrachten sind. Stressoren können sogar gesundheitsfördernd wirken, wenn sie nämlich erfolgreich bewältigt werden können. Hierfür sind individuelle Prozesse der Wahrnehmung, Bewertung und Verarbeitung verantwortlich. Eine erfolgreiche Bewältigung (Coping) führt zu einer Bewegung in Richtung Gesundheitspol, nicht erfolgreiches Coping führt zu Stressreaktionen und in der Folge möglicherweise zu einer Bewegung in Richtung Krankheitspol (Antonovsky 1997).

Die Effizienz der Stressorbewältigung hängt im salutogenetischen Modell von der Verfügbarkeit von Faktoren ab, die Antonovsky als *generalisierte Widerstandsressourcen* (Generalized Resistance Resources, GRRs) bezeichnet und in drei Arten unterteilt (Antonovsky 1979, 1997):

- Personenbezogene GRRs, wie z. B. körperliche Abwehrkräfte, kognitiv-emotionale Fähigkeiten, soziale Kompetenzen sowie flexible Bewältigungsstrategien
- interpersonal-relationale GRRs, wie z. B. soziale Unterstützungsmöglichkeiten
- makrosoziokulturelle GRRs, wie z. B. kulturelle Stabilität

Zum einen ermöglichen die Widerstandsressourcen als aktivierbares Potenzial in konkreten Belastungssituationen einen konstruktiven Umgang mit Stressoren, schützen und begünstigen so die Gesundheit (*Puffereffekt*). Zum anderen bewirken sie belastungsunabhängig eine Bewegung in Richtung auf den Gesundheitspol, weil sie das allgemeine Wohlbefinden steigern, Kompetenzen erweitern oder das Selbstwertgefühl stärken (*Direkteffekt*). Insgesamt führen sie zu Lebenserfahrungen, die den Menschen *Konsistenz* im Sinne eines Verständnisses für Zusammenhänge, eine *Balance von Über- und Unterforderung* sowie Partizipationsmöglichkeiten im Leben erleben lassen (Antonovsky 1997). Auf Basis dieser Erfahrungen im Laufe von Kindheit, Jugend und frühem Erwachsenenalter entwickeln Menschen eine relativ stabile allgemeine Orientierung im Leben, die Antonovsky als *sense of coherence* (SOC), übersetzt als Kohärenz*gefühl* oder auch Kohärenz*sinn*, bezeichnet. Es besteht aus drei Komponenten (Antonovsky 1993):

- dem Gefühl der *Verstehbarkeit*: die eigene innere und äußere Lebenswelt wird als weitgehend verstehbar und erklärbar wahrgenommen

- dem Gefühl der *Handhabbarkeit* bzw. *Bewältigbarkeit*: die nötigen Ressourcen werden als verfügbar angenommen, um die Anforderungen im Leben im Prinzip bewältigen zu können
- dem Gefühl der *Sinnhaftigkeit* bzw. *Bedeutsamkeit*: Anforderungen im Leben werden als sinnvolle und bedeutsame Herausforderungen betrachtet, die es wert sind, sich dafür zu engagieren

Die internationale Forschung zur empirischen Bestätigung und Weiterentwicklung des salutogenetischen Modells ist umfangreich (hierzu Bengel et al. 2001; Bengel und Lyssenko 2012; Faltermaier 2005; Bäuerlen 2013). Es wird auf Probleme der empirischen Erfassung angesichts der Komplexität des Modells hingewiesen und weiterer Forschungsbedarf formuliert, aber insgesamt wesentliche Bestandteile des Modells bestätigt. So zeigen Studienergebnisse signifikante Zusammenhänge zwischen einem starken Kohärenzgefühl und Parametern psychischer Gesundheit.

1.3.3 Die Resilienzforschung

Beeinflusst durch die Forschungsergebnisse von Aaron Antonovsky und der ressourcenorientierten bzw. salutogenetischen Perspektivenerweiterung entwickelte sich seit den 1970er Jahren im Bereich der Entwicklungspsychologie die Resilienzforschung zunächst in Großbritannien und Nordamerika. Seit Ende der 1980er Jahre findet die Resilienzforschung auch in Deutschland zunehmend Resonanz und Verbreitung und hat sich mittlerweile als interdisziplinäre Forschungsrichtung etabliert (Bengel und Lyssenko 2012).

Den ersten und wichtigsten Beitrag lieferten die amerikanische Entwicklungspsychologin Emmy Werner und ihre Kollegin Ruth S. Smith mit einer Längsschnittstudie, die auch als Pionierstudie der Resilienzforschung gilt (Werner und Smith 1982). Über 40 Jahre lang wurde die Entwicklung von fast 700 Kindern des Jahrgangs 1955 auf der Hawaii-Insel Kauai beobachtet. Sie fanden dabei heraus, dass ein Teil der Kinder mit einer besonders hohen Risikobelastung zu Beginn ihres Lebens, wie z. B. extremer Armut oder psychischen Erkrankungen der Eltern, sich trotzdem psychisch gesund entwickelte. Die Autorinnen schrieben diesen Kindern eine erworbene psychische Widerstandsfähigkeit (Resilienz) zu, die sie vor den potenziellen negativen Auswirkungen ihrer Risikobelastung geschützt hat, also eine konstruktive Verarbeitung von psychosozialen Belastungen ermöglicht hat. Hierbei identifizierten sie verschiedene protektive Faktoren, wie z. B. enge und tragfähige Familienbeziehungen, eine emotionale Bezugsperson (Gleichaltrige oder Erwachsene), positive Selbstwirksamkeitserwartungen und hohe soziale Kompetenzen (hierzu auch Werner 2007).

Es folgten zahlreiche Längsschnittuntersuchungen mit dem zentralen Erkenntnisinteresse auf den individuellen Widerstandskräften bei Kindern und Jugendlichen, die es ihnen ermöglichen, sich trotz widriger Bedingungen und hoher Risiken positiv zu entwickeln bzw. gesund aufzuwachsen, also zur Entwicklung von Resilienz beitragen (als synoptischer Überblick der Studien Bengel et al. 2009).

Seit den 1990er Jahren hat sich die Resilienzforschung auf den Erwachsenenbereich ausgeweitet mit der entsprechenden Frage nach den Widerstandskräften, die Erwachsene angesichts widriger Umstände psychisch gesund bleiben bzw. keine schweren Störungen entwickeln lassen, also die erfolgreiche Bewältigung von Stressoren ermöglichen. Untersuchungsgegenstand sind sowohl chronisch widrige Bedingungen (wie z. B. sozioökonomische Benachteiligung, chronische Erkrankungen, Konflikte im Arbeitsleben) wie auch akute Stressbedingungen und potenziell traumatische Erfahrungen (wie z. B. Unfälle, gewalttätiger Übergriff eines Patienten, Tod einer nahestehenden Person, Kriegserlebnisse). Da die Erforschung der Schutzfaktoren immer im Zusammenhang auf in Qualität und Intensität sehr unterschiedliche Stressoren erfolgt, bleibt noch stärker als bereits bei der umfangreichen Liste der Schutzfaktoren im Kinder- und Jugendalter die Frage offen, inwiefern den empirisch belegten Schutzfaktoren eine generelle Wirkung zuzuschreiben ist oder ob sie eher spezifisch für bestimmte Situationen sind (Bengel und Lyssenko 2012).

Es gibt sehr unterschiedliche Auffassungen darüber, was denn nun Resilienz genau ist. Im weitesten Sinne wird mit Resilienz »die psychische Widerstandsfähigkeit gegenüber biologischen, psychologischen und psychosozialen Entwicklungsrisiken« (Wustmann 2004, S. 18) bezeichnet. Auch besteht weitgehend Übereinstimmung darin, Resilienz als Ergebnis des Zusammenspiels verschiedener Einflussfaktoren zu betrachten und mit folgenden zentralen Merkmalen zu beschreiben (Bengel und Lyssenko 2012). Demnach ist Resilienz

- *dynamisch*: Resilienz ist ein dynamischer Anpassungs- und Entwicklungsprozess in Abhängigkeit von den Erfahrungen und bewältigten Ereignissen, entwickelt sich im Laufe des Lebens eines Menschen und in der Interaktion zwischen Individuum und Umwelt.
- *variabel*: Resilienz ist nicht über den gesamten Lebenslauf stabil.
- *situationsspezifisch*: Resilienz ist nicht auf alle Lebensbereiche eines Menschen übertragbar, also nicht universell und allgemeingültig.
- *multidimensional*: Resilienz bezieht sich auf verschiedene Dimensionen, die auch unterschiedlich stark ausgeprägt sein können. So spielen sowohl biologische, psychologische, psychosoziale als auch soziokulturelle Einflussfaktoren eine Rolle.

Die Einflussfaktoren – auch als Ressourcen, Widerstandskräfte oder Schutz- bzw. Resilienzfaktoren bezeichnet – werden im Rahmen der Forschungen zum Erwachsenenalter in drei Bereiche unterteilt: (a) individuelle Merkmale (personale Faktoren), (b) der jeweiligen Lebensumwelt (soziale Faktoren) und (c) dem größeren soziokulturellen Zusammenhang (soziokulturelle Faktoren).

Insofern könnte folgende Definition breiten Konsens bieten: »Unter Resilienz wird die Fähigkeit von Menschen verstanden, Krisen im Lebenszyklus unter Rückgriff auf persönliche und sozial vermittelte Ressourcen zu meistern und als Anlass für Entwicklung zu nutzen« (Welter-Enderlin 2006, S. 13).

1.3.4 Ressourcen und Resilienzfaktoren als Gesundheitspotenziale

Die Grundannahmen und Fragestellungen von Salutogenese und Resilienz sind ähnlich, sie betonen konsequent die Faktoren, die die Gesundheit bzw. Widerstandsfähigkeit eines Individuums schützen oder fördern, die sog. Ressourcen oder auch Resilienzfaktoren. Es werden aber verschiedene Akzente vor allem auch bei der Wirkweise dieser Gesundheitspotenziale gesetzt (vgl. Bengel und Lyssenko 2012). Die Resilienzforschung konzentriert sich mehr auf den Prozess der positiven Anpassung und Entwicklung trotz widriger Bedingungen und der Belastungsbewältigung. Sie betrachtet den Einsatz von Schutz- bzw. Resilienzfaktoren immer nur angesichts einer bestehenden Belastung (Puffereffekt von Ressourcen). Die Salutogenese legt den Schwerpunkt auf Ressourcen zur Förderung und Erhaltung der Gesundheit. Antonovsky betrachtet in seinem Modell der Salutogenese auch den Puffereffekt, beschreibt aber darüber hinaus Ressourcen auch als eigenständige *salutogene* Faktoren mit einer unmittelbar fördernden und stabilisierenden Wirkung auf die Gesundheit, unabhängig vom Vorhandensein von Belastungen (Direkteffekt von Ressourcen) (Antonovsky 1993; Bäuerlen 2013).

Das Modell der Salutogenese gilt auch weiterhin als das theoretisch am weitesten entwickelte Modell zur Analyse der Entstehens- und Erhaltensbedingungen von Gesundheit und kann darum als multidisziplinäre, handlungsleitende Rahmentheorie für den Bereich der praktischen Gesundheitsförderung fungieren in Ergänzung mit verwandten Gesundheitskonzepten (wie u. a. der Resilienzforschung) (Faltermaier 2005).

Die Erkenntnisse der salutogenetischen und Resilienzforschung resümierend und mit der weiteren Schutzfaktoren- bzw. Ressourcenforschung ergänzt, lassen sich Ressourcen in zwei Gruppen unterteilen (Faltermaier 2005; Bengel und Lyssenko 2012).

a) Innere bzw. personale Ressourcen, also physische und psychische Merkmale der Person selbst:
- Körperlich-konstitutionell: günstige genetische Anlagen für die körperliche Konstitution, Immunkompetenz, körperliche Fitness und ein gutes Körpergefühl
- Psychisch (Persönlichkeitsmerkmale und Handlungskompetenzen): In der kaum noch zu überblickenden Fülle an Studien (vgl. zum Überblick Bengel und Lyssenko 2012) sind folgende bereits sehr gut untersuchte Persönlichkeitskonstrukte auszumachen, wie z. B. die Widerstandsfähigkeit (hardiness) gegen negative Auswirkungen von Stress (nach Kobasa 1979), internale Kontrollüberzeugungen (locus of control) hinsichtlich der eigenen Gesunderhaltung (nach Rotter 1966), positive Selbstwirksamkeitserwartungen (self-efficacy) in Bezug auf die eigene erfolgreiche Ausführung gewünschter Handlungen (nach Bandura 1977) sowie ein hohes Ausmaß an Kohärenzgefühl (nach Antonovsky 1979, 1987b). Hierzu zählt auch Wissen um gesundheitsbezogene Zusammenhänge. Als personale, gesundheitserhaltende Handlungskompetenzen gelten rationale, flexible und vorausschauende

Coping-Strategien zur aktiven Problembewältigung wie auch Kommunikations- und Konfliktfähigkeiten, sowie Kompetenzen zur Gestaltung von Beziehungen.

b) Äußere bzw. situative Ressourcen, also Faktoren der sozial-interpersonalen, soziokulturellen und materiellen Umwelt:

- Sozial-interpersonal: Hierzu zählen die Einbindung und das *Eingebettet-Sein* in ein stabiles, sicheres und unterstützendes Netzwerk (Familie, Freunde, Kollegen), geprägt durch gemeinsam geteilte Werte, klare Strukturen und Rollenbeziehungen sowie Partizipationsmöglichkeiten, und schließlich auch die entsprechenden konkreten sozialen Unterstützungspotenziale.
- Soziokulturell und materiell: ein bestimmtes Maß an kultureller Stabilität der Lebenswelt (Werte und Normen), sozioökonomische Lebensbedingungen (wie z. B. finanzielle Mittel, Besitz, Bildung, Status), gute und sichere Wohnverhältnisse, gute Zugangsmöglichkeiten zu Gesundheitseinrichtungen und nicht zuletzt eine gesunde Umwelt

1.4 Perspektiven einer (psychosozialen) Gesundheitsförderung in Gesundheitsberufen

Die öffentlichkeitswirksame Verbreitung des Gesundheitsförderungsgedankens ist eng mit den politisch-programmatischen Impulsen der Weltgesundheitsorganisation (WHO) verbunden, insbesondere mit der Verabschiedung des Aktionsprogramms *Ottawa-Charta zur Gesundheitsförderung* (WHO 1986). Die hier formulierten Leitlinien und Prinzipien der Gesundheitsförderung verfolgen eindeutig, wenn auch nicht explizit, den salutogenetischen Denkansatz und fokussieren demzufolge die Bedingungsfaktoren (Ressourcen) für die Stärkung von Gesundheit (Faltermaier 2005). Professionelles Ziel und Haltung ist ein *Empowerment* (am besten zu übersetzen mit Selbst-Befähigung bzw. Selbst-Ermächtigung), d. h. die Adressaten dazu befähigen, ihr größtmögliches Potenzial an Gesundheit selbstbestimmt und eigenverantwortlich zu entwickeln (Lenz 2011).

Als eine Kernstrategie werden die Lebenswelten (Settings) zu zentralen Ansatzpunkten gesundheitsfördernder Gestaltungsprozesse (Setting-Ansatz). So heißt es: »Die Art und Weise, wie eine Gesellschaft die Arbeit, die Arbeitsbedingungen und die Freizeit organisiert, sollte eine Quelle der Gesundheit und nicht der Krankheit sein. Gesundheitsförderung schafft sichere, anregende, befriedigende und angenehme Arbeits- und Lebensbedingungen.« (WHO 1986, zit. n. Franzkowiak und Sabo 1998, S. 98) Im Mittelpunkt steht also die gesellschaftliche Realisierung gesunder Lebens- und Arbeitsbedingungen, die dann wiederum die individuelle Gesunderhaltung anregen und ermöglichen soll. Die Rahmenbedingung ist der Bedingungsrahmen für mögliches gesundheitsförderliches Verhalten. Auch im salutogenetischen Modell wird die Relevanz der situativen Bedingungsfaktoren hervorgehoben (Antonovsky 1993). Hiernach stellen nämlich bestimmte Merkmale der Arbeitsumgebung ausreichend (Widerstands-)Ressourcen bzw. Schutz-/ Resilienzfaktoren zur Verfügung, die dann in herausfordernden Arbeitssituationen zur Bewältigung mobilisiert werden können und so kohärenz- bzw. resilienzstärkende Erfahrungen ermöglichen.

Perspektiven für gesundheitsfördernde Maßnahmen lassen sich entsprechend der verschiedenen Ressourcengruppen differenzieren in

- die Förderung der personalen Ressourcen: Stärkung individueller Kompetenzen und Grundhaltungen zur Belastungsbewältigung (*Verhaltens*prävention) (▶ Kap. 1.4.1) und
- die Förderung der situativen Ressourcen: Gestaltung gesundheitsförderlicher Arbeitsbedingungen (*Verhältnis*prävention) (▶ Kap. 1.4.2).

Eine wirkungsvolle betriebliche Gesundheitsförderung muss notwendigerweise *verhaltens-* und *verhältnis*bezogene Maßnahmen integrieren. Angesichts der herrschenden betrieblichen Praxis, die häufiger auf kompetenzfördernde Angebote ausgerichtet ist, ist es äußerst wichtig zu betonen, dass diese beiden Ansatzpunkte nur in Ergänzung miteinander nachhaltig und sinnvoll sind.

1.4.1 Stärkung individueller Kompetenzen und Grundhaltungen zur Belastungsbewältigung (Verhaltensprävention)

Es muss darauf hingewiesen werden, dass konkrete Maßnahmen mannigfaltig sind und sehr stark nach den Zielgruppen variieren, die auch nicht mit den Berufsgruppen (z. B. Pflegekräfte, Ärzte, Therapeutische) gleichzusetzen sind. Hier sollen Perspektiven aufgezeigt werden ohne den Anspruch auf Vollständigkeit. Es geht um ressourcenfördernde Maßnahmen, die individuelle Kompetenzen und Grundhaltungen stärken sollen, um belastende Arbeitssituationen erfolgreich meistern zu können. Es lassen sich verschiedene Bereiche von Aktivitäten unterscheiden (Bengel und Lyssenko 2012):

Informationsaufbereitung und Wissensvermittlung:

Mit dem Ziel der Aufklärung werden didaktisch aufbereitete und zugängliche Informationen für gesundheitsrelevantes Wissen und gesundheitsförderliches Verhalten und Lebensstil bereitgestellt, wie z. B. «Wie entsteht psychischer Stress?».

Trainingsprogramme, Kurse und Schulungen, Fort- und Weiterbildungen:

Mit dem Ziel, neue Handlungskompetenzen zu erlernen, vorhandene zu stärken sowie gesundheitsförderliche Einstellungen (Kompetenzüberzeugungen) und Haltungen zu vermitteln, werden Seminare und Trainings angeboten. Zum Einsatz kommen hierbei z. B. Techniken der kognitiven Verhaltenstherapie wie Verhaltensaufbau und kognitive Umstrukturierung, systematische Verhaltenseinübung, Wahrnehmung persönlicher Stärken, Gruppendiskussionen und Übungen zur (Selbst-)Reflexion. Die zeitliche Dauer kann variieren von halb- und eintägigen Veranstaltungen bis zu mehrtägigen Fort- und Weiterbildungen, die sich über längere, auch mehrjährige Zeiträume erstrecken. Dies können klassische Angebote der unternehmensinternen Personalentwicklungs-Abteilung sein.

Als Beispiele für spezifisch erforderliche Handlungskompetenzen für den Umgang in den personenbezogenen Arbeitstätigkeiten der Gesundheitsberufe sind zu nennen: einfühlsame Kommunikationsfähigkeiten für schwierige Gespräche mit Patienten und Angehörigen, Konfliktfähigkeiten mit Kollegen, Vorgesetzten und Mitarbeitenden, Umgang mit Gewalt durch Patienten, Umgang mit Angst, Scham und Ekel, Stärkung einer positiven Selbstwahrnehmung, Schmerz- und Stressbewältigungsstrategien, Entspannungsmethoden, Achtsamkeitstrainings, Teamführung, Zusammenarbeit in multiprofessionellen Teams und auch Anleitung zu kollegialer Beratung.

Psychosoziale Beratung:

Mit dem Ziel der Unterstützung in spezifischen, individuellen Situationen Beratungsleistungen, Coaching für Führungskräfte und Mitarbeitende sowie Supervision (z. B. in therapeutischen Berufen) angeboten.

1.4.2 Gestaltung gesundheitsförderlicher Arbeitsbedingungen (Verhältnisprävention)

Für ressourcenfördernde Maßnahmen durch die Gestaltung gesundheitsförderlicher Arbeitsbedingungen sollen hier Perspektiven aufgezeigt werden ohne den Anspruch auf Vollständigkeit (Antonovsky 1987a; Ulich und Wülser 2012).

Hinsichtlich der Förderung von sozialer Unterstützung als zentrale situative Ressource ist die hierarchie- und berufsgruppenübergreifende Verständigung durch Partizipation nachhaltig zu verbessern, z. B. durch längere Übergabezeiten, kooperative Teamarbeit, eine offene Vertrauenskultur, die einen wertschätzenden Austausch über persönliche Herausforderungen ermöglicht. Soziale Unterstützung durch Vorgesetzte ist vor allem vom Führungsstil abhängig. Eine gelungene Balance zwischen Aufgaben- und Mitarbeiterorientierung sowie ein gesundheitsbewusstes *Vorbild*-Verhalten ist hier die beste Unterstützung. Auch zählen hierzu Maßnahmen zur Etablierung und Institutionalisierung sozialer Unterstützungssysteme auf gesamtbetrieblicher Ebene, die in ihrer Bedeutung für ein daraus entstehendes sozial verantwortungsvolles Betriebsklima nicht zu unterschätzen sind, wie z. B. betrieblich organisierte Kinderbetreuungsmöglichkeiten oder auch psychosoziale Beratungsstellen.

Mitspracherecht und Partizipationsmöglichkeiten eröffnen dem Einzelnen einen gewissen Spielraum an Mitbestimmung und Kontrolle auf gesamtbetrieblicher Ebene. Es gibt verschiedenste Formen der Mitarbeiterbeteiligung an betrieblichen Informations-, Koordinations- und Entscheidungsprozessen, wie z. B. den Betriebsrat, Mitarbeiterbefragungen, das betriebliche Vorschlagswesen oder auch die Zirkelarbeit, hier als Gesundheitszirkel. Der Grundgedanke des Qualitätszirkels ist hier auf den Bereich der Gesundheit am Arbeitsplatz fokussiert. Eine Arbeitsgruppe von Beschäftigten und Experten deckt belastende Arbeitsbedingungen auf mit dem Ziel, Veränderungsvorschläge zu erarbeiten, um schließlich die Umsetzung von konkreten Maßnahmen betrieblicher Gesundheitsförderung anzustoßen (Ulich und Wülser 2012).

Als weitere gesundheitsförderliche Merkmale die Arbeitsorganisation betreffend gelten klare Kompetenz- und Zuständigkeitsverteilungen sowie transparente Arbeitszusammenhänge und -abläufe. Gerade im Gesundheitswesen sollte eine echte Pausenregelung bestehen.

Die angeführten Handlungsperspektiven berühren somit die konkrete Arbeitsgestaltung, die Arbeitsbedingungen, aber auch die Etablierung einer gesundheitsfördernden Organisationskultur mit entsprechenden Leitbildern, wie z. B. die Enttabuisierung des Themenbereichs psychosozialer Belastungen und ihrer Auswirkungen auf die Gesundheit sowie die generelle Bereitschaft des Unternehmens, besondere Lebensumstände eines Mitarbeiters zu berücksichtigen und im Rahmen des Möglichen zu unterstützen wie die Wiedereingliederung nach einer schweren Krankheit.

Betriebliche Gesundheitsförderung ist als Organisationsentwicklungsstrategie zu verstehen und erfolgt oft in enger Zusammenarbeit mit dem Qualitätsmanagement (Pelikan et al. 2014). Das Deutsche Netz gesundheitsfördernder Krankenhäuser und Gesundheitseinrichtungen (http://www.dngfk.de) liefert gelungene Beispiele für die Implementierung gesundheitsfördernder Maßnahmen und Strategien.

1.5 Schlussfolgerungen

Hilfe den Helfern! Die Gesundheit der Menschen in Gesundheitsberufen nachhaltig zu erhalten und zu fördern, ist angesichts der aktuellen Entwicklungen eine zentrale und drängende Herausforderung für die Entscheidungsträger im Gesundheitswesen. Prospektive Strategien und Maßnahmen setzen bei der Förderung von Ressourcen als Gesundheitspotenziale an und implementieren einen kontinuierlichen Organisationsentwicklungsprozess. Gesundheitsfördernde Arbeitsbedingungen, die vor allem durch eine wertschätzende und beteiligungsorientierte Organisationskultur mit einem entsprechenden gesundheitsgerechten Führungsstil geprägt sind, stellen gewissermaßen die rahmenden Bedingungen für gesundheitsförderliches Verhalten der Beschäftigten. Selbstverständlich beinhaltet diese Perspektive, dass neben der Ressourcenförderung auch die Verhinderung bzw. Verminderung von Gesundheitsrisiken ein zentrales Ziel in der Praxis sein muss.

Zunehmende arbeitsbedingte Stress- und Überlastungserscheinungen der Beschäftigten tangieren auch deren Familien. Hinzu kommen die hohen Beanspruchungen infolge von Erziehungs- und Betreuungsverantwortung oder/und Pflegeanforderungen in der Familie. Die gelingende Verknüpfung von Erwerbsarbeit und Familie stellt eine unverzichtbare Bedingung für die Gesunderhaltung der Beschäftigten dar. Insofern implizieren Forderungen nach Gesundheitsbewusstsein und Gesundheitsgerechtigkeit auch Familienbewusstsein und Familiengerechtigkeit (vgl. Bäuerlen 2013).

Reflexionsfragen zum Text

1. Inwiefern ist das Gesundheitswesen ein bedeutendes Handlungsfeld für Prävention und Gesundheitsförderung?
2. Erläutern Sie den Zusammenhang von arbeitsbedingten Belastungen, Ressourcen und individueller Gesundheit.
3. Benennen Sie jeweils drei Beispiele für konkrete Maßnahmen im Bereich der Verhaltensprävention und der Verhältnisprävention für Beschäftigte im Gesundheitswesen.
4. Welche Belastungssymptome stellen Sie an Kommilitonen, Kollegen und Mitarbeitern fest?
5. Welche Resilienzfaktoren für stresshafte Zeiten sehen Sie derzeit bei sich?

Literatur

Antonovsky, A. (1979): Health, Stress, and Coping. New Perspectives on Mental and Physical Well-Being. San Francisco: Jossey-Bass.

Antonovsky, A. (1987a): Health promoting factors at work: the sense of coherence. In: Kalimo, R., El-Batawi, M. A., Cooper, C. L. (Hrsg.): Psychosocial factors at work and their relation to health. Genf: World Health Organization. S. 153–167.

Antonovsky, A. (1987b): Unraveling the mystery of health. How people manage stress and stay well. San Francisco: Jossey-Bass.

Antonovsky, A. (1993): Gesundheitsforschung versus Krankheitsforschung. In: Franke, A., Broda, M. (Hrsg.): Psychosomatische Gesundheit. Versuch einer Abkehr vom Pathogenese-Konzept. Tübingen: DGVT-Verlag. S. 3–14.

Antonovsky, A. (1997): Salutogenese. Zur Entmystifizierung der Gesundheit. Dt. erw. Hrsg. von Alexa Franke. Tübingen: DGVT-Verlag.

Badura, B. (1981): Zur sozialepidemiologischen Bedeutung sozialer Bindung und Unterstützung. In: Badura, B. (Hrsg.): Soziale Unterstützung und chronische Krankheit. Zum Stand sozialepidemiologischer Forschung. Frankfurt a. M.: Suhrkamp. S. 13–39.

Bandura, A. (1977): Self-efficacy: toward a unifying theory of behavioral change. In: Psychological Review, Vol. 84, No. 2. S. 191–215.

Bäuerlen, J. (2013): Gesundheit und Arbeitswelt. Für eine gelungene Balance von Erwerbsarbeit und Familie. Marburg: Tectum.

Bengel, J., Lyssenko, L. (2012): Resilienz und psychologische Schutzfaktoren im Erwachse-nenalter – Stand der Forschung zu psychologischen Schutzfaktoren von Gesundheit im Erwachsenenalter. Forschung und Praxis der Gesundheitsförderung Bd. 43. Köln: BZgA.

Bengel, J., Meinders-Lücking, F., Rottmann, N. (2009): Schutzfaktoren bei Kindern und Jugendlichen – Stand der Forschung zu psychosozialen Schutzfaktoren für Gesundheit. Forschung und Praxis der Gesundheitsförderung Bd. 35. Köln: BZgA.

Bengel, J., Strittmatter, R., Willmann, H. (2001): Was erhält Menschen gesund? Antonovskys Modell der Salutogenese – Diskussionsstand und Stellenwert. Forschung und Praxis der Gesundheitsförderung Bd. 6. Köln: BZgA.

Böhle, F., Glaser, J. (Hrsg.) (2006): Arbeit in der Interaktion – Interaktion als Arbeit. Arbeitsorganisation und Interaktionsarbeit in der Dienstleistung. Wiesbaden: VS Verlag für Sozialwissenschaften.

Braun, B., Müller, R., Timm, A. (2004): Gesundheitliche Belastungen, Arbeitsbedingungen und Erwerbsbiografien von Pflegekräften im Krankenhaus. Eine Untersuchung vor dem Hintergrund der DRG-Einführung. St. Augustin: Asgard-Verlag.

Brödner, P., Lay, G. (2002): Internationalisierung, Wissensteilung, Kundenorientierung – für zukunftsfähige Arbeitsgestaltung relevante Hintergrundtrends. In: Brödner, P., Knuth, M. (Hrsg.): Nachhaltige Arbeitsgestaltung. Trendreports zur Entwicklung und Nutzung von Humanressourcen. München u. Mering: Hampp. S. 27–60.

Eurofound, European Foundation for the Improvement of Living and Working Conditions (2007): Managing musculoskeletal disorders. Dublin: Eurofound.

Faltermaier, T. (2005): Gesundheitspsychologie. Stuttgart: Kohlhammer.

Franke, A. (2006): Modelle von Gesundheit und Krankheit. Bern: Huber.

Harling, M. (2014): Der Bedarf an Prävention und Gesundheitsförderungsmaßnahmen bei Beschäftigten in Pflegeberufen: Validierung der Nurse-Work Instability Scale. Hamburg: Edition Gesundheit und Arbeit.

Holz, M., Zapf, D., Dormann, C. (2004): Soziale Stressoren in der Arbeitswelt: Kollegen, Vorgesetzte und Kunden. In: Arbeit: Zeitschrift für Arbeitsforschung, Arbeitsgestaltung und Arbeitspolitik, 13. Jg., H. 3. S. 278–291.

Hurrelmann, K., Klotz, T., Haisch, J. (Hrsg.) (2014): Lehrbuch Prävention und Gesundheits-förderung. Bern: Huber.

Iseringhausen, O. (2010): Psychische Belastungen und gesundheitliches Wohlbefinden von Beschäftigten im Krankenhaus. In: Badura, B., Schröder, H., Klose, J., Macco, K. (Hrsg.): Fehlzeiten-Report 2009. Arbeit und Psyche: Belastungen reduzieren – Wohlbefinden fördern. Berlin: Springer. S. 117-127.

Karasek, R., Theorell, T. (1990): Healthy Work. Stress, productivity, and the reconstruction of working life. New York: Basic Books.

Kobasa, S. C. (1979): Stressful Life Events, Personality, and Health: An Inquiry Into Hardiness. In: Journal of Personality and Social Psychology, Vol. 37, No.1. S. 1–11.

Lazarus, R. S., Launier, R. (1981): Streßbezogene Transaktionen zwischen Person und Umwelt. In: Nitsch, J. R. (Hrsg.): Stress: Theorien, Untersuchungen, Maßnahmen. Bern u. a.: Huber. S. 213–259.

Lenz, A. (Hrsg.) (2011): Empowerment. Handbuch für die ressourcenorientierte Praxis. Tübingen: DGVT-Verlag.

Pelikan, J.M., Schmied, H., Dietscher, C. (2014): Prävention und Gesundheitsförderung im Krankenhaus. In: Hurrelmann, K., Klotz, T., Haisch, J. (Hrsg.) (2014): Lehrbuch Prävention und Gesundheitsförderung. Bern: Huber. S. 297-310.

Reimer, C., Jurkat, H. B., Vetter, A., Raskin, K. (2005): Lebensqualität von ärztlichen und psychologischen Psychotherapeuten. Eine Vergleichsuntersuchung. In: Psychotherapeut, 50 (2). S. 107-114.

Rotter, J. B. (1966): Generalized expectancies for internal versus external control of reinfor-cement. In: Psychological Monographs, Vol. 80, No. 609. S. 1-28.

Schwartz, F. W., Angerer, P. (Hrsg.) (2010): Arbeitsbedingungen und Befinden von Ärztinnen und Ärzten: Befunde und Interventionen. Köln: Deutscher Ärzte-Verlag.

Siegrist, J. (1996): Soziale Krisen und Gesundheit. Eine Theorie der Gesundheitsförderung am Beispiel von Herz-Kreislauf-Risiken im Erwerbsleben. Göttingen: Hogrefe.

Siegrist, J. (2005): Stress am Arbeitsplatz. In: Schwarzer, R. (Hrsg.): Gesundheitspsychologie (Enzyklopädie der Psychologie, Themenbereich C, Serie X, Band 1). Göttingen u. a.: Hogrefe. S. 303–318.

Ulich, E., Wülser, M. (2012): Gesundheitsmanagement in Unternehmen. Arbeitspsychologische Perspektiven. Wiesbaden: Springer Gabler.

Weber, A. (2007): Das Burnout-Syndrom – eine Krankheit moderner Gesellschaften? In: Weber, A., Hörmann, G. (Hrsg.): Psychosoziale Gesundheit im Beruf. Mensch – Arbeitswelt – Gesellschaft. Stuttgart: Gentner: S. 74–90.

Welter-Enderlin, R. (2006): Einleitung: Resilienz aus der Sicht von Beratung und Therapie. In: Welter-Enderlin, R., Hildenbrandt, B. (2006): Resilienz – Gedeihen trotz widriger Umstände. Heidelberg: Carl-Auer Verlag. S. 7-19.

Werner, E. E. (2007): Entwicklung zwischen Risiko und Resilienz. In: Opp, G., Fingerle, M., Freytag, A. (Hrsg.): Was Kinder stärkt. Erziehung zwischen Risiko und Resilienz. München: Reinhardt. S. 20–31.

Werner, E. E., Smith, R. S. (1982): Vulnerable but invincible: A study of resilient children. New York: McGraw-Hill.

WHO (1946): Verfassung der Weltgesundheitsorganisation, New York 1946. In: Franzkowiak, P., Sabo, P. (Hrsg.) (1998): Dokumente der Gesundheitsförderung. Internationale und nationale Dokumente und Grundlagentexte zur Entwicklung der Gesundheitsförderung im Wortlaut und mit Kommentierung. Mainz: Verlag Peter Sabo. S. 60–61.

WHO (1986): Charta der 1. Internationalen Konferenz zur Gesundheitsförderung, Ottawa, 1986. In: Franzkowiak, P., Sabo, P. (Hrsg.) (1998): Dokumente der Gesundheitsförderung. Internationale und nationale Dokumente und Grundlagentexte zur Entwicklung der Gesundheitsförderung im Wortlaut und mit Kommentierung. Mainz: Verlag Peter Sabo. S. 96–101.

WHO Regionalbüro für Europa (1985): Einzelziele für »Gesundheit 2000«. Einzelziele zur Unterstützung der europäischen Regionalstrategie für »Gesundheit 2000«. Kopenhagen: Weltgesundheitsorganisation Regionalbüro für Europa.

Wustmann, C. (2004): Resilienz. Widerstandsfähigkeit von Kindern in Tageseinrichtungen fördern. Weinheim: Beltz.

2 Betriebliche Gesundheitsförderung und betriebliches Gesundheitsmanagement – Projekt, Prozesse, Potenziale

Dominic-Nicolas Gansen-Ammann und Till Ebener

2.1 Relevanz der Thematik

Einen Großteil des Erwachsenenlebens verbringen Menschen im Rahmen von Arbeitsprozessen (Statistisches Bundesamt 2014). Jenseits der Existenzsicherung bietet die Arbeit Anreize und befriedigt spezifische Bedürfnisse, die wiederum zur Zufriedenheit beitragen können (vgl. Jahoda 1981). Je höher die Zufriedenheit von Berufstätigen in Unternehmen ist, desto höher ist wiederum ihre Arbeitsleistung (Judge et al. 2001).

Brenke (2015) verweist darauf, dass Unzufriedenheit mit der Arbeit häufig dann festgestellt werden kann, wenn Erwerbstätige über ungünstige Gefühle wie Angst oder Ärger berichten. In diesem Fall wird häufiger über einen Jobwechsel nachgedacht.

Ungünstige Arbeitsbedingungen können kurz- wie langfristig zu unerwünschten Gefühlszuständen und Stress führen, der – wenn er dauerhaft auf ein Individuum einwirkt – zu zahlreichen psychischen, körperlichen und sozialen Beeinträchtigungen führen kann (Heinrichs et al. 2015). Häufig genannte mittel- bis langfristige Folgen können psychosomatische Beschwerden, Erkrankungen, Depression, Ängstlichkeit und Burnout, aber auch vermehrter Konsum von Rauschmitteln, verminderte Motivation, erhöhte Fehlzeiten und innere Kündigung sein (Hoffmann und Hofmann 2009).

Festzustellen ist ein kontinuierlicher Anstieg an krankheitsbedingten Fehlzeiten bei Erwerbstätigen seit 2006 (Techniker Krankenkasse 2015): Für das Jahr 2014 konnten durchschnittlich 14,8 gemeldete Arbeitsunfähigkeitstage (AU-Tage) festgestellt werden, was den höchsten Wert seit dem Jahr 2000 für Erwerbspersonen mit Versicherung in der Techniker Krankenkasse darstellt. Auch der demografische Wandel (Allmendinger und Ebner 2006) spielt eine Rolle, denn jüngere Erwerbstätige wurden 2014 etwas häufiger und ältere Menschen in der Regel länger krankgeschrieben, sodass zukünftig mit höheren Produktivitätsausfällen für Unternehmen durch AU-Tage von alternden Erwerbstätigen bei gleichzeitig fehlenden Nachwuchskräften zu rechnen ist. Eine Zunahme ließ sich bei psychischen Störungen als Ursache von Arbeitsunfähigkeit nicht nur für den Jahresvergleich von 2013 zu 2014 feststellen, sondern bereits seit dem Jahr 2000 stiegen die Fehlzeiten unter der Diagnose der psychischen Störungen bis heute um 86 % an! Daneben waren Erkrankungen des Bewegungsapparats wie in den Vorjahren die Ursache für die meisten krankheitsbedingten Fehltage. Roschker (2014) geht auf die ökonomischen und gesellschaftlichen Korrelate und Folgen dieser Entwicklungen ein und betont, dass psychische Störungen in Deutschland mittlerweile die Hauptursache für Frühverrentungen seien und dass alleine im Jahr 2011 ein Produktions- und Wertschöpfungsverlust in Deutschland von 16.2 Mrd. Euro durch psychische Störungen zu verzeichnen sei. Vor diesem Hintergrund werden im Folgenden psychologische und körperbezogene Erkenntnisse zu Belastungen und Ressourcen am Arbeitsplatz sowie zu betrieblicher Gesundheitsförderung vorgestellt und diskutiert.

2.2 Belastungen und Ressourcen am Arbeitsplatz

Nach Jansen (2002) ergibt sich die folgende Rangreihe für Fehlbelastungen als mögliche Mitauslöser für Ausfallzeiten:

- Arbeit im Stehen 61 %
- Starker Termin- und Leistungsdruck 50 %
- Ständig wiederkehrende Arbeitsvorgänge 45 %
- Gleichzeitige Betreuung verschiedener Arbeiten 42 %
- Störungen, Unterbrechung der Arbeit 34 %
- Arbeit in allen Einzelheiten vorgeschrieben 31 %
- Heben, Tragen schwerer Lasten 27 %
- Kälte, Hitze, Nässe, Zugluft 21 %
- Arbeit unter Lärm 21 %
- Arbeiten an der Grenze der Leistungsfähigkeit 20 %
- Arbeit unter Zwangshaltungen 19 %
- Rauch, Gase, Staub, Dämpfe 15 %

Faktoren wie diese werden in der Literatur generell als (psychische) Belastung bezeichnet und kennzeichnen »die Gesamtheit aller erfassbaren Einflüsse, die von außen auf den Menschen zukommen und psychisch auf ihn einwirken« (DIN EN ISO 10075-1 [1a]). Sie sollten im Rahmen von Gefährdungsanalysen durch den Arbeitgeber identifiziert, hinsichtlich des Handlungsbedarfs bei Fehlbelastung beurteilt, im entsprechenden Falle beseitigt oder reduziert und die Wirksamkeit der Intervention geprüft werden (Arbeitsschutzgesetz). Eine aktuelle Überblicksarbeit von Rau und Buyken (2015) fasst den Kenntnisstand über Erkrankungsrisiken durch Fehlbelastungen zusammen. In Bezug auf aufgabenbezogene Arbeitsmerkmale fanden die Autoren Nachweise dafür, dass hohe Anforderungen und ein geringer Tätigkeitsspielraum bei der Arbeit sowie sogenannter »isostrain« (hohe Anforderungen, geringer Spielraum bei gleichzeitig geringer sozialer Unterstützung) ein Gesundheitsrisiko auf psychischer wie körperlicher Ebene darstellen. In Bezug auf zeitbezogene Arbeitsbelastungen ließen sich vor allem Effekte von Überstunden und Schichtarbeit auf das Auftreten von Herzkreislauf-Erkrankungen sowie Diabetes (Typ 2) nachweisen. In Bezug auf organisationale Belastungen wurden vermehrt Effekte auf psychischer Ebene aufgedeckt, z. B. durch verschiedene Formen der Aggressivität unter Kollegen (sexuelle Übergriffe oder Mobbing) bzw. durch fehlende soziale Unterstützung, durch Rollenunklarheit, -überforderung oder -konflikte. Arbeitsplatzunsicherheit hing ebenfalls nachweisbar mit Herzkreislauferkrankungen sowie mit psychischen Beeinträchtigungen zusammen.

Für die interdisziplinäre Betrachtung von psychischen und körperbezogenen Gesundheitsrisiken am Arbeitsplatz spricht neben diesen Befunden auch die sog. »Cinderella Hypothese« (z. B. Melin und Lundberg 1997), welche das häufige Auftreten von Nackenschmerzen durch die Arbeit mit wiederkehrenden, monotonen Bewegungsabläufen im niedrigstintensiven Segment im Zusammenspiel mit psychischen Belastungssituationen erklärt. In Anbetracht der Möglichkeit verschiedener Wechselwirkungen zwischen physischer Aktivität und mentaler Gesundheit erscheint ein ganzheitlicher Ansatz aus Bewegungsangeboten, psychologischen Interventionen und Informationsangeboten im Rahmen sog. betrieblicher Gesundheitsförderung alternativlos, um eine gesunde und leistungsfähige Belegschaft zu schaffen und zu erhalten. Hierauf wird im folgenden Kapitel näher eingegangen.

2.3 Betriebliche Gesundheitsförderung und betriebliches Gesundheitsmanagement

Die Idee betrieblicher Gesundheitsförderung fußt auf der Annahme, dass Gesundheit ein für jedermann alltäglich zu erreichender Zustand körperlichen, geistigen und sozialen Wohlergehens ist und sich in der Verwirklichung von Wünschen und Hoffnungen, der Befriedigung von Bedürfnissen sowie in der Befähigung, die Umwelt zu meistern, manifestiert (WHO 1946, 1986). Das vorgestellte Gesundheitskonzept integriert folglich biologische, psychologische sowie soziale Komponenten der Gesundheit. Diese stehen miteinander in Wechselwirkung und können sich teilweise gegenseitig kompensieren. Gesundheit und Gesundheitsentstehung werden als Ergebnis aktiver und ständiger Herstellung durch jeden Einzelnen zudem in die sozialen, kulturellen, gesellschaftlichen und politischen Lebenswelten eingebettet (Lippke und Renneberg 2006).

Gesundheitsförderung erscheint demnach als individuelle, gesellschaftlich-politische und unternehmerische Aufgabe, welche

- die Vermittlung von und Sensibilisierung für gesundheitsbezogenes Wissen,
- die Entwicklung und Gestaltung von gesundheitsförderlichen Ressourcen,
- die Stärkung der Einflussmöglichkeiten auf sowie der Selbstwirksamkeitsüberzeugungen über die eigene Gesundheit,
- die Steigerung der Motivation zu und der Eigenverantwortung für gesundheitsbezogenes Verhalten in verschiedenen Lebensbereichen zum Ziel hat (Bauer und Jenny 2007).

Im vorliegenden Buchkapitel wird vor dem Hintergrund der besonderen Bedeutsamkeit beruflicher Belastungen der betriebliche Kontext fokussiert.

Maßnahmen der betrieblichen Gesundheitsförderung sind »alle Maßnahmen [im betrieblichen Rahmen], die direkt oder indirekt Verhalten und Verhältnisse im Sinne der Gesundheitsförderung beeinflussen« (Schneider 2012, S. 19). Zielgruppe sind nicht bereits betroffene Mitarbeiter oder Risikopopulationen, sondern alle Beschäftigten des Unternehmens (Bamberg et al. 2011). Im Vergleich zum klassischen Arbeitsschutz (Identifikation, Beurteilung und Verhütung bzw. Reduzierung von Fehlbelastungen; vgl. Arbeitsschutzgesetz) besteht die betriebliche Gesundheitsförderung in der Identifikation und Gestaltung von positiven Merkmalen der Arbeit (sog. Ressourcen) sowie in der gesundheitsbezogenen Qualifizierung von Beschäftigten (Bamberg et al. 2011). Ressourcen können nach Bakker und Demerouti (2007, S. 312; Übersetzung der Autoren) als »physikalische, psychologische, soziale oder organisationale Aspekte [verstanden werden], die (a) zur Erreichung eines Arbeitsziels beitragen, (b) Belastungen durch die Arbeit und assoziierte physiologische oder psychologische Beanspruchung reduzieren oder (c) persönliches Wachstum, Lernerfahrungen oder Weiterentwicklung stimulieren«. Während aus der Perspektive des Arbeitsschutzes die Gefährdungsbeurteilung und die Modifikation von Arbeitsbedingungen im Vordergrund stehen (verhältnisbezogener Ansatz; BAuA 2010), betrachtet die betriebliche Gesundheitsförderung die Stärkung der Mitarbeiterressourcen sowie der gesundheitsförderlichen Kompetenzen (verhaltensbezogener Ansatz; GKV-Spitzenverband 2010). Dennoch ergeben sich aus beiden Perspektiven zielführende Synergien: So integriert das systemische Anforderungs- und Ressourcenmodell (SAR-Modell, Schneider 2012) sowohl externe (z. B. Zeittakt, Schichtsystem, Zugluft oder Komplexität von Aufgaben) und interne (Perfektionswunsch, Angst vor Fehlern, Wunsch nach Anerkennung) Anforderungen an das arbeitstätige Individuum als auch externe (z. B. Lohn, Anerkennung, Wertschätzung, Weiterbildung oder hilfreiche Kommunikationsstrukturen) wie interne Ressourcen (körperliche Fitness, Konfliktfähigkeit, Entspannungsfähigkeit oder soziale Kompetenz) bei der Arbeit. Sowohl Arbeitsschutz als auch Ressourcenförderung können folglich zu einem umfassenden Verständnis der auf das und im Individuum wirksamen Anforderungen/Belastungen und Ressourcen beitragen, um möglichst realitätsangemessene Interventionsmaßnahmen abzuleiten und Arbeitsverhältnisse sowie individuelles Erleben und Verhalten optimal aufeinander abzustimmen (▶ Abb. 2.1).

Um dies zu erreichen, empfiehlt es sich, betriebliche Gesundheitsförderung als betriebliches Gesundheitsmanagement (BGM) zu betreiben. Dies bedeutet »die gesundheits- und betriebswirtschaftlich orientierte Überprüfung und Optimierung bestehender betrieblicher Strukturen und Prozesse, die direkt oder indirekt auf die Gesundheit der Mitarbeitenden wirken. Dabei ist der Einbezug und Dialog aller Personengruppen des Systems Unternehmen zentral« (Bauer und Jenny 2007, S. 238). Wesentlicher Vorteil eines solchen systematischen und operativ wie inhaltlich abgestimmten Vorgehens ist die Möglichkeit zur Evaluation der Wirksamkeit der durchgeführten Maßnahmen.

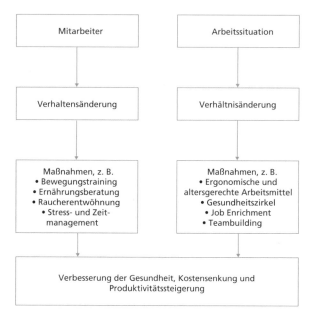

Abb. 2.1: Ansatzpunkte für die betriebliche Gesundheitsförderung (Quelle: Verhaltens- und Verhältnisänderung; eigene Darstellung in Anlehnung an Nieder 2010, S. 126)

In diesem Sinne stellt BGM ein langfristiges und strategisches Unternehmensziel dar, das mit zahlreichen Wettbewerbsvorteilen (Erhaltung der psychischen und körperlichen Leistungsfähigkeit, Reduktion der AU-Tage, Erhöhung von Zufriedenheit und Commitment der Beschäftigten) einhergehen kann. Neben diesen ökonomischen Vorteilen für Unternehmen kann auf diese Weise Rechtssicherheit im Hinblick auf das bereits genannte Arbeitsschutzgesetz sowie auf das im Juni 2015 verabschiedete Präventionsgesetz geschaffen werden. Finanzielle Anreize für die Einführung von Maßnahmen der betrieblichen Gesundheitsförderung wurden seitens des Gesetzgebers ebenfalls durch Steuererleichterungen und monetäre Unterstützung durch Krankenkassen (Sozialgesetzbuch V) ermöglicht.

2.4   Projekt »BGM«

Die Einführung und langfristige Umsetzung eines betrieblichen Gesundheitsmanagements in Organisationen ist ein interdisziplinärer Prozess (Faller und Faber 2010; Lenhardt 2010). Aus psychologischer Sicht ist dabei zu beachten, dass Veränderungen in Organisationen sich kaum einfach verordnen lassen. Interne Prozesse und Strukturen sind historisch gewachsen (Schreyögg 2008) und geben dem organisationalen Handeln aller Mitglieder als Teil der Organisationskultur

Orientierung, Sinn und Rahmen (Schein 2010). Daraus ergibt sich eine hohe Relevanz der Organisationskultur für BGM, denn es wird deutlich, dass die Wertestruktur sowie die Grundannahmen innerhalb eines Unternehmens berücksichtigt und bei der Planung und Umsetzung von BGM mit einbezogen werden müssen. Insofern kann BGM niemals ein standardisiertes Vorgehen sein, sondern setzt eine abteilungsübergreifende Organisationsanalyse von IST- und SOLL-Zustand, von Werten, Zielen und Strukturen voraus.

Auch bei Erfüllung dieser Bedingung ist mit Widerstand zu rechnen. Während in der relevanten Literatur verschiedene Gründe, Erklärungen oder Typologien (Robbins et al. 2010; Schreyögg 2008) für den Widerstand gegen organisationalen Wandel berichtet werden, kann es bei der Einführung von BGM zu spezifischen Reaktionen kommen, die konkret auf das Thema Gesundheit bezogen sind: Gesundheitsförderliche Veränderungen des Kantinenangebots oder Maßnahmen der Suchtprävention können dann als unbotmäßiger Eingriff in persönliche Ernährungsgewohnheiten verstanden, gemeinschaftliche Sportangebote aus Gefühlen der Peinlichkeit gegenüber den Kolleginnen und Kollegen nicht wahrgenommen oder Weiterqualifizierungs- und Informationsmaßnahmen als Überforderung erlebt werden. Eine Diskrepanz ergibt sich häufig in den (a) Annahmen des Managements über die (b) Bedürfnisse und Belastungen der Angestellten bei (c) fehlenden oder unzureichenden Analysen im Unternehmen.

Hier gilt es aus psychologischer Sicht, vor allem

- durch eine klare, transparente, konsensfähige und umfassend kommunizierte Zielsetzung,
- auf Basis fundierter Analysen der Anforderungen und Ressourcen im Sinne des SAR-Modells (Schneider 2012),
- durch Partizipation und Involvierung aller Organisationsmitglieder,
- durch Übernahme der Vorbildfunktion durch das Management und Führungskräfte aller Ebenen,
- durch Anreiz- und Belohnungssysteme sowie
- durch (vertrauliche) Unterstützungsangebote zur Bereitschaft zur Veränderung und zur Inanspruchnahme von Angeboten zu motivieren.

Dabei sind alle Betroffenen zu Beteiligten zu machen und die relevanten Berufsgruppen und Fachexperten zur Sicherung des Qualitätsniveaus mit einzubeziehen (Lenhardt 2010):

Besondere Bedeutung erhält bei organisationalen Veränderungsprozessen der Arbeitgeber bzw. das Management. Ohne den Willen und die Unterstützung »von oben« ist die Einführung und langfristige Implementierung von gesundheitsförderlicher Arbeit – z. B. vor dem Hintergrund von Fragen zur Aufwendung von Ressourcen – nicht möglich. Auch Krankenkassen stehen in der gesetzlichen Pflicht zur regelmäßigen Erfassung und Beschreibung der gesundheitlichen Situation am Arbeitsplatz und können beratend und begleitend bei der Entwicklung und Implementierung von Vorschlägen und Maßnahmen hinzugezogen werden. Belegschaftsvertretungen sind gleichfalls zu beteiligen (siehe Betriebsverfassungsgesetz bzw. Personalvertretungsgesetz) und haben weitreichende Kompetenzen bei Arbeitssicherheit und Gesundheit der Beschäftigten. Weitere Gruppen von Beteiligten sind Betriebsärzte und Sicherheitsfachkräfte (siehe Gesetz über Betriebsärzte, Sicherheitsingenieure und andere Fachkräfte für Arbeitssicherheit) sowie (externe) Expertinnen und Experten wie Arbeits- und Organisationspsychologen, Sport- oder Ernährungswissenschaftler, deren Fachkompetenz bei der formalen und inhaltlichen Gestaltung von BGM von Nutzen sein kann.

Wurde bisher das BGM mit seinen Fallstricken und Beteiligten vorgestellt, soll im Folgenden ein allgemeines Phasenmodell vorgestellt werden, das je nach Organisation, Möglichkeiten und Kontextbedingungen an die spezifische Situation anzupassen ist (Ducki et al. 2011). Grundansatz bleibt die partizipative Prozess- gestaltung. Auf diese Weise soll eine hinreichende Motivation und Beteiligung aller Organisationsmitglieder sichergestellt werden sowie die Ausrichtung der Maß- nahmen an den Bedürfnissen der Beschäftigten (▶ Abb. 2.2):

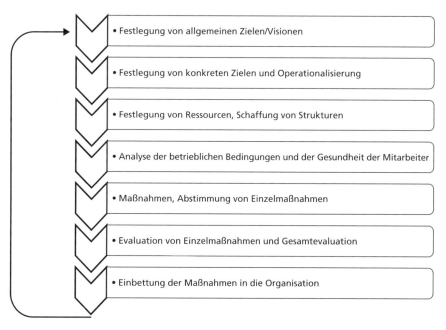

- Festlegung von allgemeinen Zielen/Visionen
- Festlegung von konkreten Zielen und Operationalisierung
- Festlegung von Ressourcen, Schaffung von Strukturen
- Analyse der betrieblichen Bedingungen und der Gesundheit der Mitarbeiter
- Maßnahmen, Abstimmung von Einzelmaßnahmen
- Evaluation von Einzelmaßnahmen und Gesamtevaluation
- Einbettung der Maßnahmen in die Organisation

Abb. 2.2: Prozessmodell zum betrieblichen Gesundheitsmanagement (Quelle: eigene Darstellung in Anlehnung an Ducki et al. 2011, S. 145)

Phase 1: Festlegung von allgemeinen Zielen/Visionen auf Basis gemeinsamer Werte- orientierungen

Ein vom BKK Bundesverband (2003) vorgelegter Fragebogen umfasst sechs The- menbereiche, die zur Analyse des aktuellen Stands sowie zur Planung entspre- chender Bemühungen herangezogen werden können. Auch als Ausgangspunkt für eine erste Diskussion über Bedeutung, Ziele und Möglichkeiten zur Implementa- tion von BGF erscheint der Fragebogen geeignet. Nachteile des Dokuments sind die nicht immer trennscharfe Formulierung der Fragen und die Ausrichtung eher an

Groß- als an kleinen und mittleren Betrieben. Der Fragebogen deckt die folgenden Bereiche ab:

- Betriebliche Gesundheitsförderung und Unternehmenspolitik
- Personalwesen und Arbeitsorganisation
- Planung betrieblicher Gesundheitsförderung
- Soziale Verantwortung
- Umsetzung betrieblicher Gesundheitsförderung
- Ergebnisse betrieblicher Gesundheitsförderung

Phase 2: Festlegung von konkreten Zielen, Operationalisierung von Zielen
Während die Ziele und Visionen möglicherweise zu allgemein formuliert sein können, werden zur Initiierung von konkreten Maßnahmen und zur Evaluation des Erfolgs der Maßnahmen operationalisierte Ziele benötigt, an denen sich der Erfolg des Unterfangens ebenfalls bemessen lässt. Diese können als inhaltliche und zeitliche Meilensteine im Projekt und zur Ausrichtung der folgenden Schritte dienen.

Phase 3: Festlegung von Ressourcen, Schaffung von Strukturen
Während alle Beschäftigten des Unternehmens am BGM beteiligt werden sollen, ist für die Steuerung und Durchführung eines solchen Prozesses ein Rahmen zu schaffen, der sich u. a. in der Bildung einer Steuerungsgruppe, in der Einplanung von zeitlichen und finanziellen Ressourcen und in der Einbeziehung möglicher weiterer Experten als Berater oder Moderatoren in den Veränderungsprozess äußern kann.

Phase 4: Analyse der betrieblichen Bedingungen und der Gesundheit der Mitarbeiter
Das Arbeitsschutzgesetz sieht regelmäßige Gefährdungsanalysen innerhalb des Unternehmens vor. Dabei werden psychische Belastungen gleichrangig mit physikalischen, chemischen oder biologischen Gefährdungen erfasst, beurteilt und bewertet sowie entsprechende Maßnahmen daraus abgeleitet (z. B. Rau und Buyken 2015).

Durch die gesetzliche Grundlage für die regelmäßig durchzuführenden Analysen und Beurteilungen bietet sich auch für das BGM eine anschlussfähige Option zur Beurteilung der vorhandenen und optimierbaren Ressourcen an. Praktikable Maßnahmen (z. B. unter Einbeziehung externer Dienstleister) können systematische Beobachtungen und Beobachtungsinterviews am Arbeitsplatz sein, umfassende Mitarbeiterbefragungen sowie moderierte Analyseworkshops (z. B. Gesundheitszirkel). Diese können einzeln angewandt oder kombiniert werden (Ducki 2011).

Phase 5 Maßnahmen, Abstimmung von Einzelmaßnahmen
»Gesundheitsbezogene Maßnahmen sind so unterschiedlich und vielfältig, dass eine zusammenfassende Darstellung schwierig ist« (Bamberg et al. 2011, S. 123); daher sei an dieser Stelle z. B. auf Hahnzog (2014) verwiesen. Die Durchführung der Maßnahmen sollte einer transparenten, kommunizierbaren und kommunizierten sowie übergreifenden Architektur entsprechen, welche die Interventionen

zeitlich und inhaltlich unter Beteiligung der Angestellten aufeinander abgestimmt und unter Berücksichtigung der entstehenden Gruppendynamik im Unternehmen beinhaltet. Die Maßnahmen können auf individueller Ebene (z. B. Führungskräfte- und Gesundheitscoaching), auf Team- und Gruppenebene (z. B. spezifisch abgestimmte Sportangebote, Ernährungsberatung, Teambuilding) oder für das gesamte Unternehmen (z. B. Einführung von Employee Assistence-Programmen, Handlungsleitlinien im Umgang mit Suchtmitteln wie Alkohol oder Zigaretten) eingeleitet werden. Führungskräfte können als Rollenvorbild und Ansprechpartner entscheidend für das Klima in Teams sein und sollten daher insbesondere einbezogen und qualifiziert werden, um den langfristigen Erfolg des BGM im Unternehmen und des Unternehmens als Ganzes zu sichern (Franke et al. 2014).

Phase 6: Evaluation von Einzelmaßnahmen, Gesamtevaluation
Anhand der vorher festgelegten Operationalisierung der Ziele des BGM lässt sich über verschiedene Indikatoren die Zielerreichung bemessen und der Erfolg des Vorgehens bestimmen. Wesentliche Beachtung sollten hier veränderte und im Regelfall verbesserte Potenziale der Mitarbeiter finden (gesteigertes Wohlbefinden, niedrigerer Krankenstand, höhere Zufriedenheit etc., iga.Report 28 2015). Gleichzeitig lassen sich für die Betriebswirtschaft wesentliche Indizes für die Kosten-Nutzen-Relation des Unterfangens ableiten, um einzelne Maßnahmen sowie die Gesamtheit des Prozesses zu beurteilen und ggf. formativ einzugreifen.

Phase 7: Einbettung der Maßnahmen in die Organisation
Einmalige Impulse werden in sozialen Systemen leicht und schnell vergessen (Schlippe und Schweitzer 2013). Langfristiger Erfolg im Hinblick auf die Gesundheit der Organisationsmitglieder und unter Berücksichtigung der Gesundheitsdefinition der WHO kann sich nur einstellen, wenn BGM ein fest etablierter Teil der Organisationskultur wird. Dies bedeutet u. a. die Schaffung von Verbindlichkeiten und Zuständigkeiten innerhalb der Unternehmung, die Freistellung von Ressourcen und die dauerhafte Integration in das Leitbild und die strategische Ausrichtung des Unternehmens.

2.5 Zur Wirksamkeit von BGM

Konsensfähiges Ziel betrieblicher Gesundheitsförderung ist die Verbesserung der Mitarbeitergesundheit, welche sich günstig auf Krankenstand, Motivation, Zufriedenheit, Fluktuation, Leistungsfähigkeit und Unternehmensimage auswirken dürfte (siehe für einen aktuellen Abriss der Wirksamkeitsforschung von BGF, iga. Report 28 2015). Im Folgenden konzentrieren wir uns auf aktuellere sportwissenschaftliche und psychologische Befunde im Arbeitskontext.

Laut DAK Gesundheitsumfrage von 2014 nahmen sich 55 % der Versicherten der DAK-Gesundheit für das Jahr 2015 vor, mehr Sport zu treiben; 48 % strebten eine gesündere Ernährung an, und etwa ein Drittel der Befragten gab an, das Gewicht reduzieren zu wollen. Somit kann davon ausgegangen werden, dass BGM-Maßnahmen, die diesen persönlichen Zielen entsprechen, dem allgemeinen Wohlbefinden der Belegschaft in großen Teilen zuträglich sind. Zeitdruck stellte für ein Drittel der Befragten des Stressreports der Bundesanstalt für Arbeitsschutz und Arbeitsmedizin (Lohmann-Haislah 2012) den größten subjektiven Stressor bei der Arbeit und die häufigste Begründung für Inaktivität dar (Alexander und Carroll 1999, zit. in Breuer et al. 2013), sodass solche Angebote ein hohes Beteiligungspotenzial bieten, die nicht als zusätzliche zeitliche Belastung oder als weitere berufliche wie familiäre Verpflichtung empfunden werden und nicht mit zusätzlichen Kosten verbunden sind (Breuer et al. 2013). Mit zeitoptimierten, im Dialog entwickelten physiologischen und psychologischen Gesundheitsinterventionen im Arbeitsumfeld kann also nicht nur dem Streben nach einer leistungsfähigeren Belegschaft Folge geleistet werden, sondern auch den Wünschen der Beschäftigten entsprochen und das allgemeine Wohlbefinden sowie die Zufriedenheit in den Lebensbereichen Gesundheit, Freizeit, Aussehen, Körper und Fitness signifikant erhöht werden (Breuer et al. 2013; Reed und Buck 2009; Reed und Ones 2006, Tscharaktschiew und Rudolph 2012). Neben einer muskulären Verbesserung der Körperstatik wird im Speziellen durch Krafttraining eine gute Haltung in verschiedenen Positionen gleichzeitig bewusstgemacht und angelernt. Als Resultat ist somit nicht nur mit einer höheren Muskelkraft, sondern auch mit einer Verbesserung von Bewegungsmustern zu rechnen, welche Fehlhaltungen im Alltag verhindern können. Positive Auswirkungen auf das Betriebsklima sind demnach ebenso zu erwarten wie eine Verringerung von Fehlzeiten und eine erhöhte Produktivität der Mitarbeiter. Während regelmäßiges intensives Krafttraining oder Kraft-Ausdauertraining als Trainingsmethoden aufgrund ihrer Effekte in der Gesundheitsförderung zu bevorzugen sind (Winett und Carpinelli 2001; Wirth et al. 2007), lassen sich bei psychischen Störungen stärkere Symptomlinderungen durch (ergänzendes) aerobes Ausdauertraining erzielen (Knechtle 2004). Landers und Arent (2007) schildern einen Zusammenhang zwischen sportlicher Aktivität und reduzierter Angst und Depression (siehe auch Dishman et al. 2004; Klaperski et al. 2012).

Studien belegen die Wirksamkeit psychologischer Interventionen auf individueller und auf Teamebene im Rahmen organisationaler Veränderungsprozesse: Neuman et al. (1989) wiesen dabei positive Einstellungsveränderungen gegenüber Kollegen, der Arbeitstätigkeit sowie der Arbeitgeberorganisation nach. Als besonders wirkungsvoll erwiesen sich verhaltensbezogene Maßnahmen wie Gruppentrainings zur Problemidentifikation und Lösungsfindung, Interventionen zum Selbstmanagement mittels transparenter Zielsetzung sowie Teambuilding-Einheiten. Bei den verhältnisbezogenen Maßnahmen überzeugte die Einführung flexibler Arbeitszeitmodelle. Durchgängig positiv schnitten kombinierte Maßnahmen ab. Günstige Effekte auf und durch die Einstellung bei der Arbeit wurden auch von Wassermann et al. (2014) demonstriert. Zwar fordern sie u. a. verhältnisbezogene Ansätze des BGM, zeigen aber auch, dass die Reflexion und Stiftung von Sinn in der Arbeit sich direkt positiv auf die Vitalität der Befragten auswirkt und die positive Korrelation zwischen Zeitdruck und Vitalität vermindert. Solche Effekte sind schon durch Anstöße zur Selbstreflexion in Form von Dankbarkeits-Tagebüchern möglich und reduzieren deutlich depressive Symptome und Stress (Cheng et al. 2015). In diesem Zusammenhang sind aktivierbare Ressourcen zu nennen, die bei Vuori et al. (2012) durch eine gruppenbasierte Trainingsmaßnahme zum verbesserten Karrieremanagement zur Reduktion von depressiven Symptomen und zur Stärkung von psychischen Ressourcen führte. Inhalte bezogen sich auf z. B. auf Wahrnehmung und Ausdruck eigener Stärken und Fähigkeiten, Reflexion des eigenen sozialen Netzwerks und der vorhandenen Potenziale, Stärkung des eigenen Durchsetzungsvermögens sowie Entwicklung von Stressbewältigungskompetenzen. Vor dem Hintergrund des demografischen Wandels ist interessant, dass besonders jüngere und solche Mitarbeiter mit bereits erhöhtem Ausmaß von depressiver Symptomatik und Erschöpfung besonders profitierten. Ein Training zum verbesserten Selbstmanagement (Müller et al. 2016) führte ebenfalls zu verbessertem Wohlbefinden und höherer Kontrolle in der Arbeit. Dietrich et al. (2012) kommen in ihrer Analyse zu dem Schluss, dass die frühzeitige Diagnose und psychoedukative Maßnahmen im Betrieb die Schwere von depressiven Symptomen und die Remissionsrate bei Angestellten mit bereits vorhandener Symptomausprägung günstig beeinflussen können. Auch Führungskräfte-Coachings im Rahmen von organisationalen Veränderungsprozessen zeigten sich als wirkungsvoll, wobei die positiven Effekte auf höhere Zielerreichung, stärkere Lösungsorientierung, gesteigerte Selbstwirksamkeitserwartung und Resilienz zudem auf das Privatleben generalisierten (Grant 2014). Weitere Maßnahmen (z. B. kognitive Verhaltenstherapie, Kommunikationstrainings, Beratung, Entspannungstrainings, Restrukturierung von Aufgaben, Anpassung von Arbeitsanforderungen, partizipative Maßnahmen) sind denkbar und führen in der Mehrzahl der Fälle zu positiven Effekten bei der Prävention von psychischen Beschwerden (Awa et al. 2010; Walter et al. 2012). Die Autoren betonen dabei den begünstigenden Effekt von Auffrischungskursen, welcher die langfristige Anlegung von BGM in Unternehmen hervorhebt und die überdauernde Effektivität einmaliger Maßnahmen in Frage stellt.

2.6 BGF am Beispiel der »Firmenfitness«

Im Folgenden wird die Planung, Durchführung und Evaluation einer durch den Zweitautor des vorliegenden Beitrags betreuten BGF-Maßnahme »Firmenfitness« im Kontext eines Kölner Kleinstunternehmens dargestellt. Der Fokus liegt dabei auf sport- und ernährungswissenschaftlich fundierten und im Rahmen eines Gesamtkonzepts abgestimmten Interventionen.

2.6.1 Vorgeschichte

Der betroffene Betrieb ist in der IT-Branche angesiedelt. Neben den drei Geschäftsführern zählen hierzu 20 Angestellte sowie drei Praktikanten. Die Firma beschreibt sich selbst als kreativ, dynamisch und hochwertig. Diesen Werthaltungen entsprechend, die auch von den befragten Mitarbeitern durchweg positiv bewertet werden, gibt es keine Verhaltens- oder Kleiderordnung im Unternehmen. Um die Verbindung von Arbeit und Privatleben zu erleichtern, ist für die Mitarbeiter eine Gleitzeitregelung eingeführt worden.

Zum Ziele der Bewegungsförderung, als Ausgleich zu der sitzenden Arbeitstätigkeit wurden im Vorfeld der durchgeführten Maßnahme und nach Befragung der Belegschaft ein Basketballkorb, eine Tischtennisplatte und Klimmzugstangen vor dem Firmengebäude installiert.

Die »Firmenfitness« wurde von der Geschäftsführung angeregt, um die hohen Fehlzeiten und den bestehenden Bewegungsmangel zu reduzieren. Ebenso lag es im Interesse der Geschäftsführung, die angeschafften Sportgeräte stärker zu nutzen.

2.6.2 Festlegung von allgemeinen Zielen/Visionen auf Basis gemeinsamer Werteorientierungen

Zu Beginn des Prozesses deckten sich die kulturellen Werte der Organisation nur zu einem geringen Anteil mit dem Selbstbild der Mitarbeiter: Die Mehrheit der Beschäftigten (90 %) war unzufrieden mit dem eigenen Körper und der eigenen Leistungsfähigkeit. Die Hälfte der Mitarbeiter gab an, häufig krank zu sein. Sowohl in der Geschäftsleitung als auch in der Belegschaft bestand der Wunsch, durch verbesserte Fitness und daraus resultierendem dynamischen und selbstbewussten Auftreten die organisationskulturellen Werte besser zu vertreten. Als Hindernisse wurden schlechte Ernährung in der Mittagspause aufgrund eingeschränkter Angebote im Arbeitsumfeld, fehlende Zeit bzw. Motivation zum Sporttreiben in der Freizeit und eine geringe Nutzung von Sportangeboten vor Ort aus verschiedenen Gründen angegeben.

2.6.3 Festlegung von konkreten Zielen, Operationalisierung von Zielen

Aus dem Wunsch nach besserer körperlicher Fitness (90 %), gesünderer Ernährung (80 %), Gewichtsabnahme (60 %) und Beschwerdefreiheit (Rückenschmerzen, 50 %) ergaben sich die folgenden messbaren Ziele:

Regelmäßige, angeleitete Bewegung und gesundes Mittagessen, um die Gesundheit zu stärken sowie Übernahme von Verantwortung füreinander, um einen langfristigen Effekt auf Bewegung und Ernährung zu erzielen.

Die Überprüfung der körperlichen Fitness mittels eines Gesundheitsfragebogens, einer Analyse der Körperkomposition (Bioimpendanzmessung) sowie einer qualitativen Bewegungsanalyse vor und nach der geplanten Intervention sollte Aufschluss über den Erfolg der Maßnahme geben. Die Messungen wurden ergänzt durch Fragebögen zu Zusammensetzung, Menge und Häufigkeit der Nahrungsaufnahme sowie zu Selbstbild, Zufriedenheit und Stressempfinden

2.6.4   Festlegung von Ressourcen, Schaffung von Strukturen

Eine Steuergruppe (jeweils eine Vertretung der Geschäftsführung sowie der Belegschaft, Berater) wurde zur Koordination des zeitlichen Ablaufes und Einteilung der Ressourcen gebildet, um eine allseitige Integration in Entscheidungsprozesse und gleichzeitig Verantwortung für das Projekt zu schaffen. Die im Vorfeld festgelegte und innerhalb der Steuergruppe transparente Budgetierung und Zielstellung gab dem Projekt einen zeitlichen und inhaltlichen Rahmen von sechs Wochen. Für die Durchführung der »Firmenfitness« (Mobilisierung und Kräftigung) wurde ein Raum mit Umkleidemöglichkeit und Dusche in fußläufiger Entfernung vom Arbeitsplatz angemietet. Die Mitglieder der Steuergruppe übernahmen folgende Aufgaben:

- Budgetverwaltung, Organisation der Räumlichkeiten und Freistellung von zeitlichen Ressourcen (Geschäftsführer)
- Erfassung des Teilnahmeinteresses der Mitarbeiter und Erstellen eines Zeitplanentwurfes (Mitarbeitervertreterin)
- Einrichtung der Räumlichkeit, Vorbereitung der benötigten Dokumente und Tests, Planung der Umsetzung (externer Berater)

2.6.5   Analyse der betrieblichen Bedingungen und der Gesundheit der Mitarbeiter

Die durchgeführten Analysen (s. o.) zeigten eine weite Streuung im Empfinden von Zeitdruck, Anforderung an die eigenen Fähigkeiten und Einflussmöglichkeiten auf die Erledigung eigener Arbeitsaufgaben: 25 % der Beschäftigten gaben hohen Stress durch die Arbeit an. 75 % der Beschäftigten gaben mangelnde Bewegung (Arbeitsanfahrt per Bahn oder Auto, weniger als einmal Sport pro Woche) und 50 % häufige Krankheiten (einmal im Monat oder häufiger) an. Nur 20 % der Mitarbeiter trieben regelmäßig (mindestens einmal pro Woche) Sport in variierendem Umfang (Krafttraining, Fitnesskurse, Spielsportarten). 60 % der Mitarbeiter waren mit einem BMI von über 25 als übergewichtig zu bezeichnen. Nur 20 % der Mitarbeiter erreichten einen niedrigen oder normalen Körperfettwert. Einen Zusammenhang mit einer überwiegend sitzenden Lebensweise ließen neben den Körperfettwerten auch schwache Ergebnisse der qualitativen Bewegungsanalyse erahnen. 80 % der Mitarbeiter ernährten sich einseitig, unregelmäßig und ungesund (hoher Konsum von Zucker, Teigwaren und Transfetten, geringer Verzehr von Gemüse). Der Ausfall ganzer Hauptmahlzeiten war ebenso häufig wie mehrfaches »Snacken« ungesunder Zwischenmahlzeiten. Als Grund für diese Ernährung wurde auf Basis der Gespräche angenommen, dass die preisliche Komponente ebenso eine Rolle spielt wie die Verfügbarkeit verschiedener Nahrungsmittel in der Arbeitsumgebung (Zeitdruck). Als Gründe für die geringe Nutzung von Sportangeboten wurden Versagensangst, arbeitsbedingter Zeitmangel, fehlende Möglichkeit, nach dem Sport zu duschen, und körperliche Beschwerden von der Hälfte oder mehr der »Nicht-Nutzer« genannt.

2.6.6 Maßnahmen, Abstimmung von Einzelmaßnahmen

Folgende freiwillige Maßnahmen und Anregungen wurden eingeführt:

- Angebot von zwei Trainingseinheiten je 45 Minuten mit Personal Trainer pro Woche und Mitarbeiter auf Basis der Eingangstests. 80 % der Mitarbeiter nahmen teil.
- Festlegung eines 2-Stunden-Zeitfensters für die Mittagspause
- Einführung regelmäßiger, kurzer (2-3 Min. pro Stunde) Aktivpausen mit Entfernung vom eigenen Arbeitsplatz
- Ernährungsvortrag, in dem ein Ernährungsexperte auf Basis einer vorangegangenen Überprüfung des Essensangebotes im Umfeld der Firma Empfehlungen für das Mittagessen gab. Allgemeine Ernährungsempfehlungen für Mahlzeiten, Trinkverhalten und Zwischenmahlzeiten sowie Spezifika (z. B. Unverträglichkeiten, Veganismus, etc.)
- Kooperation mit einem Restaurant in der Nähe, Einführung einer Mittagskarte für die Belegschaft
- Ersetzen des Süßigkeitentellers »für Besucher« durch einen Obstkorb
- Beschränkung des Getränkeangebotes in der Firma auf Wasser, Tee und Kaffee
- Anregung zur unterstützten Bildung von Kochgruppen, die vorbereitete Mahlzeiten von zuhause mitbringen und vor Ort aufwärmen. Der Vorschlag wird von einem Teil der Belegschaft angenommen (20 % der Mitarbeiter)
- Organisierte und betreute Mittagsspielrunden für Basketball und Tischtennis, mit Fokus auf kommunikativen und leistungsunabhängigen Spielformen
- Anregung zur unterstützten Bildung von Trainingsgruppen am Ende der Maßnahme

2.6.7 Evaluation von Einzelmaßnahmen, Gesamtevaluation

Jedem Teilnehmer standen innerhalb von sechs Wochen elf Trainingseinheiten zur Verfügung, dazu ein weiterer Termin für den Re-Test der körperlichen Messungen. Im Mittel wurden acht der möglichen Einheiten wahrgenommen. Alle Teilnehmer, die zumindest ein Training pro Woche durchgeführt und damit mindestens 50 % ihrer Trainings wahrgenommen haben, sind in der folgenden Auswertung berücksichtigt (95 %).

Am Ende der Maßnahme schätzten alle Teilnehmer ihr Fitnesslevel höher ein. 90 % der Teilnehmer waren mit ihrem Körper und ihrer Gesundheit zufriedener als vor der Maßnahme. 90 % der Teilnehmer gaben an, sich an die Ernährungsempfehlungen zu halten. Sowohl für die männlichen wie auch die weiblichen Teilnehmerinnen konnte eine Reduktion des Körperfettanteils sowie eine Zunahme der Muskelmasse festgestellt werden.

Aus gesundheitlicher Sicht kann auf Basis dieser Werte von einer positiven Wirksamkeit der Maßnahme gesprochen werden, auch die Zufriedenheit der Mitarbeiter mit ihrem Körper und ihrer Gesundheit konnte gesteigert werden. Stressempfinden und Rückenschmerzen reduzierten sich deutlich von 25 % auf 0 %

bzw. von 50 % auf 0 %. 85 % der Teilnehmer gaben an, ihr Training fortführen zu wollen, 75 % strebten die Fortführung der Ernährung an.

2.6.8 Einbettung der Maßnahmen in die Organisation

Im Anschluss an die durchgeführte Intervention stellte die Geschäftsführung zur weiterführenden Unterstützung jeder intern gebildeten Trainingsgruppe eine verlängerte Mittagspause an zwei Tagen pro Woche frei. Die Restaurantkooperation wurde weitergeführt, die internen Ernährungsrichtlinien beibehalten (Früchteteller statt Süßigkeiten, nur Wasser, Tee und Kaffee als Getränke). Weiterhin wurden die stündlichen Kurzpausen beibehalten, da diese als sehr hilfreich empfunden wurden.

Sechs Monate nach Ende der Maßnahme befinden sich 25 % der Mitarbeiter in einer Kochgruppe, 55 % der Mitarbeiter geben an mindestens einmal pro Woche für mindestens 30 Min. Sport zu treiben, weitere 10 % der Mitarbeiter kommen mit dem Fahrrad statt mit der Bahn zur Arbeit.

2.7 Zusammenfassung und Empfehlungen

Bei der Wahl geeigneter Maßnahmen zur Förderung der Gesundheitsressourcen innerhalb eines Betriebes ist es ratsam, auf die unterschiedlichen Bedürfnisse und Voraussetzungen der Mitarbeiter einzugehen und eine dementsprechend umfassende Planungsphase voranzustellen. Von unspezifischen Angeboten, wie pauschalen Vergünstigungen im Fitnessstudio, sollte zugunsten zielführender, bei der Belegschaft erwünschter und professionell betreuter Maßnahmen verzichtet werden. Aus theoretischer wie empirischer Sicht empfiehlt es sich, gesundheitsförderliche Maßnahmen im Betrieb im Sinne eines betrieblichen Gesundheitsmanagements aufeinander abgestimmt, betriebswirtschaftlich geplant und budgetiert, zielorientiert, transparent, unter Beteiligung von Management und Beschäftigten langfristig in Organisationen zu implementieren. Der Aufbau eines interdisziplinären Expertennetzwerkes ist aufwändig, aber auch lohnenswert und äußert sich in einer hohen Betreuungsqualität und einem großen Betreuungsumfang, gerade im Hinblick auf die vielfach dargestellten Wechselwirkungen psychischer und physischer Faktoren auf das Wohlbefinden und die Leistungsfähigkeit. Eine wirtschaftliche Messbarkeit des Erfolges durchgeführter Maßnahmen, wie zuvor dargestellt, erlaubt es die Sinnhaftigkeit getätigter Investitionen auf den Prüfstand zu stellen und weitere Justierungen vorzunehmen. Die nachweislichen Vorteile von BGF und BGM sowie finanzielle Förder- und Unterstützungsangebote sollten vor allem für Verantwortliche in kleinen und mittelständischen Unternehmen transparent gemacht und zur Motivierung zur Partizipation der Mitarbeiter kommuniziert werden, um Widerständen und Vorbehalten auf beiden Seiten zu begegnen.

Reflexionsfragen zum Text

1. Diskutieren Sie die Relevanz von BGF und BGM.
2. Was sind häufige Anforderungen und Ressourcen im Betrieb?
3. Grenzen Sie BGF und BGM gegeneinander ab.
4. Wie unterscheiden sich verhaltens- und verhältnisbezogene Maßnahmen der Gesundheitsförderung? Nennen Sie jeweils zwei Beispiele.
5. Stellen Sie den Prozess von BGM dar.
6. Welche Effekte kann BGM in Organisationen haben?

Literatur

Allmendinger, J., Ebner, C. (2006): Arbeitsmarkt und demografischer Wandel. Die Zukunft der Beschäftigung in Deutschland. Zeitschrift für Arbeits- und Organisationspsychologie 50: 227-239.

Awa, W. L., Plaumann, M., Walter, U. (2010): Burnout prevention: A review of intervention programs. Patient Education and Counseling 78: 184-190.

Bakker, A. B., Demerouti, E. (2007): The job demands-resources model: state of the art. Journal of Managerial Psychology 22: 309-328.

Bamberg, E., Ducki, A., Metz, A.-M. (2011): Gesundheitsförderung und Gesundheitsmanagement: Konzeptuelle Klärung. In: Bamberg, E., Ducki, A., Metz, A.-M. (Hrsg.) Gesundheitsförderung und Gesundheitsmanagement in der Arbeitswelt. Ein Handbuch. Göttingen: Hogrefe. S. 123-134.

BAuA (Hrsg.) (2010): Psychische Belastung und Beanspruchung im Berufsleben: Erkennen - Gestalten. Dortmund: BAuA.

Bauer, G., Jenny, G. (2007): Gesundheit in Wirtschaft und Gesellschaft. In: Moser, H. (Hrsg.) Wirtschaftspsychologie. Berlin: Springer. S. 222-243.

BKK Bundesverband (2003): Gesunde Mitarbeiter in gesunden Unternehmen. Qualitätskriterien zur Selbsteinschätzung. (http://www.dnbgf.de/fileadmin/downloads/materialien/¬ dateien/Gesunde_Mitarbeiter_in_gesunden_Unternehmen_Erfolgreiche_Praxis_Qualita¬ etskriterien.pdf, Zugriff am 09.10.2015).

Brenke, K. (2015): Die große Mehrzahl der Beschäftigten in Deutschland ist mit ihrer Arbeit zufrieden. DIW Wochenbericht 32 + 33: 715-722.

Breuer, C., Wicker, P., Nagel, N. (2013): 2 x 30 min. Eine zeitökonomische Analyse des Fitnesstrainings. (http://www.inlineconsulting.de/uploads/media/Projektbericht_2x30_¬ min.pdf, Zugriff am 08.10.2015).

Cheng, S.-T., Tsui, P. K., Lam, J. H. M. (2015): Improving mental health in health care practicioners: Randomized controlled trial of a gratitude intervention. Journal of Consulting and Clinical Psychology 83: 177-186.

DAK Gesundheitsumfrage (2014): Vorsätze für das Jahr 2015, Stand: 12.12.2014, (http://¬ www.dak.de/dak/download/Forsa-Umfrage_Gute_Vorsaetze_2015-1533874.pdf, Zugriff am 08.10.2015).

Dietrich, S., Deckert, S., Ceynowa, M., Hegerl, U., Stengler, K. (2012): Depression in the workplace: A systematic review of evidence-based prevention strategies. International Archives of Occupational and Environmental Health 85: 1-11.

Dishman, R. K., Washburn, R. A., Heath, G. W. (2004): Physical activity epidemiology. Champaign: Human Kinetics.

Ducki, A. (2011): Analyse. In: Bamberg, E., Ducki, A., Metz, A.-M. (Hrsg.) Gesundheitsförderung und Gesundheitsmanagement in der Arbeitswelt. Ein Handbuch. Göttingen: Hogrefe. S. 157-183.

Ducki, A., Bamberg, E., Metz, A.-M. (2011): Prozessmerkmale von Gesundheitsförderung und Gesundheitsmanagement. In: Bamberg, E., Ducki, A., Metz, A.-M. (Hrsg.) Gesundheitsförderung und Gesundheitsmanagement in der Arbeitswelt. Ein Handbuch. Göttingen: Hogrefe. S. 135-153.

Faller, G., Faber, U. (2010): Hat BGF eine rechtliche Grundlage? Gesetzliche Anknüpfungspunkte für die Betriebliche Gesundheitsförderung. In: Faller, G. (Hrsg.) Lehrbuch Betriebliche Gesundheitsförderung. Bern: Huber. S. 34-47.

Franke, F., Ducki, A., Felfe, J. (2015): Gesundheitsförderliche Führung. In: Felfe, J. (Hrsg.) Trends der psychologischen Führungsforschung. Neue Konzepte, Methoden und Erkenntnisse. Göttingen: Hogrefe. S. 253-263.

GKV-Spitzenverband (Hrsg.) (2010): Leitfaden Prävention. Handlungsfelder und Kriterien des GKV-Spitzenverbandes zur Umsetzung von §§ 20 und 20a SGB V vom 21. Juni 2000 in der Fassung vom 27. August 2010. Berlin: GKV-Spitzenverband.

Grant, A. M. (2013): The efficacy of executive coaching in times of organisational change. Journal of Change Management 14: 258-280.

Hahnzog, S. (Hrsg.) (2014): Betriebliche Gesundheitsförderung. Das Praxishandbuch für den Mittelstand. Wiesbaden SpringerGabler.

Heinrichs, M., Stächele, T., Domes, G. (2015): Stress und Stressbewältigung. Göttingen: Hogrefe.

Hoffmann, N., Hofmann, B. (2009): Arbeitsstörungen. Ursachen, Therapie, Selbsthilfe, Rehabilitation (2., vollst. überarb. Aufl.). Weinheim: BeltzPVU.

iga.Report 28 (2015): Wirksamkeit und Nutzen betrieblicher Prävention. (http://www.¬iga-info.de/fileadmin/redakteur/Veroeffentlichungen/iga_Reporte/Dokumente/iga-Repo¬rt_28_Wirksamkeit_Nutzen_betrieblicher_Praevention.pdf, Zugriff am 11.10.2015).

Jahoda, M. (1981): Work, employment, and unemployment. Values, theories, and approaches in social research. American Psychologist 36: 184-191.

Jansen, R. (2002): Die BIBB/IAB-Erhebung und die Gesundheitsberichterstattung. In: Robert Koch-Institut (Hrsg.) Beiträge zur Gesundheitsberichterstattung des Bundes. Arbeitweltbezogene Gesundheitsberichterstattung in Deutschland. Stand und Perspektiven. Berlin: Robert Koch-Institut. S. 86-97.

Judge, T. A., Thoresen, C. J., Bono, J. E., Patton, G. K. (2001): The job satisfaction-job performance relationship: A qualitative and quantitative review. Psychological Bulletin 127: 376-407.

Klaperski, S., Seelig, H., Fuchs, R. (2012): Sportaktivität als Stresspuffer. Zeitschrift für Sportpsychologie 19: 80-90.

Knechtle, B. (2004): Der günstige Einfluss von körperlicher Aktivität auf Wohlbefinden und Psyche. PRAXIS 93: 1403-1411.

Landers, D. M., Arent, S. M. (2007): Physical activity and mental health. In Tenenbaum, G., Eklund, R. C. (Hrsg.) Handbook of sport psychology. New York: Wiley. S. 469-491.

Lenhardt, U. (2010): Akteure der Betrieblichen Gesundheitsförderung: Interessenlagen – Handlungsbedingungen – Sichtweisen. In: Faller, G. (Hrsg.), Lehrbuch Betriebliche Gesundheitsförderung. Bern: Huber. S. 112-120.

Lippke, S., Renneberg, B. (2006): Konzepte von Gesundheit und Krankheit. In: Renneberg, B., Hammelstein, P. (Hrsg.) Gesundheitspsychologie. Heidelberg: Springer. S. 7-12.

Lohmann-Haislah, A. (2012) Stressreport Deutschland 2012 - Psychische Anforderungen, Ressourcen und Befinden. Dortmund: BAuA.

Melin, B., Lundberg, U. (1997): A biopsychosocial approach to work-stress and musculosketal disorders. Journal of Psychophysiology 11: 238-247.

Müller, A., Heiden, B., Herbig, B., Poppe, F., Angerer, P. (2016): Improving well-being at work: A randomized controlled intervention based on selection, optimiziation, and compensation. Journal of Occupational Health Psychology 21: 169-181.

Neuman, G. A., Edwards, J. E., Raju, N. S. (1989): Organizational development interventions: A meta-analysis of their effects on satisfaction and other attitudes. Personnel Psychology 42: 461-489.

Nieder, P. (2010): Die Rolle der Vorgesetzten im Betrieblichen Gesundheitsmanagement. In: Faller, G. (Hrsg.) Lehrbuch Betriebliche Gesundheitsförderung. Bern: Huber. S. 121-127.

Rau, R., Buyken, D. (2015). Der aktuelle Kenntnisstand über Erkrankungen durch psychische Arbeitsbelastungen. Zeitschrift für Arbeits- und Organisationspsychologie 59: 113-129.

Reed, J., Buck, S. (2009): The effect of regular aerobic exercise on positive-activated affect: a meta-analysis. Psychology of Sport and Exercise 10: 581-594.

Reed, J., Ones, D. S. (2006): The effect of acute aerobic exercise on positive activated affect: A meta-analysis. Psychology of Sport and Exercise 7: 477-514.

Robbins, S. P., Judge, T. A., Campbell, T. T. (2010): Organizational behavior. Harlow: Prentice-Hall.

Roschker, N. S. (2014): Psychische Gesundheit in der Arbeitswelt. Soziale und ökonomische Relevanz für Gesellschaft und Unternehmen. Wiesbaden: Springer Gabler.

Schein, E. H. (2010): Organizational culture and leadership (4. Aufl.). San Francisco: Jossey-Bass.

Schlippe, A. v., Schweitzer, J. (2013): Lehrbuch der systemischen Therapie und Beratung I. Das Grundlagenwissen (2. Aufl.). Göttingen: Vandenhoeck & Ruprecht.

Schneider, C. (2012): Gesundheitsförderung am Arbeitsplatz. Nebenwirkung Gesundheit (2. Aufl.). Bern: Huber.

Schreyögg, G. (2008): Organisation. Grundlagen moderner Organisationsgestaltung (5. Aufl.). Wiesbaden: Gabler.

Statistisches Bundesamt (2014): Durchschnittlich tatsächlich geleistete Arbeitsstunden in der Woche. (https://www.destatis.de/DE/ZahlenFakten/GesamtwirtschaftUmwelt/Arbeits¬ markt/Erwerbstaetigkeit/TabellenArbeitskraefteerhebung/TagArbeit2.html, Zugriff am 18.09.2015).

Techniker Krankenkasse (2015). Gesundheitsreport 2015. Hamburg: Techniker Krankenkasse.

Tscharaktschiew, N., Rudolph, U. (2012): Zum Einfluss gesundheitsorientierten Krafttrainings auf psychisches Wohlbefinden. Zeitschrift für Gesundheitspsychologie 20: 55-66.

Vuori, J., Toppinen-Tanner, S., Mutanen, P. (2012): Effects of resource-building group intervention on career management and mental health in work organizations: Randomized controlled field trial. Journal of Applied Psychology 97: 273-286.

Walter, U., Krugmann, C. S., Plaumann, M. (2012): Burn-out wirksam prävenieren? Ein systematischer Review zur Effektivität individuumsbezogener und kombinierter Ansätze. Bundesgesundheitsblatt – Gesundheitsforschung – Gesundheitsschutz 55: 172-182.

Wassermann, M., Hoppe, A., Reis, D., Uthmann, L. v. (2014): Sinnstiftung als persönliche Ressource bei Altenpflegekräften. Zeitschrift für Arbeits- und Organisationspsychologie 58: 51-63.

WHO (1946): Preamble to the Constitution of the World Health Organization as adopted by the International Health Conference, New York, 19-22 June, 1946; signed on 22 July 1946 by the representatives of 61 States (Official Records of the World Health Organization, no. 2, p. 100) and entered into force on 7 April 1948. (http://www.who.int/about/defini¬ tion/en/print.html, Zugriff am 03.10.2015).

WHO (1986): The Ottawa Charta for health promotion. Genf: WHO. (http://www.euro.¬ who.int/de/publications/policy-documents/ottawa-charter-for-health-promotion,-1986, Zugriff am 02.10.2015).

Winett, R., Carpinelli, R. (2001) Potential health-related benefits of resistance training. Preventive Medicine 33: 503-513.

Wirth, K., Atzor, K., Schmidtbleicher, D. (2007): Veränderungen der Muskelmasse in Abhängigkeit von Trainingshäufigkeit und Leistungsniveau. Deutsche Zeitschrift für Sportmedizin 58: 178 – 183.

3 Coaching als Instrument zur Potenzialentwicklung für Leistungsträger in Kliniken

Sylvia Schnödewind

3.1 Einleitung

Die sich mit zunehmender Geschwindigkeit vollziehende Veränderung der Rahmenbedingungen im deutschen Gesundheitswesen stellt Krankenhäuser und seine darin tätigen Führungskräfte vor wachsende Herausforderungen (Thölen 2012). Zu nennen ist hier beispielsweise die Ökonomisierung, wodurch auch Ärzte sowie Pflegepersonal betriebswirtschaftliche Zwängen unterworfen werden. Zusätzlich sehen sich Ärzte sowie Mitarbeiter der Pflege immer öfter kritischen und mehr oder weniger gut informierten Patienten sowie deren Angehörigen gegenüber. Medizinische Fachinformationen sowie Bewertungen von Krankenhäusern und Ärzten sind im Internet frei zugänglich. Dies erfordert Kommunikation mit den Patienten und einen Beratungsansatz, der das Selbstbestimmungsrecht des Patienten berücksichtigt. Im Alltag der Krankenhäuser und Praxen kann nicht viel davon umgesetzt werden. Bei Personalausdünnung und Rationalisierungsmaßnahmen aller Art sind Gesichtspunkte der Patient-Arzt-Beziehung und der Kommunikation eher nachgeordnet (Heister 2015). Die Arbeitsverdichtung lässt nur wenig Zeit für intensivere Gespräche. In ihrer Kernaufgabe der Patientenversorgung verpflichtet, werden diese Zwänge von den Betroffenen als eher problematisch erlebt. Dies kann zu tiefen inneren Konflikten führen, die mit der ethischen Haltung zum ausgeübten Beruf nicht mehr konform gehen (Torhorst 2014). Der Wettbewerbsdruck um den Nachwuchs erfordert ein zusätzliches Umdenken, denn die Nachwuchskräfte der jungen Generationen (Gen Y) setzen deutlich andere Maßstäbe an Führungsverhalten als die Generationen davor (Thölen 2012).

Die hier genannten Aspekte führen insgesamt zu einem hohen Veränderungsdruck auf Seiten des Personals sowie deren Führungskräfte, die für eine erfolgreiche Bewältigung der sich laufend verändernden Rahmenbedingungen verantwortlich sind. Auch mit Blick auf den Fachkräftemangel im ärztlichen und pflegerischen Bereich stehen Krankenhäuser vor der Aufgabe, in die Entwicklung ihrer Führungskräfte und des Pflegepersonals zu investieren, um sich langfristig am Markt behaupten zu können (Hollmann 2010).

In der freien Wirtschaft ist Coaching ein mittlerweile weitverbreiteter Ansatz zur Entwicklung von Führungskräften in Veränderungsprozessen. Inwieweit Coaching ein wirksames Instrument zur Entwicklung von Führungskräften in der Gesundheitsbranche ist, bleibt aufgrund der geringen wissenschaftlichen Evidenz für die Wirksamkeit von Coaching als Instrument zur Entwicklung von Führungskräften in Krankenhäusern eine eher subjektive Einschätzung, gleichwohl der Einsatz von

Coaching gerade für Krankenhausmanager, Ärzte und Pflegemanager im anglo-amerikanischen Sprachraum propagiert wird. Coaching ist daher ein Personalent-wicklungsprozess, der ausschließlich auf der Basis strategischer Überlegungen begründet werden kann (Thölen 2012).

3.2 Coaching – Definition eines Instrumentes zur Potenzial- und Persönlichkeitsentwicklung

3.2.1 Coaching als Hilfe zur Selbsthilfe

Coaching ist als ein Prozess zu verstehen, in dessen Verlauf die Klienten ihr inneres Wissen um die eigenen Handlungsmuster und Persönlichkeitsstrukturen entde-cken, entwickeln und verändern können. Ein Coaching hat stets Hilfe zur Selbsthilfe zum Ziel, welche durch eine non-direktive Grundhaltung des Coaches gefördert wird. Das bedeutet, dass der Coach keine Lösungsvorschläge unterbrei-tet, sondern als Prozessbegleiter den Klienten dabei unterstützt, eigene Lösungen zu entwickeln.[1] Der Coach fördert so aktiv die Selbstreflexion sowie die Selbstwahr-nehmung des Klienten, blinde Flecken[2] und Betriebsblindheit werden abgebaut, neue Gesichtspunkte werden erkannt und in der Folge ergeben sich neue Hand-lungsmuster (Rauen 2008, S. 3).

3.2.2 Coaching im Kontext professioneller Beratungsleistung

Der Deutsche Bundesverband Coaching e. V. (2015) definiert Coaching wie folgt:

> »Coaching ist die professionelle Beratung, Begleitung und Unterstützung von Personen mit Führungs-, Steuerungsfunktionen und von Experten in Unternehmen und Organisationen. Die Zielsetzung von Coaching ist die Weiterentwicklung von individuellen oder kollektiven Lern- und Leistungsprozessen, primär beruflicher Anliegen.«

Als ergebnis- und lösungsorientierte Beratungsform dient Coaching der Steigerung und dem Erhalt der Leistungsfähigkeit. Als ein auf individuelle Bedürfnisse abge-stimmter Beratungsprozess unterstützt ein Coaching die Verbesserung der beruf-lichen Situation und das Gestalten von Rollen unter anspruchsvollen Bedingungen.

---

1 Gemeint sind immer männliche und weibliche Coachs, da es keine geschlechterspezifische Bezeichnung gibt.

2 Den Begriff des »Blinden Flecks« haben die amerikanischen Sozialpsychologen Joseph Luft und Harry Ingham in ihrem Modell des Johari-Fensters definiert. Demnach ist dies der Teil, den der Mensch von sich selber nicht wahrnimmt, die Umgebung jedoch sehr deutlich. Dies können beispielsweise unbewusste Gewohnheiten aber auch Vorurteile sein. Nur durch Feedback oder durch intensive Selbstreflexion können diese blinden Flecken sichtbar und in der Folge andere Handlungsweisen entwickelt werden.

Durch die Optimierung der menschlichen Potenziale soll die wertschöpfende und zukunftsgerichtete Entwicklung des Unternehmens/der Organisation gefördert werden. Inhaltlich ist Coaching eine Kombination aus individueller Unterstützung zur Bewältigung verschiedener Anliegen und persönlicher Beratung. Der Klient wird angeregt, eigene Lösungen zu entwickeln. Der Coach ermöglicht das Erkennen von Problemursachen und dient daher zur Identifikation und Lösung der zum Problem führenden Prozesse. Der Klient lernt so im Idealfall seine Probleme eigenständig zu lösen, sein Verhalten und seine Einstellungen weiterzuentwickeln und effektive Ergebnisse zu erreichen.

Demnach ist ein grundsätzliches Merkmal des professionellen Coachings die Förderung der Selbstreflexion und -wahrnehmung und die selbstgesteuerte Erweiterung bzw. Verbesserung der Möglichkeiten des Klienten bezüglich seiner Wahrnehmung, Erleben und Verhalten. Coaching wird darin als interaktiver, personenzentrierter Prozess verstanden, der berufliche sowie persönliche Inhalte umfassen kann. Besonders ist, dass es sich um einen interaktiven Prozess handelt, in dem Coach und Klient sich auf Augenhöhe begegnen. Ein Beziehungsgefälle ist ausdrücklich nicht erwünscht. Das bedeutet, dass ein Coaching auf Basis einer tragfähigen und durch gegenseitige Akzeptanz und Vertrauen gekennzeichnete Atmosphäre stattfinden muss, um Ergebnisse zu ermöglichen (Rauen 2008).

3.2.3 Der Systembegriff im Coaching

Systemische Ansätze beachten die Abhängigkeit der sozialen Gefüge der Menschen, die in ständiger Kommunikation miteinander leben und sich in diesen dynamischen Systemen im Spannungsfeld zwischen Individualität und lebensweltlichem Kontext bewegen (Nußbeck 2006). Der Systemgedanke entstand ursprünglich aus Strömungen unterschiedlicher Wissenschaftsbereiche. Genannt werden können hier exemplarisch die Naturwissenschaften der Biologie, der Chemie, der Physik sowie die Kybernetik. Der Konstruktivismus als Erkenntnistheorie hat ebenfalls einen entscheidenden Einfluss auf den systemischen Ansatz. Er geht davon aus, dass es eine objektive Welt nicht fassbar ist. Menschen können die Welt nicht abbilden wie sie ist, sondern konstruieren diese nach ihren Erfahrungen und verleihen diesen entsprechende Bedeutung (Glaserfeld et al. 1992). Davon ausgehend,

- dass ein großer Teil menschlicher Aktivitäten Ordnungsprozessen unterliegt, die Erfahrungsmuster schaffen und ihnen Bedeutung verleihen,
- Menschen in lebendigen Netzen von Beziehungen existieren, die meist durch Symbolsysteme und Sprache miteinander verbunden sind,
- menschliche Erfahrung in dauerhafter aktiver Handlung entsteht,

ist ein System ein lebendiges Netz von Elementen, die aufeinander bezogen sind. Lebende Systeme wandeln sich ständig und organisieren sich selbst. Sie generieren ihre eigenen Gesetzmäßigkeiten autonom (Nußbeck 2006).

Für das Coaching bedeutet der Systembegriff, dass ein ganzheitlicher systemischer Ansatz die unterschiedlichen systemischen Wechselwirkungen innerhalb eines Menschen, zwischen Menschen, zwischen Begleiter und Lernendem, zwischen Vergangenheit, Gegenwart und Zukunft einbezieht (Isert und Rentel 2000). Vereinfacht gesagt bedeutet systemisch mit Blick auf den systemischen Ansatz im Coaching, dass die Wirkung zweier Systemelemente miteinander immer Rückkopplungen schafft. Wenn x auf y und y auf z wirkt, dann hat das oft auch wieder Auswirkungen auf x. Das Verhalten der Elemente eines Systems ist zugleich Ursache und Wirkung der anderen Elemente eines Systems. Die Phänomene beeinflussen und bedingen sich wechselseitig. Das Verhalten des Einen bewirkt das Verhalten des Anderen. In Folge bedeutet das, was geschieht, hat auch immer einen Ursprung in uns selbst im Sinne des eigenen Anteils. In Systemen sind Ursache und Wirkung dennoch oft nicht einander zuzuordnen oder gar tatsächlich nachzuvollziehen. In allen lebenden Systemen, wozu Organismen mit ihren Zellen ebenso gehören wie Ökosysteme, soziale Systeme und alle aus Lebewesen bestehenden Organisationen, gilt die Kybernetik zweiter Ordnung. Hier werden Ursache-Wirkungs-Beziehungen sehr komplex, es gibt keine Linearität mehr und es gibt vielfältige Rückkopplungsprozesse, die auch die Vorhersagbarkeit von Reaktionen nahezu unmöglich machen. Systemische Prinzipien unterliegen einer Vielzahl von Einflussfaktoren und netzartigen Zusammenhängen. Das systemische Coaching verfolgt den Ansatz, das soziale, d. h. lebende Systeme aus sich selbst heraus neue Strukturen entwickeln, sich verändern und wieder stabilisieren können. Der systemische Begleiter unterstützt diesen »Selbstentwicklungsprozess« und die Selbststeuerungsmöglichkeiten bei seinen Klienten (Drauschke und Drauschke 2015).

3.2.4 Phasen eines Coaching-Prozesses

Jedes Coaching ist, trotzdem es sich im Laufe des Prozesses entwickelt, an einer Struktur ausgerichtet. Zwei Modelle finden sich in der Praxis häufig wieder. Als ein Strukturmodell im Coaching-Prozess ist das COACH-Modell nach Rauen und Steinhübel (2001) zu verstehen. Als roter Faden dient es auf der Metaebene für den Gesamtprozess, auf der Mikroebene für die einzelne Sitzung. Das bedeutet, dass sowohl der über mehrere Sitzungen verlaufende Coaching-Prozess als auch die einzelne Coaching-Sitzung in die fünf Phasen des COACH-Modells untergliedert werden können. Das GROW-Modell nach Whitmore (1994) bietet sich ebenfalls als Struktur an.

In die einzelnen Phasen werden jeweils unterschiedliche methodische Ansätze integriert.

Das Modell ermöglicht, auch in komplexen Beratungssituationen die Orientierung zu behalten und den Coaching-Prozess (mit) zu steuern.

Das COACH-Modell

Phase 1: Come together – Die Kennenlern- und Kontaktphase
Die erste Phase im Coaching-Prozess beginnt mit der Kontaktaufnahme zwischen Klient und Coach oder der Personalabteilung eines Unternehmens mit dem Coach. In einem Vorgespräch werden organisatorische Themen geregelt, wie beispielsweise Kosten, Termine und Zeitraum des Coachings, aber auch Vorgehensweise und Haltung des Coaches sollten hier erläutert werden, um Missverständnissen

vorzubeugen. In der Regel wird darüber eine Coaching-Vereinbarung mit den besprochenen Inhalten erstellt.

Phase 2: Orientation – Inhaltliche Orientierung

Ziel der Orientierungsphase ist es jeweils, das weitere Vorgehen zu klären. Dazu werden erste Sichtungen der Anliegen des Klienten vorgenommen. Darin zeigt sich oftmals, dass die zunächst genannten Themen sogenannte Oberflächenthemen sind, die auf ein tieferes Wertethema hinweisen können. Damit ist ein Einstieg in die Analyse erst möglich.

Phase 3: Analyse – Untersuchung des Klientenanliegens und des Klientenumfelds

Bei der genaueren Analyse eines Anliegens kann sehr häufig festgestellt werden, dass hinter dem Oberflächenthema des Klienten weitere, auch tiefere Anliegen verborgen sind. Die Analysephase ist außerordentlich wichtig, da erst durch das präzise Herausarbeiten der eigentlichen Klientenanliegen eine effiziente und somit effektive Veränderungsarbeit ermöglicht wird.

Phase 4: Change – Veränderungsphase

In der Veränderungsphase finden sichtbare Veränderungen statt, die letztlich auf den vorherigen Phasen aufbauen. Die Veränderungen haben meist schon vorher begonnen, werden hier jedoch bewusst thematisiert und forciert.

Phase 5: Harbour – Zielerreichung und Abschluss

Der Abschluss des Coachings ist notwendiger Teil des Prozesses und sollte ebenso wie die vorherigen Phasen auf der Meta- sowie auf der Mikroebene durchgeführt werden.

GROW-Modell

Ein weiteres Modell für die Gestaltung von Coaching-Sitzungen bietet Whitmore (1994) mit seinem GROW-Modell an (▶ Abb. 3.1).

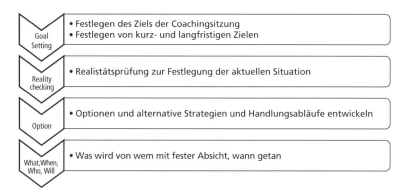

Abb. 3.1: in Anlehnung an das Grow-Modell (Whitmore 1994)

Phase 1: GOALsetting

Das Coaching-Modell von Whitmore sieht zu Beginn einer Coaching-Sitzung vor, das Ziel für die anstehende Sitzung konkret festzulegen, dies kann beispielsweise die Ausarbeitung eines Monatsplanes, das Treffen einer bestimmten Entscheidung, das Festlegen eines Budgets sein. Wichtig ist hierbei stets zu berücksichtigen, dass die gesetzten Ziele vom Klienten auch wirklich selbst bestimmt und somit umgesetzt werden können. Für die Zieldefinition beschreibt Whitmore die Zielsetzungsregeln:

- SMART
- PURE
- CLEAR

Diese sollen dabei helfen, einen effektiven und effizienten Zielsetzungsprozess im Coaching zu initiieren.

Phase 2: REALITYchecking

Im nächsten Schritt wird die momentane Situation analysiert. In dieser Phase werden die Ziele noch einmal überprüft. Stellt sich die Situation anders dar als zunächst angenommen, werden die Ziele erneut angepasst. Die Haltung des Coaches ist hier möglichst objektiv, unvoreingenommen und beschreibend statt beurteilend. Fragetechniken, wie zum Beispiel realitätsbezogene Fragen: »Was wurde konkret unternommen?«, »Welches Ergebnis hat dies erbracht?« dienen als Hilfsmittel.

Phase 3: Optionen

Hilfe zur Selbsthilfe ist das oberste Gebot dieser Phase. Beim Finden von Optionen und alternativen Strategien ist es für den Coach besonders wichtig, keine eigenen Ideen für den Klienten zu entwickeln, also keine Ratschläge zu erteilen. In dieser Phase soll der Klient angeleitet werden, mögliche Optionen selbst zu finden. Die primäre Aufgabe des Coachs besteht darin, eine Arbeitsatmosphäre zu schaffen, die dies ermöglicht. Inhaltlich geht es darum, dass der Klient möglichst viele Alternativen entwickelt, bei denen die Durchführbarkeit und Realitätsnähe erst einmal nicht berücksichtigt werden müssen. Der Coach sollte daher ein Klima schaffen, in dem negative und selbstbeschränkende Vorannahmen wie beispielsweise: »Das geht nicht«, »zu kostenintensiv«, »zu wenig Zeit« etc. durch konstruktive systemische Fragen wie »Was wäre, wenn …?«, »Was würde im schlimmsten Fall passieren?« aufgelöst werden. Jede Idee, sei sie auch scheinbar noch so widersinnig, wird hier vom Coach oder direkt vom Klienten schriftlich festgehalten.

Phase 4

In der abschließenden Phase wird versucht, basierend auf den vorangegangenen drei Schritten, die Frage zu beantworten, was nun genau zu tun ist, d. h. Entscheidungen werden getroffen und ein fest umrissener Arbeitsplan wird aufgestellt. Der Klient behält dabei stets die Wahlfreiheit bezüglich der zu verwirklichenden Ziele. Für die konkrete Umsetzung empfiehlt Whitmore die folgenden systemischen Fragen (1994).

- Was werden Sie tun?
  Diese Frage impliziert eine konkrete Anforderung an den Klienten. Auf der Basis des bisherigen Gespräches muss er nun Angaben zum weiteren Vorgehen machen.
- Wann werden Sie es tun?
  Besonders hier muss der Coach darauf achten, dass konkrete Angaben gemacht werden, ggf. muss der Coach intensiv nachfragen.
- Wird die Handlung zum gewünschten Ziel führen?
  Diese Frage prüft, ob der festgelegte Handlungs- und Zeitrahmen wirklich zum Ziel führen werden. Eventuell müssen hier weitere Änderungen vorgenommen werden, möglicherweise muss das Ziel auch vollständig neu definiert werden.
- Auf welche Hindernisse könnten Sie stoßen?
  Hier werden mögliche Probleme identifiziert, die zum Abbruch der Zielerreichung führen oder als Vorwand dazu dienen könnten. Der Coaching-Prozess bietet an dieser Stelle die Möglichkeit, den Klienten darauf vorbeugend einzustellen.
- Wer muss es wissen?
  Eine Liste mit allen Personen, die über die Zielsetzung informiert werden müssen, wird angelegt. Dies dient nicht zuletzt dazu, Mitarbeiterbeziehungen nicht zu gefährden.
- Welche Unterstützung benötigen Sie?
  Hier muss der Klient darlegen, welche Personen, Sachmittel und sonstigen Ressourcen herangezogen werden müssen, um sein Ziel zu erreichen.
- Wie und wann werden Sie diese Unterstützung erhalten?
  Auch hier sollte der Coach intensiv nachfragen, bis der Klient konkrete Angaben gemacht hat.
- Welche anderen Überlegungen haben Sie?
  Diese Frage überprüft, ob alle für den Klienten wesentlichen Punkte auch besprochen werden. Der Klient bleibt somit eigenverantwortlich dafür, dass kein wichtiges Thema unberücksichtigt bleibt.
- Bewerten Sie auf einer Skala von 1 – 10, wie sicher Sie sind, dass Sie die vereinbarten Handlungen auch ausführen werden.

Anhand einer Skale schätzt der Klient seinen persönlichen Willen, das Ziel zu erreichen, ein.

Whitmore gibt an, dass Bewertungen unter acht eine Zielerreichung unwahrscheinlich machen. Ggf. müssen Handlungen, die wahrscheinlich nicht ausgeführt werden, gestrichen werden, um so eine Bewertung über acht zu erreichen. Am Ende sollte eine Liste mit Handlungen vorliegen, die der Klient auch alle realisieren will.

Zum Abschluss übergibt der Coach dem Klienten seine Aufzeichnungen mit allen Handlungsschritten und Antworten und geht sie mit ihm durch. Der Klient sollte alle Punkte verstehen und mit ihnen übereinstimmen. Der Coach bietet weiterhin seine Unterstützung bei Problemen an oder vereinbart ein Reflexionsgespräch.

Ziel all dieser Maßnahmen ist es, dem Klienten deutlich zu machen, dass er seine Ziele selber umsetzen muss und selbstbewusst genug ist, sein Ziel erreichen zu können (Whitmore 1994).

3.3 Coaching im Klinikalltag

Gerade in Zeiten des Wettbewerbs prägen die Führungskräfte durch ihre Leistung, ihr Verhalten sowie ihre Persönlichkeit das Bild des Arbeitgebers in der Öffentlichkeit. Das Coaching on the Job ist eine Maßnahme, in der sich der Klient, beispielsweise eine Führungsperson im Krankenhaus, durch die Unterstützung eines Coaches hinterfragt und reflektiert und sich damit gezielt auf veränderte Anforderungen, Erwartungen und Arbeitsprozesse vorbereiten kann.

3.3.1 Themen und Struktur für ein systemisches Coaching im Klinikalltag

Strategien für den Klinikalltag und die Qualifizierung zur Mitarbeiterführung, gerade in Zeiten der Veränderung, ist für jede Klinik ein bedeutender Faktor. Ärzte, die erstmals eine Leitungsfunktion übernehmen oder in eine höhere Leitungsebene aufsteigen, Chef- und Oberärzte, die seit vielen Jahren als leitende Angestellte tätig sind und mehr und mehr auf inhaltlicher sowie auf zeitlicher Ebene Managementkompetenzen aufbringen müssen, können durch systemisches Coaching gezielt unterstützt und gefördert werden.

Themen, die Leitungskräfte im klinischen Alltag neben den Aufgaben der Patientenbetreuung zusätzlich beschäftigen, sind beispielsweise:

- Die Motivation der Mitarbeiter
- Der Umgang mit demotivierten Mitarbeitern, beispielsweise die Durchführung von Konflikt- und Kritikgesprächen
- Die Entlastung durch Delegation von Aufgaben, z.B. Zeitmanagement, auch unter erschwerten Bedingungen, den eigenen Aufgabenbereich verändern
- Besonderheit der Ansprache gegenüber Mitarbeitern in Zeiten der Veränderung
- Umgang mit Verwaltungen, die sich, ebenfalls unter dem Druck der Veränderung, nicht mehr als Dienstleister für die Abteilungen verstehen wollen (Fleischer 2004)
- Stressabbau im hektischen Krankenhaus-Alltag
- Umgang mit eigenen negativen Emotionen
- Stressmanagement, z.B. Ausgleich zwischen Arbeit und Leben
- Standortbestimmung in punkto Führungskompetenzen
- Auf- und Ausbau von persönlichen Stärken
- Coaching für Führungskräfte, die sich in ihrer Position erst einmal etablieren müssen

Demzufolge sind personale Kompetenzen sowie Softskills und Führungskompetenzen im Fokus des Coachings (▶ Abb. 3.2).

Ein systemisches Coaching bietet sich ausgehend von der Ebene des Verhaltens an (Ebenen 1. und 2.); dies, zur Entwicklung der sozialen Kompetenzen, der Führungs- sowie der personalen Kompetenzen, in Form eines Einzelcoachings

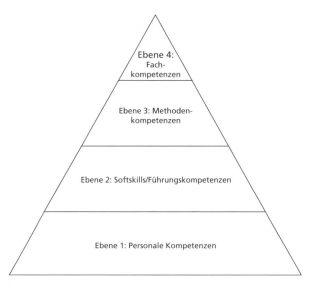

Abb. 3.2: Kompetenzen im Fokus des Coachings (eigene Darstellung)

(Niermeyer 2007), sozusagen ein Coaching on the job. Ein Coaching ist hier nicht zu verwechseln mit dem Training von Methoden- und Fachkompetenzen. Gleichwohl können beispielsweisen in einem Coaching Kompetenzen auf- und ausgebaut werden, die es dem Klienten ermöglichen selbstbewusster in Präsentationen zu sein oder Methoden und Strategien zur Konfliktbewältigung zu erarbeiten. Coaching ist ein wertvolles Instrument, um Führungskräfte auf veränderte Anforderungen und Erwartungen vorzubereiten und zu begleiten.

3.3.2 Einzelcoaching im System Krankenhaus

Der Ablauf eines berufsbegleitenden Coachings eines Chef- oder Oberarztes kann sich wie folgt darstellen:

In einer ersten Bestandsaufnahme von 60–90 Minuten werden die Themenfelder des Klienten in einem Einzelgespräch mit dem Coach erarbeitet. Der Coach wird darauf achten, dass ein Ziel formuliert wird, das für die Führungskraft SMART[3] ist. Dieses Ziel zu erreichen, wird durch den Coach methodisch unterstützt. Zu keiner Zeit wird der Coach sich inhaltlich einbringen und dem Chefarzt beispielsweise sagen, wie er sein Team zu führen hat. Vielmehr werden die Inhalte und Themen, die dem Ziel zugrunde liegen, in einmal wöchentlichen Sitzungen praxisnah erläutert und umsetzbare Lösungen besprochen. In den Coaching-Sitzungen werden Fragestellungen systematisch und systemisch, d. h. unter Beachtung der Situation, aller Beteiligten sowie Abwägung aller Alternativen erarbeitet.

---

3 SMART Methode: Spezifisch, Messbar, Aktionsrahmen, Realistisch, Terminiert. Die SMART-Methode wird im Coaching zur Zieldefinition eingesetzt.

Dies geschieht neben den systemischen Fragen durch Visualisierungen von Abläufen, Gestaltung von Beziehungen und Strukturen (Fleischer 2004), Aufstellungsarbeit und anderen interaktiven Methoden, die es den Klienten ermöglichen einen Perspektivwechsel vorzunehmen. Das Erlernen von mentalen Strategien, wie z. B. die Praxis der Achtsamkeit, Meditation, Erkennen von Glaubenssätzen und das Arbeiten mit inneren Bildern kann dem Klienten ebenfalls helfen, dem permanenten Druck durch Patienten und deren Angehörigen, Vorgesetzten, Kollegen, Mitarbeitern und Verwaltung zu begegnen. Gleichzeitig lernen die Führungskräfte im Coaching Instrumente zur Mitarbeiterführung, wie das aktive Zuhören oder systemische Fragestellungen. Des Weiteren lernen Chef- und Oberärzte direkt an ihrem Arbeitsplatz durch gezielte Impulse zu fragen, zu verhandeln, zu führen. Gemeinsam mit ihren Mitarbeitern lernen sie, Ziele zu entwickeln und zu verfolgen, werden sensibilisiert für deren Stärken und Schwächen und können dadurch deren Potenziale nutzen und ausbauen (Fleischer 2004). Das Coaching wirkt hier also in mehrfacher Weise. Der Ober- oder Chefarzt entwickelt Strategien für seine Potenzialentwicklung und kann diese direkt in seinem Team umsetzen. Dies wiederum kann eine deutliche Motivation für ein ganzes Team bedeuten und ökonomisch gesehen auch die Leistungskraft steigern.

Der Coach gibt lediglich Hilfe zur Selbsthilfe, er arbeitet unter strengster Vertraulichkeit im Hintergrund. Die Führungskraft selbst vertritt ihre Entscheidungen nach außen und vor den Mitarbeitern. Die Aufgabe des Coaches ist es, sich mehr und mehr zurückzuziehen (Fleischer 2004), so dass der Klient in der Eigenständigkeit und Eigenverantwortung bleibt.

3.3.3 Performance-Coaching als Besonderheit im Coaching von Führungskräften mit besonderen Leistungsanforderungen

Leistung scheint im Coaching zunächst ein zwiespältiges Konstrukt zu sein (Venzl 2012). Leistung steht synonym für Arbeitsdruck, Überlastung und Burnout. Im Performance-Coaching nach Venzl geht es um den Leistungsprozess sowie den Leistungsbeitrag des Klienten, den er selbst erbringen will. Der englische Begriff Performance steht für Leistung; diese zu verstehen und für den Klienten greifbar zu machen, steht im Performance-Coaching im Mittelpunkt des Prozesses (Dörhöfer und Loebbert 2013). Performance-Coaching als eine eigenständige Herangehensweise fokussiert auf die Leistungsbereitschaft des Klienten, das Verhältnis von Leistung und Erholung, positive Einstellung zur Leistung, Leistungsmotivation und dem sogenannten Flow als nützliche Strategien und Methoden zum Verständnis von Leistung und den Möglichkeiten, diese zu beeinflussen (Loebbert 2015). Venzl betont, dass es im Performance-Coaching nicht um die Maximierung von Leistung geht, sondern im positiven Sinne um deren Optimierung. Das Ziel ist demnach eine langfristige Stabilisierung eines hohen Leistungsniveaus. Dafür überträgt er eine mehrdimensionale Herangehensweise aus Sport, Taktik-, Strategie- und Muskeltraining, Ausdauer, Regeneration, mentale Stärkung, auf betriebliche Themen wie

Qualitäts- und Wissensmanagement, Führung, Team- und Kulturentwicklung (Loebbert 2015).

Gerade diese Verbindung der unterschiedlichen Perspektiven von und die Fokussierung auf Leistungen, Optimierung, Verhalten und Ergebnisse (Venzl 2012, S. 56) zeichnet Performance-Coaching aus und unterscheidet es von anderen Herangehensweisen. Leistung ist dabei der rote Faden für die Ziele, die Thematik und die Vorgehensweisen im Coaching. Typische Werkzeuge im Performance-Coaching sind analytische Werkzeuge (»Modell-Tools«) zur Einschätzung des eigenen Leistungsstandes, Entwicklungswerkzeuge zur Unterstützung der Leistungsverbesserung sowie Planungs- und Verarbeitungswerkzeuge für die aktuelle Leistungsverbesserung, die auf der individuellen und/oder organisationalen Ebene ansetzen können (Loebbert 2015).

Das Peak Performance Potential (PPP)-Tool von Venzl (2011) ermöglicht beispielsweise eine sehr systematische Evaluation verschiedener Faktoren, die notwendig sind, überdurchschnittliche Leistungen zu erbringen. Der Chefarzt, der täglich Spitzenleistungen erbringt, der trotz guter fachlich Kompetenzen die Leistung nicht im gewünschten Maß erbringt, kann durch ein solches Coaching-Tool, welches zudem Schnittstellen zu psychologischen Testverfahren kombinieren kann, sein Potenzial evaluieren und sich dadurch reflektieren. Venzl beschreibt in seinem Tool sechs zentrale Themenfelder, die systematisch abgefragt und bearbeitet werden (Venzl 2011, S. 40):

1. *Einstellung*
   Eigenverantwortung, Erfolgsorientierung, Positivismus, Erfolgszuversicht
2. *Lernbereitschaft*
   Positive Unzufriedenheit, Anspruchsniveau, Ehrgeiz/Perfektionismus, Umgang mit Schwächen
3. *Ziele*
   Zielhöhe, Zielfokus, Zielklarheit, Zeithorizont
4. *Motivation*
   Wichtigkeit, Handlungsorientierung, Beharrlichkeit, Störbarkeit
5. *Innere Kraft*
   Wettbewerbsorientierung, Schwierigkeitspräferenz, Verausgabungsbereitschaft, Furchtlosigkeit
6. *Störbarkeit*
   Flow, Gelassenheit, Belastungsbewältigung, Resignationstendenz

Venzl weist in seinem Artikel darauf hin, dass die Nutzung dieses Tools bestimmte Voraussetzungen an den Coach stellen. So zum Beispiel fundiertes Wissen über relevante Faktoren zur Erbringung von Spitzenleistungen, welches in der Sportpsychologie ein zentrales Thema einnimmt. In der Potentialanalyse, in der dieses Tool eingesetzt werden kann, ist eine psychodiagnostische Kompetenz des Coaches Voraussetzung.

3.4   Unterschied zwischen Coaching und Training

Die Begriffe Coaching und Training werden häufig synonym verwendet, sind jedoch zwei unterschiedliche Disziplinen. Ein Trainer ist Experte für ein bestimmtes Spezialgebiet, welches er den Teilnehmenden eines Workshops vermittelt. Es handelt sich um ein Beziehungsgefälle zwischen Know-how-Geber und Know-how-Nehmer. Charakteristisch für ein Training ist der Aspekt der Übung, welcher durch einen Trainer angeleitet wird, dies unter Bezugnahme eines vorher angefertigten Konzeptes, dessen Konstrukt zwar auf den Bedürfnissen des Auftraggebers beruht, gleichwohl vorgefertigte Inhalte liefert, die es zu trainieren gibt. Durch Feedback und korrigieren des Trainers und unter Selbstanleitung wird daraufhin in der Regel ein bis mehrere Tage auf ein Ziel hin trainiert. Das Training dient demnach einem gezielten Auf- und Ausbau bestimmter Verhaltensweisen, d. h. es geht um das Erlernen eines für eine bestimmte Situation idealen Ablaufmusters. Typische Beispiele für solche Trainings sind das Verkaufstraining, Moderationstraining, Motivationstraining, Rhetoriktraining sowie Teamtraining (Rauen 2003).

Coaching hingegen begleitet den Klienten dabei, eigenständige Lösungen seines Anliegens herbeizuführen. Als Prozessberater nimmt der Coach dem Klienten diese Aufgabe nicht ab, noch gibt er Ratschläge. Sein Expertentum konzentriert sich auf die Begleitung des Prozesses der Hilfe zur Selbsthilfe. Im Unterschied zum Trainer vermittelt der Coach keine direkten Lösungen, sondern unterstützt den Klienten darin, seinen eigenen Weg zu finden (Rauen 2003).

3.5   Die Bedeutung der Haltung im Coaching

Aus dieser Haltung heraus leitet sich die Rolle des Coachs und damit seine non-direktive Arbeitsweise ab. In professionellen Settings, wie beispielsweise durch die kollegiale Beratung und Supervision, reflektiert ein Coach sich stetig selbst in seiner Haltung zu bestimmten Themen, Klienten und Umständen. Nur so kann er neutral mit dem Klienten an dessen Haltung arbeiten.

3.5.1   Die Haltung des Coachs

Coaching bedient sich Methoden und Interventionen, die zum Teil aus der humanistischen Psychologie, aus psychotherapeutischen Kontexten, aus der Lern- und Motivationspsychologie sowie der Gruppendynamik und der Arbeits- und Organisationspsychologie (Loebbert 2013) stammen. Durch diese Formate wird es dem Klienten ermöglicht, seine Wahrnehmungen und Glaubenssätze zu analysieren. Der Coach fördert dadurch konsequent reflexives Verhalten des Klienten. Dies vor dem Hintergrund, dass die Grundauffassung eines Coachs ist: Der Klient ist und bleibt

Experte für sein Leben, der Coach ist und bleibt Experte für den Prozess. Kreativer ausgedrückt, wird der Klient zum Designer für sein Leben und der Coach unterstützt ihn durch seine Instrumente, die er in den Prozess eingibt. Nie durch Inhalte.

Besondere Bedeutung kommt der praxisorientierten Arbeit eines Coachs dabei folgenden Aspekten zu (Welge 2013):

Aufmerksamkeit

- Zuhören und beobachten
- Wahrnehmen von körpersprachlichem und verbalem Ausdruck sowie Veränderungen darin

Offenheit

- Fragetechniken, die frei sind von Suggestionen und dem Klienten freistellen, wohin er sich entwickeln möchte
- Offenheit für Eindrücke und neue Wendungen des Klienten
- Offenheit für Kontexte und Handeln des Klienten

Wertschätzung

- Respekt vor der Individualität des Klienten und den Situationen, mit denen sie sich auseinandersetzen müssen
- Fokussierung auf die positiven Eigenschaften und Potenziale des Klienten
- Wissen darum, dass die Ressourcen der Entwicklung in jedem vorhanden sind

Allparteilichkeit

- Bewertungsfreiheit mit Blick auf richtig oder falsch
- Enthaltung von Be- und Verurteilungen, solange dies ethisch vertretbar ist

Anerkennung der Wirklichkeit

- Akzeptanz der Wirklichkeit des Klienten
- Mitgefühl und nicht Mitleid als begleitender Faktor

3.5.2 Verhaltensänderung im Denk- und Steuerungsprozess des Klienten

Aus systemischer Sicht bestimmt die Haltung die Konstruktion der Wirklichkeit. Wie etwas wahrgenommen und wie es bewertet wird, d. h. Haltungen sind nicht angeboren, sondern werden aufgrund von Erfahrungen erworben (Hüther 2011). Für den Klienten ist das Bewusstwerden der inneren Haltung ein Sich-Auseinandersetzen mit dem Selbst, den inneren Anteilen und der Außenwelt, d. h. der Umwelt, wie er in Beziehung geht und ist, ein wichtiger Schritt zur Verantwortung und Entscheidungssouveränität und somit auch zur Potenzial- und Persönlichkeitsentwicklung (Welge 2013).

Die Habitus-Theorie des Soziologen Pierre Bourdieu (1974) besagt, dass die Haltung Denk- und Verhaltensweisen steuert, ihnen zugrunde liegt und gleichzeitig wieder ihr Ergebnis ist. Haltung wird demnach durch Biografie, Erfahrungen, Prägungen und Bewertungen gebildet und beeinflusst dadurch die Sicht auf die Welt. Demnach ist die einzige Möglichkeit eine Haltung, die sich in der Außenwelt als Verhalten zeigt, zu verändern, also absichtsvoll zu gestalten und zu beeinflussen, die beharrliche Übung und Reflexion dieser selbst (Welge 2013). Coaching und Supervision sind Instrumente, um dies zu ermöglichen.

3.6 Schlussfolgerungen

Auch für Kliniken und die Gesundheitswirtschaft gilt: Wenn es um das Führungsverhalten von Spitzenkräften geht, die Rentabilität, Umsatz und Größe ihrer Unternehmen steigern möchten, lautet die Anforderung: Fokus auf die Individuelle, positive Führung und Förderung des Individuums (Echter 2005, S. 490). Coaching bietet auch Ärzten und leitendem Personal in Kliniken vielfältige Möglichkeiten. Dabei ist es notwendig, neben der individuellen Situation des Klienten, auch die Besonderheiten dieser Berufsgruppe und des jeweiligen Arbeitskontextes genau zu kennen und in den Coaching-Prozess einzubinden. Die während eines Coachings entwickelten Lösungen von beruflichen, privaten oder auch gesundheitlichen Problemen ermöglichen es dem Klienten, seine Leistungsfähigkeit und seine Arbeits- und Lebensqualität wieder zu erhöhen. Erfahrungsgemäß wird dies, neben positiven Auswirkungen auf Mitarbeiter, Kollegen und Vorgesetzten auch eine Effizienzsteigerung im Tätigkeitsbereich zur Folge haben. Angesichts ständiger finanzieller Probleme, Druck und erhöhten Anforderungen im Gesundheitswesen ist das Coaching eine wichtige Stütze zum Erhalten von Ressourcen, d. h. von Leistung und Potenzial. Die im Laufe des Coaching-Prozesses erlernten Selbstmanagementstrategien sind prinzipiell systemisch anwendbar, auch *für* die Arbeit mit den Patienten (Loebel o.J.).

Reflexionsfragen zum Text

1. Die Gesundheitsbranche ist einem stetigen Wandel unterworfen. Welche Rahmenbedingungen begünstigen, gerade in Krankenhäusern, die Entwicklung der Leistungsträger durch ein Coaching?
2. Aus welchem Grund ist Coaching ein Prozess zur Hilfe zur Selbsthilfe und wie unterscheidet sich das Coaching vom Training?

3. Welche Kompetenzen stehen im Fokus des Coachings und weshalb können diese durch ein Coaching begünstigt werden?
4. Wie kann ein Coaching gestaltet sein?
5. Welche Strukturmodelle kennen Sie und wie ist deren Phasenverlauf?
6. Welche Bedeutung wird der Haltung des Coaches im Coaching zugeschrieben?
7. Nennen Sie die Vorteile, die ein systemisches Coaching für Leistungsträger in Krankenhäuser mit sich bringt.

Literatur

Bourdieu, P. (1974): Zur Soziologie der symbolischen Formen. Frankfurt: Suhrkamp.

Cipriani, J. (2004): Johari Window The Model. (http://richerexperiences.com/wp-content/¬ uploads/2014/02/Johari-Window.pdf, Zugriff am 09.10.2015).

Drauschke, P., Drauschke, S. (2015): Führen im Wandel: Systemisches Denken im Führungs- und Beratungskontext. In: Klinik Markt [inside] (10/2015).

Deutscher Bundesverband Coaching e. V. (2015): Definition Coaching. (http://www.dbvc.¬ de/der-verband/ueber-uns/definition-coaching.html, Zugriff am 09.10.2015).

Echter, D. (2005) Coaching im Top-Management. In: Rauen C. (2005): (Hrsg.): Handbuch Coaching. 3. Aufl. Göttingen: Hogrefe.

Fleischer, W. (2004): Coaching on the job im Krankenhaus. Der Arzt als Manager, Personalentwickler und Admistrator. In: f&w Personalmanagement (06/2004).

Glaserfeld, E. v (1992): Konstruktion von Wirklichkeit und des Begriffes der Objektivität. In: Förster, H. v. et al (Hrsg.) Einführung in den Konstruktivismus. München: Piper Verlag, S. 9-39.

Götz. E., Loebbert, M. (2013): Coachingpsychologie im Praxiskontext. In: Loebbert, M. (Hrsg.) Professional Coaching. Konzepte, Instrumente, Anwendungsfelder. Stuttgart: Schäffer-Poeschel.

Heister, H. (2015): Der informierte Patient. (http://www.medica-tradefair.com/cipp/md_¬ medica/custom/pub/content,oid,51010/lang,1/ticket,g_u_e_s_t/~/Für_Ärzte_ist_auch_¬ die_Perspektive_des_Patienten_wichtig.html, Zugriff am 05.11.2015).

Hollmann, J. (2010): Führungskompetenz für Leitende Ärzte. Berlin: Springer.

Hüther, G. (2006): Die Strukturierung des Gehirns durch Erziehung und Sozialisation. In: Kranich E.-M., Kolleijn, R., Benedikter, A. (2006) (Hrsg.): Wer strukturiert das menschliche Gehirn? Stuttgart: Verlag Freies Geistesleben.

Isert, B., Rentel, K. (2000): Wurzeln der Zukunft. Paderborn: Junfermannsche Verlagsbuchhandlung.

Loebel, P. (Erscheinungsjahr unbekannt): Coaching- Auch für Ärzte, Zahnärzte und Psychotherapeuten? (In URL: www.Coaching-magazin.de: URL: http://www.coaching-magazin.¬ de/artikel/loebel_peter_-_coaching_auch_fuer_aerzte.pdf, Zugriff am 30.11.2015).

Loebbert, M (Erscheinungsjahr unbekannt) Rezension zu: Performance Coaching: Praxisorientierte Modelle und Tools für die Leistungsoptimierung. URL: (http://www.coaching-report.¬ de/literatur/rezensionen/rezension-details/performance-coaching-praxisorientierte-model¬ le-und-tools-fuer-die-leistungsoptimierung.html, Zugriff am 18.11.2015).

Niermeyer, R. (2007): Coaching: Ziele entwickeln, Selbstvertrauen stärken, Erfolge kontrollieren. München: Rudolf Haufe.

Nußbeck, S. (2006): Einführung in die Beratungspsychologie. München: Reinhardt.

Rauen, C. (2008): Coaching, 2. Aufl. Göttingen: Hogrefe.

Rauen, C. (2003): Unterschiede zwischen Coaching und Training. URL: (http://www.¬
coaching-newsletter.de/archiv/2003/2003-10.html, Zugriff am 29.11.2015).

Rauen, C., Steinhübel A. (2001): Coach Modell. Phasen des Coach Modells. URL: (http://¬
www.coaching-report.de/definition-coaching/coaching-ablauf/coach-modell.html, Zugriff
am 01.12.2015).

Thölen, F. (2012): Coaching: Ein wirksames Instrument zur Entwicklung von Führungskräften im Gesundheitswesen? In: CLINOTEL-Journal – Interdisziplinäre Beiträge zum Krankenhaus-Management (12/2012).

Torhorst, E.-M. (2014): Gesundheitspolitik – Herausforderungen für die Zukunft. In:
Kurscheid, C., Beivers, A. (Hrsg.) Gesundheits- und Sozialpolitik. Stuttgart: Kohlhammer.

Venzl, R (2011): Auf der Suche nach Spitzenleistung. Ein Coaching Tool zur Potentialanalyse.
In: Coaching-Magazin, Ausgabe 1/2011. Osnabrück: Christoph Rauen.

Venzl, R. (2012): Performance Coaching: Praxisorientierte Modelle und Tools für die
Leistungsoptimierung. Saarbrücken: Trainerverlag.

Welge, K. (2013): Eine Coaching-Haltung entwickeln. In: Loebbert, M. (Hrsg.) Professional
Coaching. Konzepte, Instrumente, Anwendungsfelder. Stuttgart: Schäffer-Poeschel Verlag.

Whitmore, J. (1994, S 96 ff): GROW Modell zur Gestaltung von Coachingsitzungen. URL:
(http://www.coaching-tools.de/freie-tools/grow-modell-zur-gestaltung-von-coaching-sit¬
zungen.html, Zugriff am 28.11.2015).

4 Kollegiale Supervision: Lernen und Kooperieren im Arbeitsprozess

Gisbert Knichwitz

4.1 Einleitung

Miteinander zu reden, scheint das Einfachste der Welt zu sein und doch ist es eines der größten Probleme im Krankenhausalltag. So sind Kommunikation und Konfliktkultur unter dem zunehmenden ökonomischen Druck und Wettbewerb der Krankenhäuser die zentralen Themenfelder in der unternehmerischen Führungskultur geworden. Der »Austausch auf Augenhöhe« scheint hier naheliegend, um die Beratung durch Kollegen als effektives Werkzeug zu nutzen. »Tacheles reden unter Kollegen«, heißt die Initiative 2015 der Deutschen Gesellschaft für Qualität, die hiermit in ihren »Q-Leiterkreisen« dem großen Bedarf unter Führungskräften nachkommt, sich mit gleichgesinnten auszutauschen. Geschieht dies im eigenen Unternehmen, wachsen Teams zusammen und das gegenseitige Vertrauen wird gefördert. Hierzu bedarf es jedoch auch einer entsprechenden Lern- und Fehlerkultur.

4.2 Problemstellung

4.2.1 Keine Zeit

Die Ökonomisierung in der Medizin hat zur notwendigen Prozessorientierung in den Krankenhäusern geführt. Ihr betriebswirtschaftliches Prinzip der Fallzahl-Steigerung und der Ressourcen-Reduktion hat aber auch einen schmerzlichen Tribut eingefordert. »Es fehlt an Zeit« wie es das aus den 1970er Jahren bekannte Buch »Momo« von Michael Ende (Ende 1973) vortrefflich beschreibt. Reden und Zuhören brauchen Zeit und die Zeit in den Krankenhäusern ist durch die Ökonomie gestohlen worden. Dies betrifft nicht nur das Patientengespräch, sondern insbesondere auch die interne Unternehmenskommunikation.

4.2.2 Das Krankenhaus im Stress

Der Stressreport der Bundesregierung (Lohmann-Haislah 2012) von 2012 spricht hier mit erschreckenden Zahlen. Bei den Gesundheitsberufen ist seit 2010 mit einer

50-prozentigen Steigerung das höchste Maß an Stresszunahme in allen Berufsbereichen im Gesundheitswesen festzustellen. Grund ist die quantitative Überforderung. So konstatiert auch die Bertelsmann Stiftung in ihrer aktuellen Studie eine deutliche Zunahme des psychosozialen Stresses am Arbeitsplatz. Ständig steigende Leistungs- und Ertragsziele prägen das Umfeld von 42 % der Mitarbeiter (Bertelsmann Stiftung 2015).

Die Qualität der Patientenversorgung jedoch ist auf der Grundlage der Fachlichkeit ein kostbares Gleichgewicht zwischen Zeit und Arbeitsmenge (Trägner 2006). Steigt die Diskrepanz zwischen Zeit und Arbeitsmenge, so leidet die Qualität und letztlich der Patient. Die Entsinnlichung der ärztlichen und pflegerischen Tätigkeit am Patienten ist die Folge.

4.2.3 Die Führungskultur ist entscheidend

Es gibt von der hierarchischen, direkten Unternehmensführung bis hin zur indirekten Unternehmenskultur der Matrixorganisation viele Möglichkeiten der Organisationskultur, jede hat ihre eigene Kommunikations- und Konfliktkultur. In der Industrie beobachtet man jedoch schon längst einen Paradigmenwechsel hin zur indirekten Unternehmenssteuerung.

Die klassische, direkte Steuerungsform des »Command and Control« setzt im Gegenteil zur indirekten Unternehmenssteuerung auf eine klare Anordnung und weniger auf offene Kommunikation. Wesentlicher Bestandteil ist dabei die anschließende Kontrolle der Umsetzung dieser Anordnung. Die ständige Kontrolle der Mitarbeiter kann jedoch kontraproduktiv beim Aufbau einer Vertrauenskultur im Unternehmen sein. Von den Mitarbeitern wird Gehorsam erwartet, die Konfliktkultur ist nachrangig. Dieser klassische Führungsstil des Militärs sollte in einem Krankenhaus obsolet sein. Die moderne Unternehmenskultur nutzt indirekte, ergebnisorientierte Steuerungsformen wie das Führen über Ziele. Hierzu müssen Arbeitsziele mit den Beteiligten realistisch und gemeinsam definiert werden. Werkzeuge sind die regelmäßige Personalentwicklungs- oder Zielvereinbarungsgespräche, aber auch erweiterte Handlungs- und Entscheidungsspielräume für die Mitarbeiter.

Die Bertelsmann Stiftung bestätigt in ihrer aktuellen Studie, dass gerade Handlungs- und Entscheidungsspielräume für die Mitarbeiter bei zunehmenden Leistungsanforderungen ein Garant für deren Arbeitszufriedenheit sind.

4.3 Lösungsansätze

Auch im Krankenhaus muss nach der Ökonomisierungswelle ein dringendes Umdenken in der Führungskultur stattfinden. Die Qualität der medizinischen Versorgung benötigt Zeit und Personal und das teamorientierte Zusammenarbeiten muss wieder in den Mittelpunkt gestellt werden. Der Kampf um die knappen

Ressourcen im Krankenhaus muss durch die Fähigkeit, im Alltagsprozess zu kooperieren, ersetzt werden.

4.3.1 Grundlagen einer guten »teamorientierten Zusammenarbeit«

Grundlage für eine teamorientierte, interdisziplinäre und interprofessionelle Kultur der Zusammenarbeit in einem Unternehmen sind folgende sechs Selbstverständlichkeiten:

- Fachlichkeit
- Respekt
- Vertrauen
- Wertschätzung
- Kommunikation
- Konfliktkultur

Die sechs Selbstverständlichkeiten sind Ausgangspunkt für eine gute kollegiale Supervision, um im Alltagsprozess besser zu kooperieren. Sind sie erfüllt, so ist die Ausgangslage ideal.

Fachlichkeit

Fachlichkeit ist der Ausgangspunkt von allem. Ohne eine entsprechende Fachlichkeit ist die sachliche Diskussion nur schwer möglich. Ist keine Fachlichkeit vorhanden, droht in der Kommunikation schnell der Wechsel von der sachlichen Ebene der Diskussion zur persönlichen Ebene. Das Persönliche oder das Übergeordnete stehen dann im leidvollen Fokus. Die Rückkehr zu einem sachlichen und konstruktiven Dialog ist dann dringend geboten, aber oft nur schwer möglich. Fehlende Fachlichkeit bei Führungskräften beeinflusst die Führungskultur eines Unternehmens hin zu destruktiven Elementen wie Misstrauen, Kontrollsucht, Missgunst mit der Folge von Intrigen und Feindseligkeiten zur Besitzstandswahrung der eigenen Privilegien. Gute Führungskräfte hingegen zeichnen sich nach Hüffer durch besondere Fähigkeiten in den folgenden drei Dimensionen aus: strategisches und operatives Managementkönnen, persönliche Wertvorstellungen sowie zwischenmenschliche und kommunikative Führungsqualitäten (Hüffer 2014).

Respekt

Respekt gegenüber anderen Menschen ist das Ergebnis eines gesunden Selbstwertes und der Fähigkeit zur Selbstreflexion. Hierzu zählt auch das Vertrauen an die Leistungen der Anderen auf der Grundlage der Fachlichkeit und Qualifikation. Respekt schließt Neid und Missgunst aus.

Vertrauen

Vertrauen ist die bedeutendste Grundlage einer teamorientierten Zusammenarbeit auch in komplexen Führungssituationen. Schon Aristoteles wusste um die Gefahr, die von dem »Vertrauen« für eine tyrannische Herrschaft ausgeht. In seinem 5. Buch »Politik« beschreibt er, dass die Tyrannis nur erhalten wird, wenn das »Selbstgefühl und das wechselseitige Vertrauen verhindert werden kann«. Im Umkehrschluss sind somit »Kenntnis und Vertrauen essentielle Elemente der Polis (Emcke 2015, S. 5), wie Caroline Emcke in ihrer Kolumne über das Vertrauen resümiert. Vertrauen ist allerdings eine zarte Pflanze, wie Bismarck sie beschreibt. Ist sie zerstört, wächst sie nur langsam wieder.

Wertschätzung

Es ist die positive Bewertung eines Menschen und verrät die innere Grundeinstellung gegenüber einem anderen Menschen. Die Fachlichkeit und Qualifikation spielen hierbei nur eine untergeordnete Rolle. Lob ist eines der stärksten Motivationsmittel (Malik 2006). Nicht geschimpft, ist genug gelobt, wie das schwäbische Sprichwort sagt, ist genauso falsch wie zu viel Lob. Lob wirkt nicht an sich, sondern nur in einer bestimmten Situation von der richtigen Person für die richtige Leistung.

Kommunikation

»Der sachliche und menschliche Erfolg einer Führungskraft steht und fällt damit, dass sie mit den Leuten redet« (Schulz von Thun 2000, S. 10 ff). So einfach ist das Prinzip der guten Kommunikation, wie es Schulz von Thun auf den Punkt bringt.

Gute Kommunikation benötigt dabei Zeit und Raum sowie die richtigen Gesprächspartner, die nicht übereinander, sondern miteinander reden. Kommunikation darf jedoch kein Selbstzweck sein, wie Malik zu Recht feststellt (Malik 2006). Kommunikation muss der Erfüllung der Managementaufgaben dienen. Man kommuniziert nicht einfach so, sondern immer über etwas, wie zum Beispiel gemeinsame Ziele im Unternehmen. Kommunikation hat damit eine ganz klare Aufgabe und Funktion im Unternehmen.

Soll beispielsweise im Krankenhaus ein Behandlungsprozess verbessert werden, so ist es zwingend notwendig, die Prozessbeteiligten zu definieren und mit ihnen gemeinsam die neuen Ziele festzulegen. Nur gemeinsame Ziele sind gute Ziele und die Akzeptanz der Mitarbeiter hieran mitzuwirken und das Projekt damit zum Erfolg zu führen, ist groß. Die gute Kommunikation ist hierbei die Grundlage.

Konfliktkultur

Sind Respekt, Vertrauen und Wertschätzung vorhanden, so ist ein kontroverser Dialog in einem Konflikt etwas Bereinigendes und Inspirierendes, welches einem hilft die Welt größer wahrzunehmen. Grundlage auch hier ist die sachliche

Diskussion im Streitgespräch und die Fähigkeit zur Selbstreflexion. Der Konflikt muss dabei sachlich umschrieben sein. Der gemeinsamen Analyse sollte ein Ziel folgen und der Weg dorthin sollte festgelegt sein. Die Suche nach der »einzigen Wahrheit« führt zwangsläufig zum Scheitern. Der Mensch lebt von Implikationen. Ziel ist es daher, zwischen den Beteiligten die »gemeinsame Wahrheit« zu finden.

4.3.2 Die Kommunikationsebenen im Krankenhausalltag

Die gute Kommunikation benötigt neben der Zeit vor allem auch den Raum mit einem klar definierten Thema. So gibt es je nach Organisationsform (Hierarchisch/ Matrix) des Krankenhauses verschiedene Kommunikationsebenen (▶ Tab. 4.1)

Tab. 4.1: Kommunikationsebenen im Krankenhaus (eigene Darstellung)

Besprechungsebenen	Thema	Rhythmus	Teilnehmer
Morgenbesprechung	Tagesablauf (Station/OP)	Täglich	Pflege, Ärzte
Bereitschaftsdienstbesprechung	Organisation im Bereitschaftsdienst	Täglich	Pflege, Ärzte
Stationsbesprechung	Organisation Station	Wöchentlich	Pflege, Ärzte
Fortbildung	Medizinische, Pflegerische Fortbildung	Wöchentlich	Pflege, Ärzte
Stationsleiterrunden	Organisation Station	Monatlich	Stationsleitung, Geschäftsführung
Pflegekonferenz	Organisation Pflegedienst	Monatlich	Pflegeleitung, Geschäftsführung
Oberarztkonferenz	Organisation Funktionsaufgaben	Monatlich	Oberärzte, Geschäftsführung
Chefarztkonferenz	Medizinische Versorgung	Monatlich	Chefärzte, Geschäftsführung
Klinikkonferenz	Organisation Krankenhaus	Monatlich	Pflegeleitung, Bereichsleiter Verwaltung, Chefärzte, Geschäftsführung

Neben den oben genannten Besprechungsebenen gibt es auch die Möglichkeit in kleinen Gruppen von Personen regelmäßig wiederkehrende Arbeitsbesprechungen im Rahmen eines Jour fixe (z. B. Direktorium) oder als Einzelgespräch (z. B. Mitarbeitergespräch, Zielvereinbarung) durchzuführen.

Zusätzlich gibt es noch eine Vielzahl von themenorientierten Besprechungsebenen wie Fallbesprechungen, Hygienekonferenzen, Arzneimittelkonferenzen, Fehlermanagement (CIRS), Qualitätsmanagement, Strategietreffen und Projekte zur Verbesserung der Arbeitsprozesse.

Jede Besprechung benötigt eine gute Vorbereitung und eine gute Nachbereitung, die den gleichen Zeitbedarf einfordert wie die Besprechung selbst. Dies kann in der Praxis wie folgt aussehen:

Bei einer Besprechung von einer Stunde Dauer kann folgender Aufwand kalkuliert werden:

- Eine Stunde Vorbereitung
- 14 Tage vorher Einladung mit Unterlagen
- Eine Stunde Nachbereitung
- Versand eines Protokolls sofort oder jedoch spätestens nach 7 Tagen

Die Protokollierung kann unterschiedlich erfolgen. Zu empfehlen ist jedoch das sachorientierte Ergebnis-Stichwortprotokoll als Simultanprotokoll (▶ Abb. 4.1) mit Dokumentation des Themas, des Ergebnisses, des Zieles sowie ggf. der verantwortlichen Person für die Umsetzung mit Datum (Was, Wer, Wie, Wann).

Simultanprotokoll			
Krankenhaus Name		xx.xx.20xx	Revision 0

Thema der Veranstaltung		Klinikkonferenz			
Datum	xx.xx.20xx	Zeit	16:30 – 19:00	Verfasser	Xx

Ort der Veranstaltung

Teilnehmer
Geschäftsführer xx, Chefarzt xx, Pflegedienstleiter xx

Entschuldigt
Xx

Tagesordnung
Siehe Einladung vom xx.xx.20xx

TOP	Nr.	Was ?	Wer ?	Termin
1	1	Begrüßung	Geschäftsführer	
	2	Beschlussfähigkeit wird festgestellt	Alle	
2	1	Das Protokoll vom xx.xx.20xx wird xx genehmigt.	x Ja x Nein x Enthaltung	
	2			

Abb. 4.1: Simultanprotokoll (eigene Darstellung nach Darstellung in Anlehnung an DIN 5008)

4.3.3 Gute Kommunikation benötigt Feedback

Die Arbeitsaufgaben im Krankenhaus haben sich immer weiter spezialisiert. »Marketing, Controlling, Produktentwicklung, Finanzmanagement, Preisgestaltung usw. sind hochkomplexe, abstrakte Gebiete«, sagt Malik (1999, S. 35 ff.). »Man kann daher nicht damit rechnen, dass die gegenseitige Verständigung eine einfache Sache sei. Darum wird ja auch so viel über Kommunikation geredet, und darum ist Kommunikation in den meisten Organisationen ein Problem« (Malik 1999, S. 35 ff.).

Malik empfiehlt hierzu eine einfache Methode, die es nicht mehr notwendig macht, dass sich jeder differenziert in die Problematik einarbeiten muss, sondern nur noch vertrauensvoll das Ergebnis zur Kenntnis nimmt: »Auftragsquittierung und Vollzugsmeldung«. Damit werden Kommunikationskreisläufe geschlossen und es führt zur »Funktionssicherheit« des Unternehmens. Bestes Beispiel ist das »Team-Time-Out«, welches im Operationssaal ähnlich dem Pilotencheck im Cockpit durchgeführt wird. Die Beteiligten bestätigen sich noch einmal die Vorbereitung und die geplanten Maßnahmen bevor die Operation beginnt.

Es muss trainiert werden, am Ende eines Gespräches die Ergebnisse nochmals knapp zusammenzufassen und die Arbeitsaufträge klar zu formulieren. Es sollte dann zeitnah und selbstständig über den Stand der Dinge bzw. den Vollzug der Sache berichtet werden.

Auf diese Weise baut man systematisch Feedback in die Arbeitsbeziehungen ein und das ist ein wichtiger Weg, eine gute und vertrauensvolle Arbeitsbeziehung zu schaffen und zu erhalten.

4.3.4 Kollegiale Supervision

Eine weitere Kommunikationsform innerhalb des Arbeitsalltages ist die kollegiale Supervision. Der grundsätzliche Unterschied und die größte Limitierung zu den vorgenannten Besprechungsebenen eines Krankenhauses ist dabei die »Freiwilligkeit«. Zwingend erforderlich ist das gegenseitige Vertrauen der Gesprächspartner, welches sich automatisch ergibt, wenn die sechs Selbstverständlichkeiten Fachlichkeit, Respekt, Vertrauen, Wertschätzung, Kommunikation sowie Konfliktkultur in der Unternehmenskultur gelebt werden.

Die klassische Supervision ist in den 1950er Jahren durch den Psychoanalytiker Michael Balint entwickelt worden, um in Reflexionsgruppen die Beziehung zwischen Arzt und Patient zu thematisieren. Der Begriff Supervision wird heute viel weiter gefasst und beschränkt sich nicht nur auf psychosoziale Berufsgruppen mit dem Ziel, ihr berufliches Handeln zu verbessern. Auch in der Wirtschaft wird zunehmend Supervisionen eingesetzt, in deren Sitzungen die Themen der praktischen Arbeit, die Rollen und Beziehungsdynamik zwischen den Mitarbeitern, die Zusammenarbeit im Team oder auch im Unternehmen in einer vertrauensvollen Atmosphäre supervidiert werden.

Dabei werden verschiedene Formen der Supervision nach ihrer Zusammensetzung unterschieden. Im Krankenhaus ist neben der Einzelsupervision die Fallsupervision von Interesse. In beiden Formen ist die persönliche Fähigkeit des Supervisors entscheidend. Seine Fachlichkeit und seine Berufserfahrung sind die Grundlage für eine erfolgreiche Supervision. Das gezielte Fragen, das aufmerksame Zuhören, die sachliche Zusammenfassung und die gemeinsame Bewertung auf Augenhöhe sind der Schlüssel für ein gutes Ergebnis. Dies gelingt nur wenn ein Vertrauensverhältnis besteht.

Einzelsupervision

Die Einzelsupervision ist das Gespräch zur beruflichen Situation zwischen dem zu Supervisierenden und dem Supervisor. Analysiert werden das persönliche Verhalten in Bezug auf aktuelle berufliche Situationen auf der Grundlage der persönlichen Wertvorstellungen, Erfahrungen, Gedanken und Gefühle. Dies setzt ein Vertrauensverhältnis zwischen dem Supervisand und dem Supervisor voraus. Grundlage ist aber auch die Fähigkeit zur Selbstreflexion und das Zulassen der Fremdreflexion mit der Fähigkeit aus der Kritik heraus wertvolle Informationen und Lösungen für sich persönlich anzunehmen und umzusetzen.

Fallsupervision

Ziel der Fallsupervision ist die Verbesserung eines Patienten-Behandlungsprozesses im Team (Pflege/Arzt). Im gemeinsamen Lernen soll das Team interprofessionell und interdisziplinär den Behandlungspfad eines Patienten planen und verbessern. Ein sehr gutes Beispiel für eine Fallsupervision im Team ist das Peer Review-Verfahren der Initiative Qualitätsmedizin IQ^M.

4.3.5 Peer Review als kritischer Freund

Zur Verbesserung der interprofessionellen und interdisziplinären Zusammenarbeit wird eine aktive Fehlerkultur benötigt, die als gemeinsame Aufgabe verstanden wird. Es geht nicht um Fehlerabgrenzung, sondern um eine gemeinsame sachorientierte Problemlösung (De Meo und Kuhlen 2010). Das ärztliche Peer Review ist definiert als kritische (Selbst-)Reflexion des ärztlichen Handelns im Dialog mit Fachkollegen – unter Verwendung eines strukturierten Verfahrens mit dem Ziel einer kontinuierlichen Verbesserung der Qualität und Sicherheit der Patientenversorgung (Bundesärztekammer 2013). Die Initiative Qualitätsmedizin (Knichwitz 2011) ist ein Zusammenschluss von Krankenhäusern aus dem Jahre 2008, die mit der Gründung von IQ^M überzeugt sind, dass sie das notwendige Selbstbewusstsein und den Mut besitzen, die notwendige Fehlerkultur, Kommunikation und Kritikfähigkeit im Sinne der Qualität der medizinischen Leistung für den Patienten weiter ausbauen zu können (De Meo 2010).

Die Initiative Qualitätsmedizin ist damit kein klassisches Verfahren zur Supervision oder Risikomanagement. Das Einbeziehen des Peer Review-Verfahrens zur Fehleranalyse bei kritischen Patientenverläufen mit der Ausarbeitung von Verbesserungsvorschlägen macht es zu einem besonders praxistauglichen Verfahren des aktiven Qualitätsmanagements mit hoher Transparenz.

Drei Regeln sind hierbei die zwingende Basis für die Zusammenarbeit der IQ^M-Mitglieder:

1. Qualitätsmanagement auf der Basis von Routinedaten
2. Transparenz der Ergebnisse durch deren Veröffentlichung
3. Aktives Qualitätsmanagement durch das Peer Review-Verfahren.

Voraussetzung ist auch hier die Selbstbewertung, die Fremdbewertung und der anschließende konstruktive Dialog auf »Augenhöhe« mit Reflexion möglicher Ziele. Dies setzt eine besondere Qualifizierung bei dem Reviewer voraus. Neben der Fachlichkeit und der Erfahrung sind es insbesondere methodische und persönliche Kompetenzen. Ein guter Peer Reviewer muss authentisch, wertschätzend, lösungsorientiert, kooperativ, kollegial und motivierend sein. Die Gesprächsführung erfolgt auf Augenhöhe, sachlich präzise. Wie ein Supervisor muss auch der Reviewer professionelle Gesprächstechniken beherrschen, die sich insbesondere durch Fragetechniken, aktives Zuhören und der Fähigkeit zur sachlichen Konklusion auszeichnen.

Entsprechende Fortbildungen bieten die Landesärztekammern mit dem »Curriculum Peer Review« an.

4.3.6 IQ^M als Peer Review-Verfahren in der Praxis

Die Qualität der Krankenhäuser wird anhand von ausgewählten Indikatoren überprüft, die vereinfacht aus dem Routine-Abrechnungsdatensatz (§ 21 KHEntgG- und BQS-Daten) mit den Krankenkassen stammen. Das Besondere ist, dass das Augenmerk vor allem auf dem Anteil der Todesfälle bezogen auf eine Diagnose liegt. Diese Daten werden alle sechs Monate ausgewertet, durch die Lenkungsgruppe Transparenz zur Veröffentlichung vorbereitet und durch die Lenkungsgruppe Peer Review ausgewertet, um für die auffälligen Klinken ein Peer Review-Verfahren zu organisieren.

Das Review-Verfahren als Kernelement

Ziel ist es im IQ^M voneinander aus den Fehlern zu lernen, um die bestmögliche Behandlungsqualität zum Wohle des Patienten zu realisieren. Wie sieht das praktisch aus? So werden beispielsweise die Todesfälle der Hauptdiagnose Herzinfarkt, hierzu gehören alle akuten Myokardinfarkte, risikoadjustiert nach Alter und Geschlecht im Vergleich zum Bundesdurchschnitt ausgewertet und veröffentlicht.

Sind in einem Krankenhaus mehr Patienten als im Bundesdurchschnitt an einem Herzinfarkt verstorben, so wird ein nach den Vorgaben der Bundesärztekammer speziell ausgebildetes interdisziplinäres Reviewer-Team bestehend aus drei Chefärzten entfernter IQ^M-Mitglieds-Krankenhäuser (z. B. Internist, Chirurg, Intensivmediziner) in das Krankenhaus entsendet, um in einem genau festgelegten Verfahren an einem Tag die anonymisierten Krankenakten der betroffenen Patienten zu analysieren und Schwächen und Verbesserungspotenziale aufzuzeigen. Die Ziele zur Verbesserung aus der Analyse des Peer Reviews werden gemeinsam festgelegt, um eine Nachhaltigkeit des Verbesserungsprozesses zu erzielen.

Das Review-Verfahren vor Ort

Liegt eine Kennzahl wie z. B. Todesfall nach Herzinfarkt in einem bestimmten Krankenhaus oberhalb des Erwartungswertes, so wird dieses Krankenhaus ausgewählt, um ein Review-Verfahren vor Ort durchzuführen. Da die zentrale Datenanalyse anhand von Fallnummern anonymisiert durchgeführt wurde, müssen die betroffenen Fälle des ausgewählten Krankenhauses anhand von Falllisten rückidentifiziert werden, um die Patientenakten bereitstellen zu können (Rink und Eberlein-Gonska 2010). Je nach Indikator verbergen sich in einem Krankenhaus bis zu 20 konkrete Patientenakten dahinter, die für das weitere Review-Verfahren vollständig aufgearbeitet vorliegen müssen.

Die Chefärzte des ausgewählten Krankenhauses werden dann konkret über das bei ihnen bevorstehende Review-Verfahren informiert. Sorgfältige Information aller Beteiligten und entsprechende Kommunikation über Inhalte und Ablauf sind unabdingbar und der wesentliche Garant für ein erfolgreiches Review-Verfahren. Ziel ist es jedoch, nicht ein Tribunal abzuhalten, sondern einen respektvollen, interkollegialen und fairen Dialog auf Augenhöhe zu moderieren, in dem die Kritikpunkte offen ausgesprochen werden dürfen. Die besondere Verantwortung liegt insbesondere bei dem Leiter des Review-Teams, der den Kontakt mit dem verantwortlichen Chefarzt hält, den Ablauf organisiert und das Review-Verfahren auf Augenhöhe moderiert, protokolliert und abschließend zusammenfasst.

Das Review-Team ist bewusst interdisziplinär besetzt, um die unterschiedliche Sichtweise und interdisziplinären Schnittstellen der Behandlungsprozesse besser fachgerecht beurteilen zu können. Vor dem eigentlichen Tag des Reviews vor Ort müssen die Ärzte der ausgewählten Abteilung zunächst eine Selbstanalyse der Patientenakten durchführen, wobei die gleichen Analysekriterien und Bewertungsbögen zugrunde gelegt werden wie bei der Fremdanalyse durch das Review-Team.

Die Analysekriterien (▶ Abb. 4.2) für die Patientenakten orientieren sich an dem gesamten Behandlungspfad des Patienten von der Aufnahme bis zur Entlassung im Krankenhaus und sollen so zu einer interdisziplinären und abteilungsübergreifenden Bewertung des Falles führen. Das Augenmerk gilt der Diagnostik, dem Behandlungsprozess, der Indikation, den Leitlinien, den Kontrollen, der Zusammenarbeit und der Dokumentation.

Jeder analysierte Fall wird dann anhand des Bewertungsbogens anonymisiert zusammengefasst. Die höchste Priorität hat hierbei die Einstufung in der Kategorie 1, ob eine Verbesserungsmöglichkeit festgestellt werden konnte und worin diese Verbesserungsmöglichkeit konkret besteht. Die Selbstbewertung durch die verantwortlichen Ärzte und die Fremdbewertung durch die Reviewer werden abschließend gegenübergestellt und diskutiert (▶ Abb. 4.3).

INITIATIVE
QUALITÄTSMEDIZIN

Analysekriterien Peer Review Verfahren 2010

Diagnostik und Behandlung adäquat und zeitgerecht?

präoperativ/intaoperativ/postoperativ?
diagnostische Maßnahmen?
konservative Therapie/Interventionen?

Behandlungsprozeß zielführend und zeitnah kritisch hinterfragt?

Existieren Arbeitsdiagnosen?
Problemerkennung/-lösung zeitnah?

Indikation zur OP/Intervention/Intensivtherapie inhaltlich angemessen und rechtzeitig?

Schnittstellenprobleme?
Komplikationsmanagement?
Management Risikopatient?

Wurden Behandlungsleitlinien/Standards berücksichtigt?

Einhaltung von LL oder begründete Abweichung?
erkennbare sinnvolle Therapiestandards?

Kontrollen der Behandlungsverläufe?

durch behandelnde Ärzte der Abteilung?
ärztliche Übergaben?
OA- / ChA-Visiten?
Konsiliarärzte?
Kooperation Pflege/therapeutische Teams?

Interdisziplinäre Zusammenarbeit reibungslos?

präoperativ/postoperativ?
prä-/postinterventionell?
Intensivmedizin/Konsiliardienste?

War die Dokumentation umfassend und schlüssig?

Aufklärung zur OP/Intervention?
Behandlungsverlauf?
Therapieentscheidungen?
OP-Bericht und Verlegungsberichte?
Konsile?
Therapiebegrenzungen?
Arztbrief inhaltlich logisch?

Abb. 4.2: Analysekriterien (O. Rink, M. Eberlein-Gonska. Peer-Review – wie wir Qualität verbessern lernen. In: R. Kuhlen, O. Rink, J. Zacher (Hrsg.): Jahrbuch Qualitätsmedizin 2010. S. 67)

INITIATIVE
QUALITÄTSMEDIZIN

Bewertungsbogen zum IQ^M Peer Review Verfahren
Anhand der Analysekriterien jeden Fall einordnen!

Haus und Abteilung: _____

Fall Nr. (der anonymisierten Fallliste): _____   Alter: _____

Reviewer: _____

Nur eine Bewertung ankreuzen (Punkt 1 hat Vorrang vor der Einstufung nach 2):

1.   Verbesserungsmöglichkeiten in Diagnostik und/oder Therapie erkennbar

   O   sicher

   O   vermutet

2.   Kodierung falsch (es gilt die Hauptdiagnosedefinition des DRG-Systems, nicht
   die der Todesursachenstatistik!)

   O   sicher

   O   vermutet

3.   O   Keine Auffälligkeiten

Übereinstimmung mit Selbst-Review des Hauses (Kategorie 1, 2, 3):   O ja   O nein

Todesursache: _____

Bei Zutreffen von 1. bitte stichwortartige Angaben zur Art der Verbesserungsmöglichkeiten:

Abb. 4.3: Bewertungsbogen (O. Rink, M. Eberlein-Gonska. Peer-Review – wie wir Qualität
verbessern lernen. In: R. Kuhlen, O. Rink, J. Zacher (Hrsg.): Jahrbuch Qualitätsmedizin 2010. S. 67)

Der Review-Tag

Am eigentlichen Review-Tag treffen sich die Reviewer vor Ort im ausgewählten Krankenhaus in einem vorbereiteten separaten Raum, in dem sie alleine und ungestört die vorbereiteten Patientenakten analysieren und bewerten können. Die retrospektive Analyse der Patientenakten nimmt für gewöhnlich vier Stunden in Anspruch. Die Reviewer betrachten die Erlaubnis, in die Patientenakten Einsicht nehmen zu dürfen, als ein besonderes und wertvolles Privileg, mit dem sie respektvoll und vertraulich umgehen. Wenn ein Reviewer einen Fall analysiert und einen Bewertungsvorschlag festgelegt hat, stellt er den Fall dem Reviewer-Team vor, die nach interdisziplinärer Diskussion dann eine abschließende, einstimmige Bewertung des Falles vornehmen. Alle Bewertungsbögen werden nach Abschluss des Review-Tages vernichtet.

Das wichtigste Element dieses Tages ist die anschließende Falldiskussion zwischen dem Review-Team und den Ärzten der Abteilung. Sie ist entscheidend für die Akzeptanz und Wirkung des Verfahrens und benötigt den gleichen Zeitrahmen von drei bis vier Stunden wie die eigentliche Patientenaktenanalyse.

Unter Moderation des Teamleiters wird jeder Fall einzeln vorgestellt und offen in einem respektvollen und fachlichen Dialog diskutiert. Die Ergebnisse des Review-Tages werden am Ende in einem standardisierten Protokoll festgehalten. Hier werden die Anzahl der Fälle mit Optimierungspotenzial (Bewertungsbogen Kategorie 1) und die Übereinstimmung mit der Selbsteinschätzung des Hauses festgehalten.

Die Fehlerquellen der Analysen mit Verbesserungspotenzial werden zusammengefasst und mit einem konkreten Vorschlag zur Optimierung durch das Reviewer-Team verknüpft. Das Krankenhaus verpflichtet sich, diese Vorschläge bis zu einem bestimmten Datum in Zusammenarbeit mit dem Ärztlichen Direktor und der Geschäftsführung zu bearbeiten. Das Interesse nach einer Verbesserung ist sehr groß, da mit der nächsten Veröffentlichung der Daten eine Unterschreitung des Zielwertes angestrebt wird.

Nach Abschluss der Falldiskussion werden der Geschäftsführer und Ärztliche Direktor hinzugebeten, um den Review-Tag in einem Gespräch mit allen Beteiligten zusammenzufassen und abzuschließen. Inhalte der Zusammenfassung können Lösungsvorschläge in den Bereichen von Schnittstellen, Standards, Leitlinien, Dokumentation und Abläufen sein. Die Aufgabe des Review-Teams ist hierbei rein medizinisch-fachlich basiert, so dass das Review-Team keinen Lösungsvorschlag zu Personalressourcen oder Strukturproblemen des Krankenhauses abgeben kann.

Das ausgewählte Krankenhaus ist nach Abschluss des Review-Verfahrens aufgefordert, sich mit Hilfe eines Feedback-Fragebogens zum Verfahren selbst zu äußern. Bewertet werden die Organisation, die kollegiale Falldiskussion, die Atmosphäre und die Ergebnisse des Reviews, um notwendige Verbesserungspotenziale auch des eigentlichen Review-Verfahrens zu erhalten.

Das Review-Verfahren eröffnet durch seinen interkollegialen Dialog auf Augenhöhe sowohl für den Betroffenen wie auch den Reviewer selbst die Möglichkeit, ohne Vorbehalte Erfahrungen austauschen zu dürfen und somit voneinander zu lernen. So werden Betroffene zu Beteiligten gemacht und die eigentliche Hilfe besteht darin, dass der Betroffene sich letztendlich nach der Reflexion von außen selbst helfen kann.

Der Reviewer selbst profitiert von dem Review-Verfahren am meisten. Die offene Diskussionskultur im IQ^M-Peer Review-Verfahren ist ein wichtiger Beitrag für weitere Qualitätsverbesserungen auch in der eigenen Abteilung. So kann dieses Verfahren abgewandelt in einer abteilungsinternen Fallanalyse kritischer Behandlungsfälle, beispielsweise auf der Intensivstation, problemlos eingesetzt werden.

Nur wenn eine Kultur vorherrscht, bei der Qualität als eine gemeinsame Aufgabe verstanden wird, geht es nicht mehr um Fehlerabgrenzung, sondern um eine gemeinsame Problemlösung. Der schönste und wichtigste »Nebeneffekt« ist die verbesserte Kommunikations- und Konfliktkultur im Krankenhaus, die wieder die gemeinsame Verantwortung gegenüber den Patienten in den Mittelpunkt rückt und den Teamgedanken schärft.

4.4   Fazit

Eine gute Kommunikation und Konfliktkultur sind die Visitenkarte eines Unternehmens. Die zwingende Grundlage ist die gegenseitige Vertrauenskultur mit Respekt und Wertschätzung. Ohne diese Vertrauenskultur ist das Ziel nicht erreichbar. Die Formel lautet daher »Miteinander statt Übereinander reden«, damit sich Vertrauen bildet. Die Denunziation mit Missgunst und Neid können nur so verschwinden und die Sachlichkeit erhält wieder Einzug in den Unternehmensalltag.

Gute Kommunikation im Unternehmen benötigt Zeit und Raum, aber vor allem auch ein Thema. Besprechungen ohne Thema sind obsolet. Das Unternehmen kann je nach Organisationsform unter vielen Möglichkeiten von Besprechungsebenen einen eigenen verbindlichen Gesprächsraum für und mit den Mitarbeitern schaffen.

Die Kollegiale Supervision ist eine besondere Form der Kommunikation und Fehlerkultur, die eine besondere Bereitschaft zum konstruktiven Dialog auf Augenhöhe voraussetzt. Der Supervisor muss authentisch, wertschätzend, lösungsorientiert, kooperativ, kollegial und motivierend sein. Dann steht dem Erfolg mit einer gesunden Weiterentwicklung des Unternehmens nichts mehr im Weg. Keine vertrauensvolle Kommunikationskultur bedeutet Stillstand. Die aktuell modernste Form der kollegialen Fallsupervision auf Augenhöhe im Krankenhaus ist das von der Ärztekammer zertifizierte »Peer Review-Verfahren« der Initiative Qualitätsmedizin IQ^M.

Reflexionsfragen zum Text

1. Was sind die sechs Selbstverständlichkeiten einer teamorientierten Zusammenarbeit?
2. Was ist ein Peer Review?

3. Welche Eigenschaften sollte ein Peer Reviewer besitzen?
4. Erläutern Sie die kollegiale Supervision und ihre Vorgehensweise.
5. Welche Rolle spielt die Unternehmenskultur mit Blick auf die Umsetzung von Supervisionsstrategien?

Literatur

Bertelsmann Stiftung (2015): Gesundheitsmonitor. Newsletter 01.2015, Gütersloh.
Bundesärztekammer (2013): Curriculum Ärztliches Peer Review: S. 15.
Emcke, C. (2015): Vertrauen. Süddeutsche Zeitung 9.5.2015: S. 5.
Ende, M. (1973): Momo. Stuttgart: Thienemanns.
Hüffer, L. (2014): Kalte Fische. Frankfurter Allgemeine Buch, Frankfurt: S. 40 ff.
Knichwitz, G. (2011): Die Initiative Qualitätsmedizin e.V.. In Doelfs/Goldschmidt/Greulich/Preusker/Rau/Schmidt (Hrsg.) Management Handbuch DRGplus, 41. Aktualisierung August 2011; B2790, 1-11.
Lohmann-Haislah, A. (2012): Stressreport Deutschland 2012, Bundesanstalt für Arbeitsschutz und Arbeitsmedizin, Berlin. S. 90-91.
Malik, F. (1999) Wie managt man einen Chef. FH-Vision M.o.M.® 3/99: S. 35 – 46.
Malik, F. (2006): Führen Leisten Leben. Frankfurt: Campus. S. 252 ff.
Malik, F. (2006): Führen Leisten Leben. Frankfurt: Campus. S. 257-266.
Martin, W. (2014): Will bald niemand mehr Chefarzt werden? Dtsch. Ärzteblatt 39.
De Meo (2010): Eine kurze Geschichte der Initiative Qualitätsmedizin. In: Kuhlen/Rink/Zacher (Hrsg.): Jahrbuch Qualitätsmedizin 2010: S. 9-11.
De Meo und Kuhlen (2010): Qualitätskultur. In: Kuhlen/Rink/Zacher (Hrsg.): Jahrbuch Qualitätsmedizin 2010, S. 4.
Rink, O. und M. Eberlein-Gonska, M. (2010). Peer-Review – wie wir Qualität verbessern lernen. In: R. Kuhlen, O. Rink, J. Zacher (Hrsg.): Jahrbuch Qualitätsmedizin 2010. S. 64-69.
Schulz von Thun, F. (2000): Miteinander reden. Reinbek: Rowohlt: S. 10 ff.
Trägner, U. (2006): Arbeitszeitschutzrechtliche Bewertung der Intensität von Arbeitsleistung Rechtssprechung des Europäischen Gerichtshofes zum Bereitschaftsdienst. Konstanz: Hartung-Gorre.

5 Werteorientiertes Führungsverhalten zur Führungskompetenzentwicklung in Krankenhäusern

André Salfeld

5.1 Werteorientiertes Führungsverhalten im Krankenhaus

Mit zunehmendem Fortschritt von einer Industriegesellschaft zu einer Dienstleistungs-, Informations- und Wissensgesellschaft stehen nicht die Produktion von Gütern, die Nutzung von Skaleneffekten oder Effizienzoptimierungen im Vordergrund, sondern der Mensch als zentraler Wissensspeicher, -vermittler und -vermehrer. In einer solchen Gesellschaft kommt es immer stärker auf die Effektivität an, dass Menschen das Richtige tun, dass sie sich mit Leib und Seele einsetzen. Hierdurch entstehen außergewöhnliche, dauerhafte Leistungen und Ergebnisse. Dieser Anspruch, Menschen intrinsisch zu motivieren, ihnen Sinn und Erfüllung bei ihrer Arbeit zu geben, ist die zentrale Aufgabenstellung einer auf Werte basierten Unternehmensführung. Dieser Anspruch steht zurzeit noch vielfach im krassen Gegensatz zu der Arbeitswelt im Allgemeinen und in Krankenhäusern im Besonderen. Krankenhäuser versuchen mit Managementansätzen und Werkzeugen von gestern die Probleme von heute und morgen zu lösen. So sind die permanenten Effizienzsteigerungsversuche und Kostenoptimierungen nur ein Ausdruck eines überholten Denkens und der begrenzten Wirksamkeit der Ansätze.

Krankenhäuser sind hochkomplexe Dienstleistungs-Organisationen, deren innerbetriebliche Prozesse sich kontinuierlich verändern und weiterentwickeln, wobei in der Interaktion zwischen Personal bzw. Teams und Patient die Leistungserstellung stattfindet. So bilden die Personalkosten ungefähr 60 % der Gesamtkosten eines Krankenhauses (Deutsche Krankenhausgesellschaft 2014). Dementsprechend hat der effiziente und effektive Einsatz des Personals größten Einfluss auf die Wirtschaftlichkeit von Krankenhäusern.

Vor dem Hintergrund der steigenden Arbeitsbelastungen der Mitarbeiter in Krankenhäusern, insbesondere durch permanente Kostenoptimierungen sowie durch den demographischen Wandel auf der einen Seite und die höheren Erwartungen der jungen Generation ans Berufsleben (Generation-Y) auf der anderen Seite, kommt es immer stärker zu einem steigenden Personalbedarf bei defizitärer Ressourcenentwicklung und gleichzeitig höheren Anforderungen an die Führungskraft zur Gewinnung, Entwicklung und Bindung von Personal. Dabei ist die Führungskompetenz die wichtigste zusätzliche Anforderung an Mitarbeiter mit Leistungsfunktionen im ärztlichen, pflegerischen Bereich sowie dem Verwaltungsbereich (Deloitte 2012). Dementsprechend bilden die Führungskräfteentwicklung im Allgemeinen und die Entwicklung von Führungskompetenzen im Sinne von

Motivation, Teamführung und Konfliktmanagement im Speziellen zentrale Herausforderungen an das Personalmanagement im Krankenhaus.

Mit zunehmendem Alter der Mitarbeiter hat ein verbessertes Führungsverhalten direkten Einfluss auf die Arbeitsfähigkeit (Ilmarinen 2011). So gesehen wird ein besseres Führungsverhalten auch vor dem Hintergrund des demographischen Wandels immer wichtiger.

In vielen deutschen Krankenhäusern wird *Führung mit Zielen* (Management by objectives, transaktionale Führung) im Rahmen der jährlichen Zielvereinbarungen praktiziert. Sie bilden eine wichtige Grundlage für die Leistungsbeurteilung, koordinieren alle Aktivitäten und bilden die Basis bei der Zielerreichung für Lob, Anerkennung und Wertschätzung. Der Mitarbeiter wird jedoch primär extrinsisch motiviert, z. B. in Form des Gehalts und weiterer Zusatzvergütungen, um das vereinbarte Ziel zu erreichen. Hierbei kommt es nur zu einer geringeren Motivation bis hin zur Demotivation, wenn das Ziel nicht erreichbar erscheint. Ebenfalls sinken die Motivation und die Leistungsbereitschaft nach Erreichen des Ziels. Darüber hinaus kann es auch zu extremen Fehlanreizen kommen.

Beispielsweise sind Mengenausweitungen bei Operationen im Krankenhaus, z. B. bei Hüft- und Knie-TEPs nicht ausschließlich auf demographische Faktoren zurückzuführen (Wengler et al. 2014). So liegt es nahe, dass es durch die erhebliche Steigerung der Bonuskomponente bei Neuverträgen mit Ärzten (1995: 5 %, 2012: 50 %) (Kienbaum 2012) zu einer Steigerung von Hüft- und Knie-TEPs oder der Verdoppelung der Wirbelsäulen-Operationen innerhalb von fünf Jahren kommt. Um solche potenziellen Fehlanreize zu verhindern, kam es im April 2013 zur Veröffentlichungspflicht von Bonusvereinbarungen (§ 137 SGB V Abs. 3) und zu der Empfehlung der Deutschen Krankenhausgesellschaft (DKG) und der Bundesärztekammer (BÄK) (gemäß § 136a SGB V), auf finanzielle Anreize für einzelne Operationen zu verzichten. Aktuell erhalten 17 % der Chefärzte und 19 % der Oberärzte eine Bonusvereinbarung (Kienbaum 2015).

Das *Führen mit Werten* (werteorientiertes Führungsverhalten, transformationale Führung nach Bass und Avolio) ermöglicht gegenüber dem Führen mit Zielen eine wesentlich weitergehende intrinsische Motivation der Mitarbeiter. Werte sind Orientierungsgrößen menschlichen Denkens, Tuns und Lassens. Sie sind Entscheidungskriterium für das menschliche Handeln. Sie prägen die Kultur. Sie sind als Sollgrößen anerkannt, die verwirklicht werden sollen.

Werte sind somit eine Orientierungshilfe für Mitarbeiter, beispielsweise in Konfliktsituationen, und können ein verbindliches Fundament für die Zusammenarbeit bilden. Werte sind auch Ziele, die alle im Unternehmen Arbeitenden anstreben. Führungskräfte und Mitarbeiter orientieren ihr Verhalten an Werten und übernehmen entsprechend die Verantwortung für ihr Einhalten. Sie werden in allen Geschäftsprozessen verankert und sind damit auch Orientierungsgrößen für Kunden und Lieferanten. Werte geben Sinn und bilden Vertrauen. Voraussetzung ist, dass Werte gelebt werden, denn sie verstehen sich als Spiegel und müssen demnach angefangen bei den Führungskräften vorgelebt werden.

Das werteorientierte bzw. transformationale Führungsverhalten bewirkt eine wesentlich größere Mitarbeiter- und Kundenzufriedenheit, höhere Mitarbeiterbindung, höhere Innovationskraft und beeinflusst damit nachhaltig den wirtschaftlichen Erfolg (Pelz 2014).

Da eine der wesentlichen Aufgaben der Führung die dauerhafte Motivation der Mitarbeiter ist, wird dem werteorientierten Führungsverhalten die derzeit höchste Effektivität für dauerhafte Steigerung der Motivation, der Leistungsbereitschaft und der Mitarbeiterzufriedenheit zugesprochen. In ähnlicher Weise wird auch vom Leadership-Management-Ansatz als erfolgreichem Führungsstil gesprochen (Sohm 2007).

Ein werteorientiertes bzw. transformationales Führungsverhalten ist grundsätzlich erlernbar, sodass diese Trainierbarkeit in verschiedenen Studien belegt wurde (Pundt et al. 2012).

5.2 Führungsverhaltensanalyse zur effektiven Führungskompetenzentwicklung

Der Entwicklung der Führungskompetenz stellt somit eine zentrale Herausforderung für das Personalmanagement des Krankenhauses dar.

Führungskompetenz soll die Führungskraft bei folgenden Führungsaufgaben unterstützen:

- Leitung der Mitarbeiter durch Bereitstellung von Spielregeln, Handlungsanweisungen und Richtlinien.
- Beratung und Coaching der Mitarbeiter, um ihnen zu zeigen, wie sie ihre Aufgaben besser erledigen, ein persönliches Problem lösen oder ihren Ehrgeiz umsetzen können.
- Koordination der Mitarbeiter, damit Aktivitäten entsprechend ihrer Wichtigkeit und mit einem Minimum an Konflikten ausgeführt werden.

Hierbei steht die gemeinsame Leistung zur effizienten Steuerung im Sinne der gesamtunternehmerischen Zielsetzung im Mittelpunkt, welche nur durch eine kooperative, interdisziplinäre und professionsübergreifende Zusammenarbeit auf allen Ebenen möglich ist.

Da jedoch häufig eine hierarchieorientierte Aufbauorganisation und berufsgruppenspezifisches Führungsverhalten im Krankenhaus zu finden sind, ist es sinnvoll, unterschiedliche Führungskompetenzentwicklungen, je nach den Führungsbereichen der Ärzte (ärztlicher Dienst), Pflege (Pflegedienst) und Verwaltung zu betrachten. Dementsprechend sollen effektive Führungskompetenzentwicklungen je nach Führungsbereich aufgezeigt werden.

Im Rahmen der Führungsforschung wird versucht, effektives und ineffektives Führungsverhalten zu klassifizieren. Ziel der Führungsverhaltensanalyse ist es, das wahrgenommene Führungsverhalten einer Führungskraft zu beschreiben und konkrete Maßnahmen zur Verbesserung der Führungskompetenz abzuleiten. Dementsprechend wird die Führungsverhaltensanalyse für die effektive Führungskompetenzentwicklung benötigt.

Hierfür sollen beispielhaft folgende Merkmale eines Führungsverhaltens betrachtet werden:

Laissez-Faire: Der Laissez-Faire-Führungsstil lässt den Mitarbeitern viele Freiheiten. Sie bestimmen ihre Arbeit, die Aufgaben und die Organisation selbst. Die Informationen fließen mehr oder weniger zufällig. Der Vorgesetzte greift nicht in das Geschehen ein, er hilft oder bestraft nicht. Die Vorteile des Laissez-Faire-Führungsstils liegen in der Gewährung von Freiheiten und in der eigenständigen Arbeitsweise der Mitarbeiter. Die Mitarbeiter können ihre Entscheidungen eigenständig treffen und es wird Individualität gewährt. Dieser Führungsstil wird oft in kreativen Bereichen genutzt. Allerdings besteht die Gefahr von mangelnder Disziplin, Kompetenzstreitigkeiten sowie von Unordnung und Durcheinander. Außerdem kann es zu Rivalitäten und Streitereien zwischen den Mitarbeitern kommen, so dass sich informelle Gruppen bilden und Außenseiter benachteiligt werden können. Auch besteht die Gefahr, dass schlechtere Gruppen auf der Strecke bleiben.

Zielorientierte (= transaktionale) Führung: Die zielorientierte Führung spricht vor allem den homo oeconomicus, den Nutzenmaximierer, im Mitarbeiter an. Zielorientierte Führung kann durch folgende Merkmale charakterisiert werden: Sie geht von aktuellen Bedürfnissen und Präferenzen der Mitarbeiter aus. Sie basiert auf der Erwartung, dass mehr Leistung zu mehr Belohnung führt. Die Führungskraft ist mit der Leistung des Mitarbeiters zufrieden, wenn die geplanten Ziele erreicht werden. Belohnungen und Anreize werden als Verstärkung von spezifischen Verhaltenserwartungen erteilt. Eine praktische Form der zielorientierten Führung ist Führung durch Zielvereinbarungen oder Management by Objectives.

Instrumentelle Führung: Instrumentelle Führung ist von ziel- und werteorientierter Führung unabhängig. Sie zielt weder auf das ideal- und wertebasierte Verhalten der Mitarbeiter noch auf die Erfüllung von transaktionalen Verpflichtungen ab. Instrumentelle Führung versteht sich als Teil der Führungskompetenz, nämlich als eine Klasse von Führungsverhalten, die sich positiv auf das Unternehmens- und Mitarbeiterergebnis auswirkt. Instrumentelle Führung wird in zwei unabhängige Faktoren aufgeteilt. Zum einen in die strategische Führung (organizational level), welche das Wissen um die Möglichkeiten und Einschränkungen des betrieblichen Umfelds, das System ständigen Beobachtens der Umwelt sowie das Formulieren und Umsetzen von Strategien beinhaltet. Zum anderen die Förderung der Arbeitsergebnisse der Mitarbeiter, die Unterstützung bei der Zielerreichung sowie dem Monitoring der Ergebnisse und der Feedbackprozesse.

Werteorientierte (= transformationale) Führung: Die werteorientierte Führung ist ganzheitlich ausgerichtet und orientiert sich an der Persönlichkeit des Mitarbeiters. Dieser Führungsstil legt seinen Schwerpunkt auf die grundlegenden Sinnorientierungen und will das *Warum* des Handelns beantworten. Werteorientierte Führung versucht, das Ziel-Anspruchsniveau der Mitarbeiter zu beeinflussen und ihre Werte und Motive zu heben. Diese Form verbindet Führung mit der

Persönlichkeitsentwicklung und der Schaffung der Unternehmenskultur. Daher ist sie in der Literatur sehr hoch eingeschätzt. An die Stelle kurzfristiger, egoistischer Ziele treten langfristige, übergeordnete Werte und Ideale. Wesentliche Merkmale werteorientierter Führung können die Folgenden sein. Sie versucht, die werteorientierten Bedürfnisse und Präferenzen der Mitarbeiter zu verändern und vermittelt Zukunftsorientierung und Visionen. Darüber hinaus fördert sie Mitarbeiter durch Charisma, Identifikation und Vorbild der Führungskraft. Sie unterstützt Lern- und Umdenkprozesse – bricht eingefahrene Denkmuster auf. Zudem werden das zwischenmenschliche Miteinander und die soziale Kompetenz gefördert. Sie stellt die intrinsische Motivation der Mitarbeiter in den Vordergrund. Werteorientierte Führung soll die Einstellungen, Motive und Werthaltungen dahingehend transformieren, dass egoistische Interessen zugunsten gemeinsamer oder übergeordneter Ziele zurückgestellt werden. Damit sollten sich nicht nur positive Auswirkungen auf die individuelle Leistung, sondern vor allem auch auf die Effektivität von Gruppen erzielen lassen. In vielen Organisationen sind sowohl ziel- als auch werteorientierte Führungsstile notwendig. Zielorientierte Führer stellen sicher, dass Routinearbeiten zuverlässig erledigt werden, während sich werteorientierte Führer um wertsteigernde Initiativen kümmern. Obwohl der werteorientierte Führungsstil häufig sehr effektiv ist, gibt es keinen *richtigen* Weg, der in allen Situationen optimal ist. Um den besten Weg zu finden, sind folgende Aspekte zu berücksichtigen: die Fähigkeiten und Erfahrungen des Teams, die Aufgabe (Routine oder neu und kreativ), das organisatorische Umfeld (stabil oder in Veränderung, konservativ oder experimentierfreudig) und der eigene bevorzugte Stil.

Mit Hilfe einer Mitarbeiterbefragung im Sinne eines Führungskräfte-Feedbacks, welche die Fremdwahrnehmung des Führungsverhaltens durch die Mitarbeiter und die Selbstwahrnehmung des Führungsverhaltens durch die Führungskraft erfasst, lassen sich konkrete Handlungsempfehlungen zur Verbesserung der Führungskompetenz im Allgemeinen und des werteorientierten Führungsverhaltens im Besonderen geben.

Für die Erfassung des Führungsverhaltens sollen folgende Führungsdimensionen und -faktoren beispielhaft betrachtet werden:

- *Laissez-Faire Führungsverhalten* (z. B. Abwesenheit, Nicht Erreichbarkeit, Vermeidung und Verschieben von Entscheidungen).
- *Zielorientiertes bzw. transaktionales Führungsverhalten (ZF)*
  - Bedingte Belohnung (z. B. Anerkennung, Lob, Feedback)
- *Instrumentelles Führungsverhalten (IF)*
  - Umfeldbeobachtung/-kontrolle (z. B. Kenntnis über die Stärken und Schwächen der Organisation, Nutzung von Verbesserungsmöglichkeiten)
  - Strategien formulieren und implementieren (z. B. Nutzung der Vision und Mission, um Ziele und Maßnahmen zu entwickeln)
  - Hilfestellungen bieten (z. B. Entfernung von Hindernissen, Zur-Verfügungstellung von Ressourcen/Mitteln, Aufzeigen und Erleichtern der Zielerreichung)
  - Fortschritte kontrollieren (z. B. Fehler korrigieren, Fehler vermeiden, aus Fehlern lernen, konstruktives Feedback)

- *Werteorientiertes bzw. transformationales Führungsverhalten (WF)*
    - Visionen aufzeigen (z. B. Inspiration, Klares Verständnis, Bindung an Zukunftsträume bzw. -möglichkeiten)
    - Vorbild sein (z. B. Taten statt Anweisungen, beispielhaftes Verhalten)
    - Gruppenziele fördern (z. B. Zusammenarbeit des Teams pflegen, Teamgeist)
    - Hohe Leistungserwartung (z. B. Höchstleistungen fordern)
    - Individuelle Unterstützung (z. B. Respekt und Berücksichtigung persönlicher Gefühle)
    - Geistige Anregung (z. B. durch Ideen und neue Wege)

Anhand der Fremdeinschätzung durch die Mitarbeiter der Führungskraft ergeben sich unterschiedliche Führungsprofile, die im Folgenden für die drei Führungsbereiche innerhalb des Krankenhauses betrachtet werden sollen. Diese Führungsprofile beinhalten die einzelnen Führungsfaktoren. Je stärker die Fremdeinschätzung ist (100 % = stimme völlig zu bis 20 % = stimme gar nicht zu), desto positiver ist das Führungsverhalten zu beurteilen. Für die leichtere Interpretierbarkeit wurden die Fremdeinschätzung für die Führungsdimension Laissez-Faire umgekehrt, sodass 100 % keine Zustimmung bedeutet und damit kein Laissez-Faire Führungsstil vorliegt.

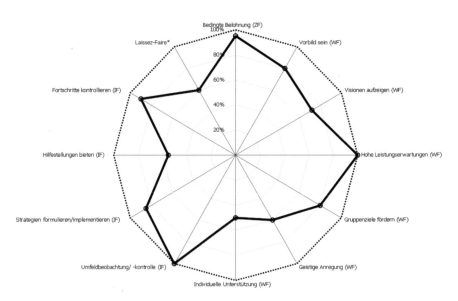

Abb. 5.1: Typisches Führungsprofil aus dem Ärztebereich (Fremdeinschätzung) (eigene Darstellung)

Durch die starke Aufgabenorientierung im Ärztebereich sind insbesondere Führungsfaktoren wie *bedingte Belohnung, hohe Leistungserwartungen, Umfeldbeobachtung/-kontrolle, Fortschritte kontrollieren* besonderes stark ausgeprägt. Die schwächere Mitarbeiterorientierung wird sichtbar durch die schwächeren Führungsfaktoren *Hilfestellungen bieten, individuelle Unterstützung* und *geistige Anregung*. Hiermit werden gleichzeitig wichtige Führungskompetenzbereiche zur Steigerung der Führungskompetenz sichtbar.

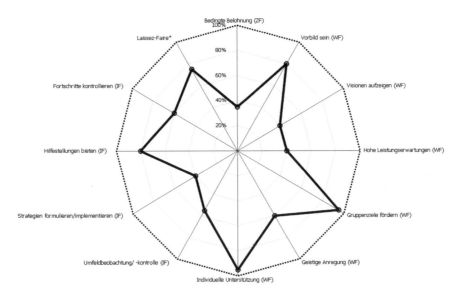

Abb. 5.2: Typisches Führungsprofil aus dem Pflegebereich (Fremdeinschätzung) (eigene Darstellung)

Im Pflegebereich hingegen ist eine höhere Menschen- und Mitarbeiterorientierung vorhanden, so dass insbesondere die Führungsfaktoren *Gruppenziele fördern, individuelle Unterstützung* sowie *Hilfestellungen bieten* besonders ausgeprägt sind. Dagegen sind die Führungsfaktoren *hohe Leistungserwartungen, Strategien formulieren/implementieren, Visionen aufzeigen* und *Umfeldbeobachtung/-kontrolle* weniger ausgeprägt. Dies sind nun wieder wichtige Führungsfaktoren für die Führungskompetenzentwicklung der jeweiligen Führungskraft.

Im Verwaltungsbereich sind oft Aspekte der Mitarbeiter- und der Aufgabenorientierung gleich stark ausgeprägt, so dass hier im Einzelfall Empfehlungen zur Steigerung der Führungskompetenz gegeben werden können (► Abb. 5.3).

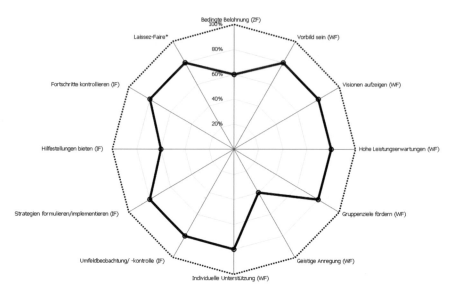

Abb. 5.3: Typisches Führungsprofil aus der Verwaltung (Fremdeinschätzung) (eigene Darstellung)

Das Beispiel in Abbildung 5.3 aus dem Verwaltungsbereich eines Krankenhauses werden z. B. die Führungsfaktoren *geistige Anregung, bedingte Belohnung* und *Hilfestellungen bieten* als besonders verbesserungswürdig sichtbar. Da insbesondere die Führungsfaktoren der werteorientierten Führung (WF) besonders wichtig für die Führungskompetenzentwicklung sind, gilt es, insbesondere die geistigen Anregungen, das Vorbildsein, das Visionenaufzeigen, die hohe Leistungserwartung und die individuelle Unterstützung weiter zu steigern.

Durch diese Analyse der Fremdeinschätzung der Mitarbeiter bezüglich des Führungsverhaltens der Führungskraft werden Führungsschwächen und -stärken im Sinne von Führungskompetenzen sichtbar.

Wird zu dem Fremdbild aus Sicht der Mitarbeiter auch das Selbstbild der jeweiligen Führungskraft erhoben, werden hierdurch sogenannte *blinde Flecken* im Sinne einer Selbstüberschätzung der Führungskraft oder sogenannte *verdeckte Stärken* als von der Führungskraft nicht so stark eingeschätzte Führungskompetenzen sichtbar. Für die persönliche Führungskompetenzentwicklung der jeweiligen Führungskraft sind diese Aspekte sehr hilfreich und können zur konstruktiven Auseinandersetzung mit der Selbst- und Fremdwahrnehmung führen (▶ Abb. 5.4).

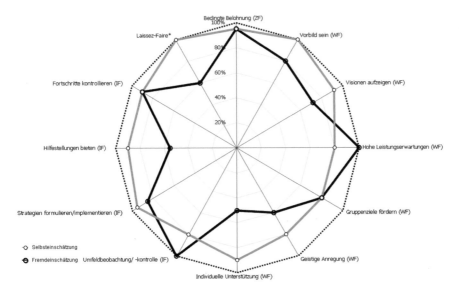

Abb. 5.4: Beispiel für ein Führungsprofil mit Fremd- und Selbstwahrnehmung (eigene Darstellung)

Das Beispiel in Abbildung 5.4 eines Führungsprofils mit Fremd- und Selbstwahrnehmung wird deutlich, dass diese Führungskraft größere blinde Flecken in den Führungsfaktoren *individuelle Unterstützung, Hilfestellungen bieten* und *Nicht-Lassez-Faire* sowie eine verdeckte Stärke im Führungsfaktor *hohe Leistungserwartungen* hat. Dies ist z. B. ein typisches Führungsprofil einer Führungskraft, die davon ausgeht, nicht aufgaben- bzw. leistungsorientiert und stärker mitarbeiterorientiert zu führen.

Ein mögliches idealtypisches Führungsprofil könnte ähnlich dem 9.9 Führungsstils innerhalb des Managerial Grids von Blake und Mouton (Blake und Mouton 1964) sein, welcher sich durch möglichst hohe Ausprägung aller Führungsfaktoren und der Übereinstimmung zwischen Fremdeinschätzung und Selbsteinschätzung auszeichnet (► Abb. 5.5).

91

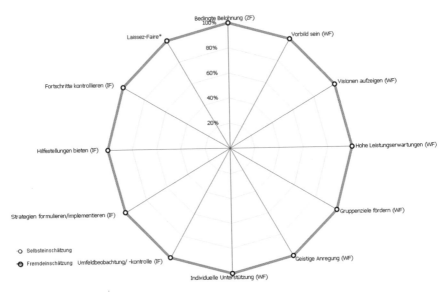

Abb. 5.5: Mögliches »idealtypisches« Führungsprofil (eigene Darstellung)

Da es immer individuelle, unterschiedliche Wahrnehmungen des Führungsverhaltens gibt, die Mitarbeiter unterschiedliche Situationen erlebt haben und es auch gegenläufige Ziel- bzw. Wertebeziehungen gibt, wird dieses »Ideal« immer ein theoretisches Idealbild bleiben.

Es lässt sich jedoch feststellen, dass in Organisationen, in denen über eine längere Zeit die Führungskräfte bei der Entwicklung ihrer Führungskompetenz mit Hilfe eines solchen werteorientierten Führungskräfte-Feedbacks unterstützt werden, sich die Fremdwahrnehmung immer stärker nach Außen (positiver) entwickelt und die Selbstwahrnehmung stärker mit der Fremdeinschätzung überstimmt. Dies kommt daher, dass die Führungskraft sich durch das regelmäßige Feedback zu ihrem Führungsverhalten besser einschätzen kann. So gesehen verbessert sich hierdurch auch die Reflexionsfähigkeit und letztendlich die Lernfähigkeit.

Im Zeitablauf werden zudem Manipulationsaktivitäten sichtbar, da extrinsische Anreize, wie beispielsweise eine Einladung für die Mitarbeiter zu einem gemeinsamen Abendessen vor der Befragung oder nicht eingehaltene Versprechen, sich mit der Zeit abstumpfen und somit die Führungskompetenzschwächen umso stärker hervortreten.

Insbesondere gilt es zu hinterfragen, inwieweit eine zielorientierte Führung einer werteorientierten Führung zuwiderläuft. So wird eine intrinsische Motivation durch demotivierende »ausgereizte« Anreizsysteme unterminiert (Küpers u. a. 2002).

Des Weiteren bietet der Lassez-Faire Führungsstil viele Freiräume, um das gesamte Potenzial der Mitarbeiter zu nutzen und sie hierdurch intrinsisch zu motivieren. Zu Ende gedacht führt dies zu einer Nicht-Führung bzw. Führungskräfte im Sinne des Management by Objectives werden nicht mehr gebraucht. Eine so verstandene Führungskraft ist dann Coach und hat Unterstützungs- und Entwicklungsaufgaben.

Diese Form der Führung stellt wesentliche Anforderungen an die Selbstführung der Mitarbeiter, wobei Werte die Orientierung, den Zusammenhalt und die Sinnstiftung ermöglichen.

Insofern ist nicht von einem »idealtypischen« Führungsprofil zu sprechen.

Der wesentliche Kern der dargestellten Führungsverhaltensanalyse ist das werteorientierte Führungsverhalten, welches wichtige Hinweise für eine individuelle Führungskompetenzentwicklung geben kann.

Da die Einführung des werteorientierten Führungsverhaltens für viele Krankenhäuser große Anstrengungen erfordert, sollen im Folgenden an dem Praxisbeispiel der Stiftung der Cellitinnen die Konzeption und die Einführung des werteorientierten Führungsverhaltens in der Umsetzung betrachtet werden.

5.3 Praxisfall zum werteorientierten Führungsverhalten

In der Praxis finden sich zurzeit leider nur wenige Beispiele für die Einführung und Nutzung des werteorientierten Führungsverhaltens in Krankenhäusern. Ein in vielen Bereichen vorbildliches und schon ausgezeichnetes Praxisbeispiel bietet jedoch die Stiftung der Cellitinnen, welches im Folgenden näher betrachtet werden soll.

Die Stiftung der Cellitinnen zur hl. Maria ist ein modernes Gesundheits- und Pflegeunternehmen mit acht Krankenhäusern, zwei Rehabilitationskliniken, 19 Seniorenhäusern sowie weiteren Einrichtungen und Dienstleistungen im Gesundheitswesen in der Region Köln-Bonn-Aachen-Wuppertal im Jahr 2016.

Die Initiative zur Einführung des werteorientierten Führungsverhaltens startete 2006 durch die Geschäftsführung. Es wurde eine Steuerungsgruppe mit 15–20 Personen gebildet. Zur Vorbereitung wurden Kaminabende mit der Geschäftsführung und den leitenden Ärzten sowie Mitarbeitertagungen mit je 1000 Mitarbeitern organisiert.

Die Einführung des werteorientierten Führungsverhaltens wurde als langjähriger Change Management-Prozess (ca. 5–10 Jahre) verstanden. Hierbei gilt es, sukzessive Widerstände in allen Bereichen (Ärzte, Pflege, Verwaltung) zu überwinden. So wurden Schulungen zur Mitarbeiter-Weiterentwicklung durchgeführt. Mit Hilfe von Balanced Scorecards wurden wichtige Aspekte des werteorientierten Führungsverhaltens für das strategische Management auf Krankenhaus-Ebene berücksichtigt. Es wurden Anreizsysteme angepasst, sodass z. B. bei der Mitarbeiterbeurteilung zu einem Drittel Werte berücksichtigt werden. Bei der Einstellung und Auswahl von Mitarbeitern und Führungskräften (auch Chefärzten) werden die Identifikation mit den Werten und die Vorbildfunktion für die Werte berücksichtigt.

Das werteorientierte Führungsverhalten wurde anhand der grundlegenden Werte der Stiftung der Cellitinnen, der Führungsgrundsätze und der Führungsaufgaben klar und eindeutig bestimmt und eingeführt (Stiftung der Cellitinnen, 2016) (► Abb. 5.6).

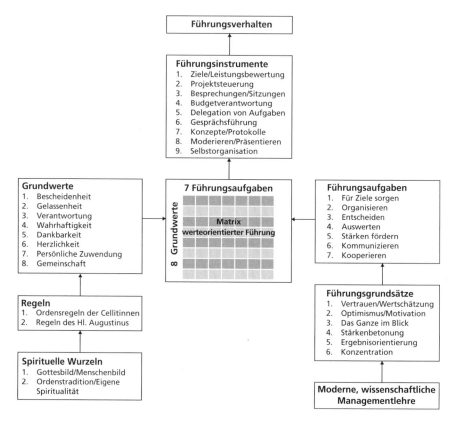

Abb. 5.6: Bestimmung des Führungsverhaltens auf Basis der Grundwerte und Führungs-aufgaben der Stiftung der Cellitinnen (Stiftung der Cellitinnen 2016)

Ausgehend von ihren spirituellen Wurzeln im Sinne des christlichen Gottes- und Menschenbildes, der eigenen Spiritualität und der Ordenstradition sowie anhand der Satzung der Cellitinnen zur hl. Maria und der Regeln des hl. Augustinus wurden Bescheidenheit, Gelassenheit, Verantwortungsbewusstsein, Wahrhaftigkeit, Dank-barkeit, Herzlichkeit, Persönliche Zuwendung und Gemeinschaft als Grundwerte bestimmt.

In Anlehnung an die Führungsgrundsätze von Malik Vertrauen und Wertschät-zung, Optimismus und Motivation, Ganzheitlichkeit, Stärkenbetonung, Ergebnis-orientierung und Vorbildfunktionen wurden die ersten Anforderungen an die Führungsaufgaben für Ziele sorgen, Organisieren, Entscheiden, Auswerten, Stär-ken fördern, Kommunizieren und Kooperieren bestimmt (Malik 2006).

Die sieben Führungsaufgaben und die acht Grundwerte bilden eine Führungsmatrix mit 56 Führungsleitlinien, die konkret das Führungsverhalten beschreiben bzw. einfordern.

Die Führungsaufgaben beschreiben das WAS und die Grundwerte das WIE des Führungsverhaltens.

Zur Unterstützung der Führungskräfte wurden Führungsinstrumente, wie Führung mit Zielen (Gesprächsführung, Zielvereinbarung), Gesprächsführung (Feedback, Kritikgespräch), Gruppenprozesse (Moderation, Besprechungen, Präsentation, Rhetorik), Organisatorische Umsetzung (Projektsteuerung, Delegation), Schriftliche Kommunikation (Konzept- und Protokollerstellung), Budgetverantwortung (Umgang mit (Kenn-)Zahlen, Wirtschaftlichkeitsanalysen) und Arbeitsmethodik (Persönliche Arbeitsorganisation, Selbstmanagement) geschult und sollen die einzelne Führungskraft bei den Führungsaufgaben im Sinne der Grundwerte unterstützen.

Zusätzlich wurde ein Online-Magazin *Leitwerk* für Führungskräfte entwickelt, welches in zehn Ausgaben die wesentlichen Inhalte der werteorientierten Führung multimedial vermittelt.

Dieses Online-Magazin wurde am 03.06.2014 durch die Initiative Christlicher Krankenhäuser in Deutschland mit den beiden federführenden Verbänden, der Katholische Krankenhausverband Deutschlands (KKVD) und der Deutsche Evangelische Krankenhausverband (DEKV), mit dem ersten PR-Preis in der Kategorie Online ausgezeichnet (CKiD 2014).

Insgesamt zeigt der Praxisfall der Stiftung der Cellitinnen sehr gut, wie das werteorientierte Führungsverhalten organisationsspezifisch konzipiert und eingeführt werden kann.

Im abschließenden Kapitel sollen deshalb weitere Empfehlungen für eine ganzheitliche und nachhaltige Umsetzung des werteorientierten Führungsverhaltens gegeben werden.

5.4 Empfehlungen für eine ganzheitliche und nachhaltige Verankerung des werteorientierten Führungsverhaltens

Eine wesentliche Anforderung für eine erfolgreiche Verankerung des werteorientierten Führungsverhaltens ist eine ganzheitliche Sichtweise. Aufbauend auf dem integrierten Managementansatz von Knut Bleicher können wichtige Anforderungen für ein ganzheitliches werteorientiertes Management dargestellt werden.

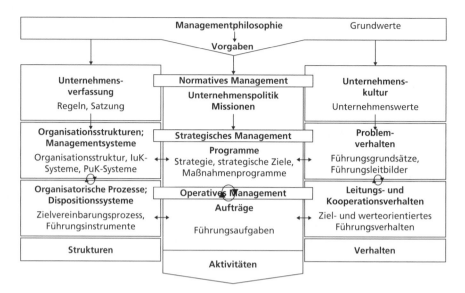

Abb. 5.7: Ganzheitliche Verankerung des werteorientierten Führungsverhaltens in ein integriertes werteorientiertes (eigene Abbildung in Anlehnung an Bleicher 2011)

Ausgangspunkt sind die Werte der Organisation, die in der Managementphilosophie zum Ausdruck kommen. Diese Werte sollten im normativen, strategischen und operativen Management sowie in den Strukturen, den Aktivitäten und im Verhalten der Organisation umgesetzt bzw. gelebt werden.

Im Sinne eines Top-down-Ansatzes bilden die Grundwerte innerhalb der Managementphilosophie die Basis für das normative Management in Form der werteorientierten Verankerung in der Unternehmensverfassung, z. B. in den Regeln und Satzungen, in Form von Grundwerten in der Unternehmenspolitik und in der Mission sowie für die Unternehmenskultur.

Hierdurch werden klare Leitlinien für das strategische Management vorgegeben, welche in Form von notwendigen Organisationsstrukturen und Managementsystemen, z. B. durch flache Hierarchien, transparente Darstellung der Zielerreichung und der Werteentwicklung der Personalentwicklungs- und Entlohnungssysteme, in der Strategie und strategischen Ziele und Maßnahmenprogrammen sowie bei den Führungsgrundsätzen und Führungsleitbildern berücksichtigt werden.

Das operative Management hat nun klare Vorgaben für die Berücksichtigung dieser Werte bei den organisatorischen Prozessen und Dispositionssystemen, z. B. beim Zielvereinbarungsprozess und dem Einsatz von Führungsinstrumenten, bei den Aufträgen z. B. in Form der Führungsaufgaben sowie letztendlich beim Leistungs-, Kooperations- und insbesondere Führungsverhalten.

Durch diese werteorientierte Ausrichtung des aufeinander aufbauenden, normativen, strategischen und operativen Managements, welches die Strukturen, die Aktivitäten und das Verhalten berücksichtigt, wird ein ganzheitliches integriertes werteorientiertes Management von Organisationen ermöglicht. Vor diesem Hintergrund könnten auch konkrete Anforderungen bzw. Entwicklungsschritte für die Verankerung des werteorientierten Führungsverhaltens im Management für Krankenhäuser und speziell für die im Kapital 3 beschriebene Stiftung der Cellitinnen gegeben werden. So fällt auf, dass zwar Verhaltensaspekte in der normativen, strategischen und operativen Ebene berücksichtigt wurden, jedoch bei Strukturen und Aktivitäten größere Entwicklungspotenziale bestehen.

Im Sinne einer ganzheitlichen konsequenten Umsetzung des werteorientierten Führungsverhaltens fehlen jedoch beispielsweise eine Berücksichtigung der Werte auch bei den Anreizsystemen der Mitarbeiter auf allen Ebenen oder die Nutzung der Balanced Scorecard auch auf Abteilungs- und Teamebene bei Krankenhäusern sowie die im Kapital 2 beschriebene Nutzung der Führungsverhaltensanalyse für die Führungskompetenzentwicklung aller Führungskräfte.

Für eine zukunftsweisende nachhaltige Verankerung der Werteorientierung innerhalb der Führung und des Managements sollen neben diesem beschriebenen integrierten werteorientierten Managementansatz auch integrale Aspekte stärker berücksichtigt werden.

Ken Wilber hat in den letzten 30 Jahren mit der integralen Theorie einen Bezugsrahmen geschaffen, der in der Lage ist, alle relevanten Ansätze und Disziplinen sowie deren Werkzeuge, Techniken und Erkenntnisse für nachhaltige Lösungen zu berücksichtigen. Das sogenannte AQAL-Modell enthält die fünf Elemente Quadranten, Ebenen, Linien, Zustände und Typen. Die Quadranten repräsentieren die Dimensionen der Realität. Sie bestehen mindestens aus vier nicht reduzierbaren Perspektiven (subjektiv, intersubjektiv, objektiv, interobjektiv), die betrachtet werden sollen, um Sachverhalte oder Aspekte der Realität zu verstehen. Unterschiedliche Ebenen sollen die Tiefe und die Komplexität der jeweiligen Entwicklungsebene innerhalb eines jeden Quadranten widerspiegeln. Unterschiedliche Linien stellen die jeweiligen Entwicklungslinien bzw. Entwicklungsfähigkeiten dar. Unterschiedliche Zustände berücksichtigen zeitweilige Erscheinungen von Realitätsaspekten. Unterschiedliche Typen betrachten zusätzlich spezifische konsistente Stile (Esbjörn-Hargens 2013).

Durch diesen umfassenden Bezugsrahmen innerhalb der integralen Theorie können möglichst viele Aspekte der Realität für eine nachhaltige Lösung berücksichtigt werden.

Bezogen auf das werteorientierte Führungsverhalten sollten innerhalb der Quadranten folgende Aspekte beispielhaft betrachtet werden.

	Innerlich	Äußerlich
Individuell	**ICH** **intentional** **(subjektiv)** Individuelle Gefühle, Wünsche, Motive, Ziele, Wertvorstellungen, Visionen, Träume	**ES** **verhaltensmäßig** **(objektiv)** Individuelles Führungsverhalten, Gestik, Mimik, Sprache
Kollektiv	**WIR** **kulturell** **(intersubjektiv)** Managementphilosophie, Unternehmenskultur, Team- und Organisations- entwicklung	**ESE** **sozial** **(interobjektiv)** Unternehmensverfassung, Organisationsstrukturen, Managementsysteme, Prozesse, Unternehmenspolitik, Programme, Aufträge, Problem-, Leistungs-, Kooperationsverhalten

Abb. 5.8: Die vier Quadranten eines integralen werteorientierten Managements (eigene Abbildung in Anlehnung an Esbjörn-Hargens 2013)

Für ein integrales werteorientiertes Management hat dies zur Folge, dass insbesondere folgende Aspekte berücksichtigt werden sollten:

- Individuelle Innenwelt: Inwieweit identifiziert sich der Einzelne mit den Werten? Sind sie im Einklang mit den Gefühlen, Wünschen, Motiven, Zielen, Visionen und Träumen der Person?
- Individuelle Außenwelt: Inwieweit werden die Werte vom Einzelnen vorgelebt? Werden die Werte durch Gestik, Mimik, Sprache widerspruchsfrei vermittelt?
- Kollektive Innenwelt: Inwieweit identifizieren sich z. B. die Mitarbeiter, die Führungskräfte, das Team mit den Werten? Sind sie in der Managementphilosophie und in der Unternehmenskultur verankert?
- Kollektive Außenwelt: Inwieweit werden die Werte z. B. von den Mitarbeitern, von den Führungskräften, vom Team vorgelebt? Werden diese Werte im normativen, strategischen und operativen Management in Form von Strukturen, Aktivitäten und Verhalten ausreichend berücksichtigt oder bestehen Wertekonflikte?

Durch diese erweiterte Betrachtungsweise werden insbesondere individuelle und innerliche Aspekte für ein werteorientiertes Management im Allgemeinen und für ein werteorientiertes Führungsverhalten im Besonderen stärker berücksichtigt.

Das heißt, dass auch individuelle Wertestrukturen betrachtet werden sollten und für deren Entwicklung auch Maßnahmen benötigt werden. Diese individuellen Wertestrukturen haben einen großen Einfluss auf das werteorientierte Führungsverhalten innerhalb der Organisation.

Wie bei dem Praxisfall der Stiftung der Cellitinnen beschrieben, wurden z. B. die Werte bei der Einstellung und Beförderung von Führungskräften berücksichtigt und es wurden Veranstaltungen, Schulungen, Trainings, Kaminabende durchgeführt, um Akzeptanz und Unterstützung für die Werte und dementsprechendes Führungsverhalten zu bekommen.

Darüber hinaus sollten für die stärkere Betrachtung der individuellen Innenwelt Entwicklungsansätze, wie z. B. durch Selbstwahrnehmung, Selbstführung, Meditation und Coaching, genutzt werden.

So gilt es, durch Events, Aktionen, Trainings bis hin zu Coachings von einzelnen Personen gezielt Werte zu fördern und gemeinschaftlich sowie individuell zu entwickeln.

Insbesondere die in Kapitel 5.2 beschriebene Führungsverhaltensanalyse mit getrennter Erhebung des Fremd- und Selbstbildes ist in der Lage, die individuelle Welt der Führungskraft mit der kollektiven Welt der Mitarbeiter in Beziehung zu setzen.

Zum einen erhält die Führungskraft durch das Feedback konkrete Ansatzpunkte, ihr Führungsverhalten (individuelle Außenwelt) werteorientiert zu verbessern. Bezogen auf die individuelle Innenwelt der Führungskraft werden auch wichtige Ansatzpunkte für die Weiterentwicklung der intrapersonalen Intelligenz in Form der Selbstwahrnehmung und Selbstführung gegeben.

Zum anderen erleben auch die Mitarbeiter, wie die Führungskraft mit dem Feedback umgeht und gemeinsam mit den Mitarbeitern an der Kultur arbeitet (kollektive Innenwelt) sowie welche werteorientierten Anpassungen der Strukturen, der Aktivitäten und des Verhaltens in der Organisation (kollektive Außenwelt) vorgenommen werden.

Insofern bietet die Führungsverhaltensanalyse eine Möglichkeit, integral ein werteorientiertes Führungsverhalten in der Organisation nachhaltig zu verankern.

Durch diese beispielhafte Berücksichtigung der vier Quadranten eines integralen Managements bei der Wertearbeit können nachhaltige Empfehlungen zur Werteentwicklung von Organisationen gegeben werden.

Gegensätze lösen sich auf, eine gemeinsame werte- und sinnschaffende Arbeit ist möglich.

Zu Ende gedacht führt dies zu einem Paradigmenwechsel zur klassischen Managementlehre, der gemeinsam mit der gesellschaftlichen Entwicklung zur Informations- und Wissensgesellschaft in den nächsten Jahrzehnten vollzogen werden wird.

Es führt zu einer ganz neuen Art der Führung und der Unternehmensführung, in der Selbstmanagement und Selbstführung, Ganzheitlichkeit im Sinne der vollständigen Nutzung und Einbringung des menschlichen Potenzials sowie Sinnstiftung durch die Zusammenarbeit und Organisation zentrale Bausteine werden (Laloux, F., 2015).

In diesem Sinne gilt es ein integrales werteorientiertes Management zu entwickeln, welches die werteorientierte Entwicklung von Organisationen und letztendlich der Individuen zur Aufgabe hat.

Reflexionsfragen zum Text

1. Was sind die Gründe dafür, dass ein werteorientiertes Führungsverhalten für Krankenhäuser immer wichtiger wird?
2. Welche Vorteile bietet eine Führung mit Werten im Gegensatz zur Führung mit Zielen?
3. Anhand welcher Merkmale könnte ein werteorientiertes bzw. transformationales Führungsverhalten erfasst werden?
4. Wie hat die Stiftung der Cellitinnen sukzessive das werteorientierte Führungsverhalten konzipiert und eingeführt?
5. Welche Aspekte sollten beim werteorientierten Führungsverhalten im Rahmen eines integralen werteorientierten Managements berücksichtigt werden?

Literatur

Blake, R.R./Mouton, J.S. (1964): The Managerial Grid: The Key to Leadership Excellence, Houston:Gulf Publishing Co.

Bleicher, K. (2011): Das Konzept Integriertes Management, 8. Auflage, Band 1, Seite 87 ff.

CKiD (2014): Pressemitteilung, 04.06.2014, (http://www.christliche-krankenhäuser.de/sites/default/files/PM_CKID_JT %202014_PR%20Preis%20verleihung_04062014.pdf, Zugriff am 01.10.2015)

Ilmarinen, J. (2011): Das Konzept der Arbeitsfähigkeit in Theorie und Praxis, Demographie-Management Gesund arbeiten, leben und altern, Projekt InnovAging, Leibniz Universität Hannover 2011, Anhang, S. 14.

Deloitte (2012): Rollen von Fach- und Führungskräften im Krankenhaus der Zukunft, 11/2012.

Deutsche Krankenhausgesellschaft e.V. (2014): Anlage 1_Kosten der Krankenhäuser 2013, (http://www.dkgev.de/dkg.php/cat/62/aid/12714/title/Kosten_der_Krankenhaeuser_2013, Zugriff am 13.01.2015).

Esbjörn-Hargens, S.(2013): Eine Übersicht Integraler Theorie, Ein allumfassendes Bezugssystem für das 21. Jahrhundert, Übersetzung von Rainer Weber, (http://integralesleben.org/fileadmin/user_upload/LESESAAL/PDF/Integrale_Theorie_-_S._Esbjoern-Hargens.pdf, Zugriff am 20.12.2015).

Fleischer, W. (2009): Oberärzte in Krankenhäusern: Unterschätztes Leitungspotential in: Deutsches Ärzteblatt 2009, 106(43): A-2163 / B-1855 / C-1815, (http://www.aerzteblatt.de/archiv/66471/Oberaerzte-in-Krankenhaeusern-Unterschaetztes-Leitungspotenzial, Zugriff am 23.01.2015).

Kienbaum (2012): Vergütungsreport Deutschland: Ärzte, Führungskräfte & Spezialisten in Krankenhäusern 2012.

Kienbaum (2015): Vergütungsreport Deutschland: Ärzte, Führungskräfte & Spezialisten in Krankenhäusern 2015.

Küpers, W./ Wunderer, R. (2003): Demotivation – Remotivation: Wie Leistungspotenziale freigesetzt und reaktiviert werden, München 2015.

Laloux, F. (2015): Reinventing Organizations, Ein Leitfaden zur Gestaltung sinnstiftender Formen der Zusammenarbeit, München 2015.

Malik, F. (2006): Führen Leisten Leben Wirksames Management für eine neue Zeit, Frankfurt/Main 2006.

Malik, F. (2010): Exkurs: Herausforderung Führung im Krankenhaus in: Debatin, J. F./ Schulte, B./ Ekkernkamp, A. (Hrsg.): Krankenhausmanagement Strategien, Konzepte, Methoden, Berlin 2010, S. 155–158.

Michaelis, B./ Nohe, C./ Sonntag, K. (2012): Führungskräfteentwicklung im 21. Jahrhundert – Wo stehen wir und wo müssen (oder wollen) wir hin? in: Grote, S. (Hrsg): Die Zukunft der Führung, Heidelberg 2012, S. 365–389.

Pelz, W. (2014): Transformationelle Führung (Warum Zielvereinbarungen heute nicht mehr ausreichen), Ergebnisse einer empirischen Studie mit 4.107 Teilnehmern (bis April 2012), THM Business School, Angewandte Forschung und Entwicklung am Institut für Management-Innovation, Bad Soden am Taunus 2014, (http://www.management-innovation.com/download/Transformationale-Fuehrung-Forschungsbericht.pdf, Zugriff am 04. 06.2016

Pundt, A./ Nerdinger, F. W. (2012): Transformationale Führung – Führung für den Wandel? in: Grote, S. (Hrsg.): Die Zukunft der Führung, Heidelberg 2012, S. 27–43.

Sohm, S. (2007): Zeitgemäße Führung – Ansätze und Modelle Eine Studie der klassischen und neueren Management-Literatur, im Auftrag der Bertelsmann Stiftung, o.O. 2007.

Stiftung der Cellitinnen (2016): Werte, (http://www.cellitinnenhaeuser.de/stiftung/was-uns-wichtig-ist/leitwerk-werteoriente-fuehrung/, Zugriff am 04.06.2016

Stiftung der Cellitinnen (2016): Werte, (http://www.ergaenzen-sie-uns.de/fileadmin/user_upload/Stiftung/Leitwerk_0201_Druck.pdf, Zugriff am 04.06.2016

Wengler, A./ Nimptsch U./ Mansky, T. (2014): Hip and knee replacement in Germany and the USA—analysis of individual inpatient data from German and US hospitals for the years 2005 to 2011. Dtsch Arztebl Int 2014; 111: 407–16. DOI: 10.3238/arztbl.2014.0407.

6 Kultursensible Personalentwicklung im Rahmen der Fachkräftesicherung durch ausländische Fachkräfte

Rossella Vicenzino Timis

6.1 Einleitung

Der seit 2003 konstatierte demografische Wandel und der dadurch verstärkte Fachkräftemangel in Deutschland treffen kaum einen anderen Wirtschaftszweig so fundamental wie den Gesundheitssektor. Während sich auf der einen Seite die Anzahl der alternden und pflegebedürftigen Menschen aufgrund der längeren Lebenserwartung kontinuierlich erhöht, verursacht die rückläufige Geburtenrate und die damit einhergehende kleiner werdende Erwerbsbevölkerung einen Versorgungsengpass, weil der notwendige Nachwuchs in den Gesundheitseinrichtungen nicht nachrückt (DKI 2010). Hinzu kommt das negatives Image der Branche und die hohe Arbeitsbelastung in den Berufen des Gesundheitswesens. Verstärkt wird der Fachkräftemangel schließlich durch sich verändernde Lebens- und Arbeitswerte der aktuellen sogenannten Generationen Y und Z (Scholz 2014). Diese Entwicklungen stellen sowohl gesamtwirtschaftlich als auch innerbetrieblich alle Akteure im Gesundheitswesen vor eine große gemeinschaftliche Herausforderung. In diesem Kontext ist der Blick ins Ausland zur systematischen Gewinnung qualifizierter Fachkräfte eine wichtige personalwirtschaftliche und gesamtgesellschaftliche Strategie zur Fachkräftesicherung im Gesundheitswesen.

Das Kapitel führt in die rechtlichen Rahmenbedingungen, die hierfür in Deutschland in jüngster Zeit angepasst wurden, ein und stellt wesentliche Instrumente der interkulturellen Personal- und Potenzialentwicklung dar, um ausländische Fachkräfte innerbetrieblich zu integrieren und zu binden. Denn nur so kann langfristig ihr Arbeitsmarktpotenzial erfolgreich für die Unternehmen der Gesundheitsbranche genutzt werden (Bundesministerium des Inneren 2011).

6.2 Der medizinisch-pflegerische Fachkräftemangel in Deutschland

Die deutschen Einrichtungen des Gesundheitswesens wie Krankenhäuser, stationäre Pflegeeinrichtungen und ambulante Pflegedienste haben bereits zunehmend große Schwierigkeiten, auf dem deutschen Arbeitnehmermarkt ausreichend geeignete Mitarbeiter zu finden. Der aktuelle Trend, wonach jetzt schon erhebliche

Engpässe insbesondere bei Humanmedizinern, examinierten Gesundheits- und Krankenpflegern sowie examinierten Altenpflegern besteht, wird sich allen Prognosen nach weiter verstärken (Bundesagentur für Arbeit 2015). Etwa ab 2025 gehen die geburtenstarken Jahrgänge in Rente, und es kommen weniger junge Fachkräfte nach. Somit werden schon in den nächsten 10–15 Jahren zwischen 100 000-200 000 Vollzeitkräfte fehlen. Langfristige und nachhaltige Strategien für die ausreichende Versorgung mit qualifiziertem Pflegepersonal für die Zukunft sind daher notwendig. Diesem Bedarf entsprechend folgt die aktuelle Ausrichtung der Migrationspolitik in Deutschland. Dazu heißt es in § 1 Absatz 1 AufenthG:

>»Das Gesetz dient der Steuerung und Begrenzung des Zuzugs von Ausländern in die Bundesrepublik Deutschland. Es ermöglicht und gestaltet Zuwanderung unter Berücksichtigung der Aufnahme- und Integrationsfähigkeit sowie der wirtschaftlichen und arbeitsmarktpolitischen Interessen der Bundesrepublik Deutschland.«

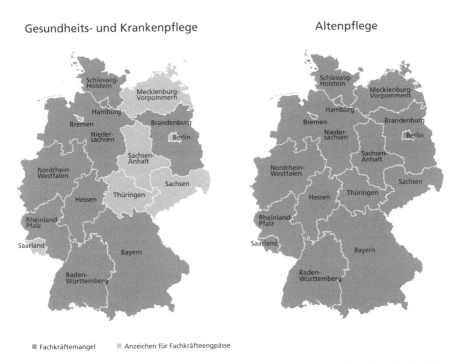

Abb. 6.1: Bundesweiter Personalmangel in den jeweiligen Pflegeberufen (Quelle: Bertelsmann Stiftung 2015)

Während in den meisten Ländern weltweit die Pflegeausbildung ein akademischer Abschluss ist, absolviert man in Deutschland eine dreijährige schulische Ausbildung mit praktischen Einsätzen. Die Ausbildung ist nach den drei Zielgruppen Kinder, Erwachsene und Ältere differenziert. Aktuell findet eine »Ausbildungs- und Qualifizierungsoffensive« der Bundesregierung statt, im Zuge derer die Pflegeausbildung reformiert und zusammengeführt wird. Zukünftig wird es nur noch eine generalistisch angelegte Pflegeausbildung geben. Daneben gibt es bereits an vielen Fachhochschulen eine große Anzahl an akademischen Pflegestudiengängen, die großen Zuspruch bei jungen Menschen finden (Friedrich-Ebert-Stiftung 2013).

Zusätzlich »[hat] die Bundesregierung mit dem Gesetz zur Weiterentwicklung der Organisationsstrukturen in der Gesetzlichen Krankenversicherung im ambulanten Bereich die Regelungen zur Altersgrenze in der vertragsärztlichen und vertragszahnärztlichen Versorgung aufgehoben. Demnach können Ärzte, Zahnärzte und Psychotherapeuten auch nach Vollendung des 68. Lebensjahres im Rahmen der GKV (Gesetzlichen Krankenversicherung) tätig sein« (Bundesministerium des Inneren 2011, S. 166)

Fach- und Wirtschaftsverbände sind sich aber einig, dass, um langfristig eine ausreichende ärztliche und pflegerische Versorgung, aber auch Produktivität und Wachstum im Gesundheitssektor sicherzustellen, weitere Maßnahmen wie die Anwerbung und Integration ausländischer Ärzte und Pflegefachkräfte notwendig sind.

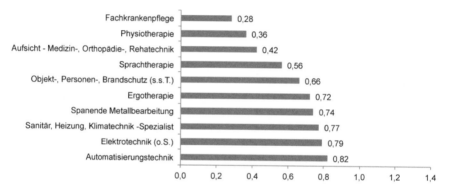

Abb. 6.2: Fachkrankenpfleger sind kaum verfügbar. Bei Personen mit Fortbildungsabschluss werden die Knappheiten im Gesundheitsbereich besonders deutlich (Zugriff 20.05.2015)

6.3 Medizinisch-pflegerische Fachkräfte aus dem Ausland

Die Anwerbung ausländischer Fachkräfte ist kein neues Phänomen auf dem deutschen Arbeitsmarkt. Bereits 1945 gab es Flüchtlings- und Vertriebenenströme mit hoher Akademikerquote, in den Jahren des Wirtschaftwunders ab 1955 wurden Arbeitskräfteanwerbeabkommen mit Italien, später mit Spanien, Jugoslawien und der Türkei zur Anwerbung von Gastarbeitern mit geringer Qualifikation geschlossen. Im Jahre 1973 erfolgte während der internationalen Ölkrise ein Anwerbestopp. In dieser Zeit wurden nur noch Asylbewerber und der Familiennachzug der Gastarbeiter zugelassen, bis ab 1990 wieder Flüchtlingsströme aus den Konfliktregionen Südosteuropas kamen. Der ab 2003 spürbare demografische Wandel markiert den Wendepunkt hin zu einer gezielten Förderung, aber auch kontrollierten Zuwanderung von qualifizierten Fachkräften aus dem Ausland (Bundesministerium für Wirtschaft und Energie 2014).

Ein wichtiger Baustein für die Migrations- und Integrationspolitik, der eine gleichberechtigte Teilhabe am wirtschaftlichen, kulturellen und gesellschaftlichen Leben in Deutschland ermöglicht, sind die flächendeckenden bundesweiten Integrationskurse, die allen bereits hier lebenden und neu zugewanderten Migranten zur Verfügung stehen (Bundesministerium des Inneren 2011).

Diese Neuausrichtung der deutschen Zuwanderungspolitik trifft zeitgleich auf eine hohe Arbeitslosenquote in den südeuropäischen und südosteuropäischen Staaten und bewirkt eine große Zuwanderungs- und Einreisewelle hoch motivierter junger ausländischer Pflegekräfte und Ärzte. Ihre Zuwanderung nach Deutschland und ihre Arbeitsaufnahme werden seither durch viele Gesetzesgrundlagen und Verordnungen geregelt. Damit werden arbeits- und sozialversicherungsrechtliche Sicherheiten und Schutz für Arbeitgeber und Arbeitnehmer gewährleistet.

6.3.1 Rechtliche Rahmenbedingungen und staatliche Initiativen zur Anwerbung ausländischer Fachkräfte

Das 2011 vorgestellte Fachkräftekonzept der Bundesregierung systematisiert alle staatlichen Maßnahmen und Vorhaben zur Fachkräftesicherung in Deutschland. In diesem Zusammenhang und für die erfolgreiche Gestaltung einer aktiven Zuwanderungspolitik hat die Bundesregierung eine Vielzahl an Gesetzen und bundesweite Maßnahmen eingeführt.

Rechtliche Grundlagen und Arbeitsmarktzulassung

Die wichtigsten Rechtsgrundlagen für eine Arbeitsaufnahme in Deutschland sind in der Arbeitsgenehmigungsverordnung (ArgV), dem Aufenthaltsgesetz (AufenthG), der Beschäftigungsverordnung (BeschV) und dem Sozialgesetzbuch Drittes Buch (SGB III) geregelt. Von besonderer Bedeutung für den Zugang ausländischer Fachkräfte auf dem deutschen Arbeitsmarkt ist die Herkunft der Einwanderer. Diese werden unterschieden nach Bürger der Europäischen Union (EU) und Bürger aus Drittstaaten (Bundesagentur 2015).

Für alle Staatsangehörigen der EU-Mitgliedstaaten und der Länder des Europäischen Wirtschaftsraums (EWR, Island, Lichtenstein und Norwegen) gilt die uneingeschränkte Arbeitnehmerfreizügigkeit im gesamten Bundesgebiet, denn sie unterliegen dem Freizügigkeitsgesetz der EU.

»Drittstaatsangehörige (Staatsangehörige der Staaten, die nicht der EU oder dem EWR angehören) benötigen für die Einreise und den Aufenthalt einen Aufenthaltstitel, der die Beschäftigung ausdrücklich erlaubt. Für die Erteilung des Aufenthaltstitels ist grundsätzlich eine Zustimmung der Bundesagentur erforderlich, die in einem behördeninternen Verfahren eingeholt wird. Zuständig für die Erteilung des Aufenthaltstitels sind die deutschen Auslandsvertretungen und die örtlichen Ausländerbehörden« (Bundesagentur 2015, S. 2).

Im Jahr 2012 traten zwei Gesetze in Kraft, die die bislang sehr komplexen rechtlichen Vorschriften und Rahmenbedingungen für ausländische Fachkräfte erleichterten (Stähler und Apel 2015).

Berufsqualifikationsfeststellungsgesetz (1.4.2012)

Die Anerkennung im Ausland erworbener Qualifikationen erfolgt nun unabhängig von Land und Staatsangehörigkeit. So kann seit Inkrafttreten des Gesetzes zum Beispiel auch ein türkischer Arzt bei Vorliegen der fachlichen Voraussetzungen eine Approbation erhalten. Dies war bisher – selbst wenn er in Deutschland studiert hatte – nicht möglich.

EU Blue Card (1.7.2012)

Der befristete Aufenthaltstitel gilt für qualifizierte ausländische Fachkräfte aus Drittstaaten und ist an ein bestimmtes Jahresgehalt gebunden. Die Mindestgehaltssumme für Ärzte lag 2013 zwischen 35 000 € und 44 000 € jährlich. Ausländische Studenten, die in Deutschland studiert haben, können nun max. 120 Tage erlaubnisfrei ein Beschäftigungsverhältnis eingehen. Arbeitssuchende Akademiker erhalten ein Visum von 6 Monate Dauer, arbeitssuchende Fachkräfte eine Aufenthaltsgenehmigung für 12 Monate. Damit erhalten auch Fachkräfte aus Drittstaaten die rechtliche Möglichkeit, ihren Arbeitgeber vor Ort kennenzulernen und ein Arbeitsverhältnis direkt abzuschließen.

6.3.2 Förderprogramme der Fachkräfteoffensive der Bundesregierung

Um die Arbeitsmigration zu verstärken, hat die die Bundesregierung im Zuge ihrer Fachkräftesicherungsoffensive zahlreiche Rahmenbedingungen geschaffen, die Deutschland attraktiver für qualifizierte Fachkräfte machen soll. Dazu gehören folgende staatliche Programme:

Triple Win

Der Programmname bedeutet »dreifacher Gewinn« und meint, dass durch das Programm alle drei Seiten gewinnen: der deutsche Arbeitgeber (1), die ausländische Fachkraft (2) und der Drittstaat (3), aus dem die ausländische Fachkraft stammt und später entweder mit deutschem Know-how zurückkehrt oder zumindest finanzielle Hilfe während ihres Aufenthaltes in Deutschland an die Familie sendet. Das Projekt wird in Kooperation zwischen der Zentralen Arbeits- und Fachvermittlung der Bundesagentur für Arbeit (ZAV) und dem Centrum für Migration (CIM) durchgeführt.

Pflegekräfte aus China und Vietnam

Bei diesem Programm arbeiten der Arbeitgeberverband Pflege, die Bundesvereinigung der Deutschen Arbeitgeberverbände (BDA), die ZAV und die chinesische

Arbeitsverwaltung zusammen. Ziel ist es, seit 2014 systematisch Pflegefachkräfte aus China nach einem Qualifizierungsprogramm in China die Fachkräfte in deutschen Einrichtungen einzusetzen.

»Make it in Germany«

Im Rahmen dieses Programms gibt es ein umfangreiches und mehrsprachiges Willkommensportal für internationale Fachkräfte. Zusätzlich werden auf der Grundlage eines zwischenstaatlichen Abkommens zuwanderungsinteressierte Fachkräfte aus Indien, Indonesien und Vietnam persönlich durch inländische Berater vor Ort bei der Auswanderung nach Deutschland unterstützt.

Qualifizierung von Pflegekräften aus den Philippinen, Serbien und Bosnien

Mit weiteren ausgewählten Ländern hat die Bundesregierung spezielle Vereinbarungen geschlossen, mithilfe derer Pflegekräfte gezielt weiterqualifiziert werden, um dann in Deutschland als qualifizierte Arbeitskräfte in den Einrichtungen des Gesundheitswesens eingesetzt zu werden.

Programm zur Mobilität von ausbildungsinteressierten Jugendlichen und arbeitslosen jungen Fachkräften aus Europa (MobiPro-EU)

Seit 2013 unterstützt das Sonderprogramm junge Menschen aus Europa bei der Aufnahme einer betrieblichen Berufsausbildung und bringt sie mit Unternehmen in Deutschland zusammen. Das dazugehörige Internetportal »The job of my life« liefert alle notwendigen Information für einen beruflichen Start in Deutschland.

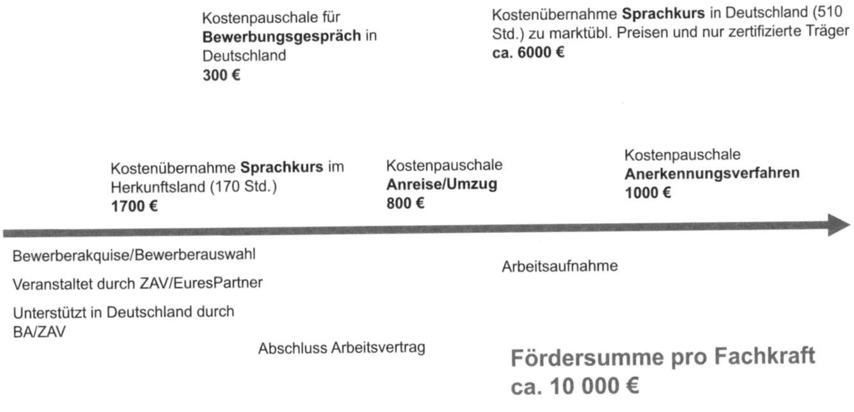

Abb. 6.3: Förderleistungen MobiPro-EU für Teilnehmer und Arbeitgeber, die vor 2013 auch für Fachkräfte im pflegerisch-medizinischen Bereich in Anspruch genommen werden konnten (Quelle: Eigene Darstellung nach http://www.thejobofmylife.¬de/en/home.html (Zugriff 20.04.2015).

107

Förderprogramm Integration durch Qualifikation (IQ Netzwerk)

Dieses Programm hat die nachhaltige Verbesserung der Arbeitsmarktintegration von Erwachsenen mit Migrationshintergrund zum Ziel. Es besteht aus bundesweit 16 Landesnetzwerken, die von Fachstellen zu migrationsspezifischen Schwerpunktthemen unterstützt werden. Das Förderprogramm IQ wird aus Mitteln des Bundesministeriums für Arbeit und Soziales, des Bundesministeriums für Bildung und Forschung und der Bundesagentur für Arbeit finanziert.

6.3.3 Reglementierte Berufe, Berufsanerkennung und Anerkennungsverfahren

Eine Besonderheit der Gesundheitsbranche, die den Fachkräftemangel besonders verstärkt, ist die Tatsache, dass die wichtigsten Berufe im Gesundheitswesen reglementiert sind. Das heißt, um beispielsweise den Beruf des Arztes oder einer Altenpflegerin ausüben zu dürfen, bedarf es eines staatlich genehmigten Berufsabschlusses. Ausländische Abschlüsse müssen im Rahmen eines detaillierten und gesetzlich geregelten Anerkennungsverfahrens deutschen Abschlüssen gleichgestellt werden. Erst dann ist eine Arbeitsaufnahme in diesen Berufen in Deutschland erlaubt.

6.4 Kultursensible Personalentwicklung und Potenzialentwicklung

Nachdem der Gesetzgeber viele gesetzliche Stellschrauben für die verstärkte Zuwanderung ausländischer Fachkräfte gesetzt hat, ist es nun an den betrieblichen Personalverantwortlichen in den Einrichtungen des Gesundheitswesens, das Potenzial der ausländischen Mitarbeiter zu fördern und diese motiviert und nachhaltig zu binden (DIHK 2015). Die in 2013 bundesweit gemachten Erfahrungen speziell mit spanischen zugewanderten Auszubildenden, die in hoher Anzahl wieder in ihre Heimat zurückgekehrt sind, zeigt, dass nur ein strategisches und systematisches interkulturelles aufgestelltes Personalmanagement, das die speziellen und kulturellen Bedürfnisse der neuen Mitarbeiter berücksichtigt, zum Erfolg einer Integration beiträgt und das Abwandern und damit eine erneute kostenintensive Mitarbeitersuche und Einarbeitung verhindert (Siemann 2011).

6.4.1 Interkulturelles Kompetenzmanagement

Da, wo unterschiedliche Kulturen zusammenkommen, treffen verschiedenste Verhaltens- und Kommunikationskonzepte aufeinander. Konfliktträchtige Unterschiede existieren auch mit bei uns so gut bekannten Ländern wie Spanien, Griechenland oder Polen, denn sie besitzen einen für uns nicht auf den ersten Blick erkennbaren eigenen Werte- und Verhaltenskodex (Vicenzino Timis 2014). So gilt in unseren westeuropäischen Kulturen beispielsweise selbstsicheres Auftreten als selbstverständlich, in kollektivistisch geprägte Kulturen wie in Asien ist dieses Verhalten eher unerwünscht (Engelen und Tholen 2014).

Dieser interkulturelle Unterschied hat weitreichende Auswirkungen auf den Arbeitsalltag und die Mitarbeiterführung (Scholz 2014). Aus Unkenntnis wird andersartiges kulturell oder religiös geprägtes Verhalten (das nicht dem deutschen entspricht) mit Arbeitsverweigerung oder schlechter Ausbildung gleichgesetzt (Engelen und Tholen 2014). Stereotype Reaktionen, wie »das kann man doch von einem Arzt/einer Pflegefachkraft erwarten«, sind die Regel und bergen ein hohes Konfliktpotenzial zwischen Stammpersonal, dem interkulturelle Kompetenz fehlt, und den neuen Kollegen, die sich nicht verstanden fühlen. Auf dieser Grundlage werden wechselseitig alle Mitglieder der einen Kulturgruppe nach einer Reihe von typisch geglaubten Charakteristika für die andere ganze Gruppe gleichbehandelt.

Eine interkulturell ausgerichtete Personalentwicklung kann durch betriebliche interkulturelle Trainings Mitarbeiter dafür sensibilisieren, dass vieles, was in der eigenen Kultur als normal gilt, nur das Ergebnis einer bestimmten Sozialisation ist und nicht universell für alle Menschen gleichermaßen gilt.

Dieses interkulturelle Lernen basiert auf kulturtheoretischen Modellen von Kulturwissenschaftlern wie Hofstede, Trompenaars oder Hall, wonach Kultur »als kollektive Programmierung des Geistes« betrachtet wird (Engelen und Tholen 2014).

Der Kulturforscher Geert Hofstede gilt weltweit als Pionier der Kultursensibilisierung und gab erstmals Unternehmen mit seiner Ländergruppen-Systematik ein Analyseinstrument an die Hand, mit dessen Hilfe Personal- und Organisationsentwickler Unternehmen auf diese Kulturdimensionen anpassen können (Scholz 2014): Hofstede unterscheidet Kulturen und ihr Verhalten grob in vier Dimensionen:

1. »Machtdistanz als Maß an Bereitschaft, ungleiche Machtverteilung in einer Gesellschaft oder Organisation hinzunehmen bzw. zu erwarten.
2. Individualismus/Kollektivismus als Maß zur Beschreibung des Integrationsgrades von Individuen in Gruppen. In individualistischen Gesellschaften sind die Bindungen zwischen Individuen locker. Man erwartet von jedem, dass er für sich selber und seine unmittelbare Familie sorgt. Dagegen ist der Mensch in kollektivistischen Gesellschaften von Geburt an in starke, geschlossene Wir-Gruppen integriert, die ihn ein Leben lang schützen und dafür Loyalität verlangen.
3. Maskulinität/Feminität als Maß zur Beschreibung der Vorstellungen des Individuums von Maskulinität und Feminität. In maskulinen Gesellschaften sind die Rollen der Geschlechter klar gegeneinander abgegrenzt: Männer sind dazu bestimmt, hart und materiell orientiert zu sein; Frauen sollten bescheidener, sensibler sein und Wert auf Lebensqualität legen. In femininen Gesellschaften

überschneiden sich die Rollen der Geschlechter: sowohl Frauen als auch Männer sollten bescheiden und feinfühlig sein und Wert auf Lebensqualität legen.

4. Unsicherheitsvermeidung als Maß, in dem die Mitglieder einer Kultur sich durch ungewisse Situationen bedroht fühlen und dem daraus resultierenden Bedürfnis nach Vorhersagbarkeit und nach geschriebenen und ungeschriebenen Regeln.« (Böhm 2004, Internetzugriff 30.5.2015)

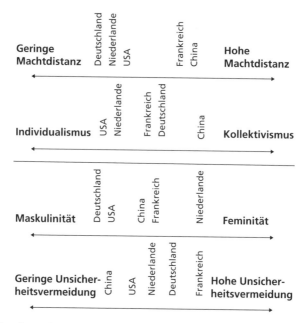

Abb. 6.4: Kulturdimensionen nach Hofstede (Quelle: Böhm 2004)

Danach sind Menschen durch ihre Kulturstandards geprägt und unterscheiden sich dadurch maßgeblich in ihren Wertevorstellungen, Denkweisen und Verhalten sowie in ihrem Verhältnis zu Zeit und Raum, der Bedeutung von Familie und Dingen sowie im Verhalten gegenüber Autorität und Alter. Daraus folgt, dass ein gegenseitiges Kulturverständnis auch in der Arbeitswelt notwendig ist, um erfolgreich in Teams zusammenzuarbeiten. Ziele des interkulturellen Lernens sind Unsicherheit vermeiden, Toleranz gegenüber anderen kulturellen Meinungen und Wertvorstellungen entwickeln, die Fähigkeiten erlangen, die andere Kultur positiv zu erleben oder mit einer fremden Kultur konstruktiv und vorurteilsfrei zusammenzuarbeiten (Hofstede 2011).

6.4.2 Unterstützende Betriebsstrukturen

Nach den Kulturtheorien verhalten sich beispielsweise die meisten Menschen aus süd- und osteuropäischen Ländern in einem fremden Umfeld eher zurückhaltend und werden auch bei Problemen nicht selbst aktiv (Stähler und Apel 2015). Derzeit kommen viele neue Mitarbeiter aus diesen Ländern nach Deutschland. Unternehmen, die verstärkt ausländische Mitarbeiter rekrutieren wollen, haben dies erkannt und vorbeugende kultursensible Personalmaßnahmen ergriffen. In interkulturell kompetenten Einrichtungen hat sich in Folge der zunehmenden Internationalisierung der Belegschaft ein neues Berufsbild im Personalmanagement herauskristallisiert, mit einem speziellen interkulturellen Anforderungsprofil. Eine Person als »Beauftragte für internationale Mitarbeiter« oder »Integrationsbeauftragte/r«, die proaktiv auf die ausländischen Kollegen regelmäßig zugeht und Hilfe anbietet (BDA 2013). Dieses neuentstehende Berufsbild eines interkulturellen Managers bündelt die gesamte internationale Rekrutierungs- und Personalentwicklungsarbeit und findet sich aktuell verstärkt bei großen Trägern und Einrichtungen des Gesundheitswesens. Eine solche zentrale Position unterstützt erwiesenermaßen effektiv die innerbetriebliche Integration und ist eine präventive personalpolitische Bindungsmaßnahme.

Bei welchen der folgenden Punkte wünschen Sie sich Unterstützung?

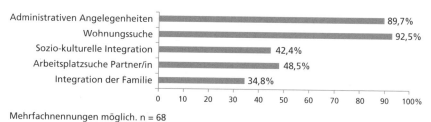

Mehrfachnennungen möglich. n = 68

Abb. 6.5: Viele ausländische Fachkräfte wünschen sich in diesen Feldern Unterstützung durch den Arbeitgeber (Quelle: Studie RWK Kompetenzzentrum 2011)

Bei großen Einrichtungen und Kliniken mit sehr vielen neuen ausländischen Fachkräften etablieren sich zudem sogenannte »International Office/Welcome Center«, die Teile einer übergeordneten internationalen Personalstrategie sind und Instrumente des Mitarbeiter-Onboardings und des Mitarbeiterbindungsprozesses darstellen. Diese mit einer hohen interkulturellen Expertise ausgestatteten Abteilungen sind interne Relocation Services und kümmern sich um Alltagsfragen der ausländischen Mitarbeiter. Zu ihren Aufgaben gehören die Begleitung bei Gesprächen mit Behörden, Unterstützung beim Umzug, beim Familiennachzug, bei der Schul- und Kindergartensuche, aber auch Berufsperspektiven für die mit einwandernden Lebenspartner (Heitzer Priem 2013).

6.4.3 Inhalte und Methoden des interkulturellen Lernens

Wie bei der Personalbetreuung muss das Personalmanagement auch die Fort- und Weiterbildung auf den interkulturellen Aspekt anpassen. Die interkulturelle Kompetenzerweiterung sowie zielgruppenorientierte Lerntechniken bilden nun einen weiteren Schwerpunkt innerhalb der Personalentwicklung (Arbeitsgemein-schaft Betriebliche Weiterbildungsforschung e. V. 2006). Nicht nur um Lücken und Unterschiede bei den ausländischen Berufsabschlüssen zu füllen, sondern auch um schnell das Potenzial der neuen Mitarbeiter zu nutzen, bieten viele Einrichtungen im Rahmen ihrer innerbetrieblichen Fortbildung und Personalentwicklung ein stan-dardisiertes zentrales Einführungsprogramm an, das im Wesentlichen eine inter-kulturelle und fachspezifische Kurzqualifizierung sowie die Weiterentwicklung der Sprachkenntnisse beinhaltet (BDA 2013). Die Seminare werden im Sinne eines Wissens- und Agemanagements oft durch interne und auch meist älteren Mit-arbeitern durchgeführt.

Lehr- und Lernmethoden, in denen ein informationsorientiertes Lernen, das auf Daten- und Faktenvermittlung basiert, eignen sich hier wegen der kulturellen und sprachlichen Barrieren nicht. Von Vorteil sind dahingegen Simulationen, in denen mögliche (Konflikt-)Situationen nachgestellt werden, neue Mitarbeiter und Mit-arbeiter der Stammbelegschaft in direktem Austausch in Fallstudien, Rollenspielen oder Gruppenarbeit interagieren und so ein »Learning by doing« erfolgt (Nerdin-ger et al. 2014).

Wichtige Qualifizierungsmodule einer solchen zentralen Einstiegsqualifizierung im Detail sind in der Praxis (Vicenzino Timis 2013):

a. Allgemeine kulturelle Einführung

Ausländischen Fachkräften erhalten ebenso ein »interkulturelles Training«, das sie mit der deutschen Lebens- und Arbeitsweise (Land, Leute und Sitten) vertraut macht. Hier haben die internationalen Kollegen einen Raum, um über eventuelle Ängste und Befürchtungen zu sprechen, die sie gegenüber Deutschland hegen. Darüber werden unternehmensspezifische (auch ungeschriebene) Regeln vermit-telt, die für Ausländer noch schwerer zu erkennen sind als für Deutsche. Die spezielle Unternehmenskultur zu begreifen, beugt Missverständnissen und Kon-flikten vor.

b. Fachspezifische Vorbereitung

Ausländische Mitarbeiter müssen auf ihre alltägliche Arbeit in einem deutschen Krankenhaus gezielt vorbereitet werden. Dazu gehört die Weiterentwicklung der medizinischen und pflegerischen Fachkenntnisse sowie Informationen über Be-handlungs- und Pflegestandards, das deutsche Gesundheitswesen, gesetzliche und berufsethische Grundlagen ärztlichen und pflegerischen Handelns. Aber auch Themen wie Einführung in das hauseigene Informationssystem, in Medizingerä-terecht, Hygienevorschriften, Gefahrstoffregelungen, Brandschutzrichtlinien und Datenschutzgesetze sichern ein effektives und vor allem sicheres Arbeiten. Damit die Wissensvermittlung gelingt, müssen Lerninstrumente wie aktive Gesprächs-techniken, das Zusammenfassen, Nachfragen oder mit anderen Worten Wieder-geben bewusst eingesetzt werden.

c. Berufsbezogenes Sprachtraining

Wer in Deutschland als Arzt oder Pflegfachkraft arbeiten möchte, muss »ausreichende« Deutschkenntnisse vorweisen (»B2«-Sprachprüfung). Dass diese Sprachkenntnisse aber nicht ausreichen, um die hochsensible Kommunikation in einem Krankenhaus zu meistern, ist seit mehrfacher Pressemeldungen in Zusammenhang mit gefährdeten Patienten und Fachkräften, die kein Deutsch verstehen, allgemein bekannt. Damit die fehlenden Sprachkenntnisse vor allem nicht zum »Sicherheitsrisiko« für Patienten werden, bieten Arbeitgeber in Kooperation mit Bildungsträgern, neu entstandene berufsbezogene Deutsch-Sprachtrainings an. Diese werden verstärkt zu den Themen Anamnese-Erhebung, Patientenaufklärung, Patientenvorstellung und Übermittlung schlechter Diagnosen angeboten. Auch eine (interkulturelle) Konflikttrainingseinheit macht in diesem Rahmen viel Sinn. Denn sie hilft den ausländischen Fachkräften, mit Patienten, Kollegen, Vorgesetzten und Angehörigen in kritischen Situationen verbal angemessen zu reagieren.

6.4.4 Soziale Eingliederung in die Einrichtung

Die meisten ausländischen Fachkräfte kommen allein nach Deutschland und haben Freunde und nicht selten auch Familie und Kinder zurückgelassen. Wie aus der kulturtheoretischen Forschung bekannt, haben die meisten hier lebenden ausländischen Mitarbeiter andere kulturelle Vorstellungen von familiär-freundschaftlichen Bindungsnetzen und allgemeinen sozialen Beziehungen zu Personen. Ein gutes Personalentwicklungsinstrument ist ein Patenschaftssystem, das eine Verbindung zwischen einheimischen Mitarbeitern und ausländischen zugewanderten Fachkräften sicherstellt. Ziel ist es, die neuen Kollegen auch privat systematisch und gezielt einzubinden (Heitzer Priem 2013). Wenn Sympathie und Interesse übereinstimmen, ist ein solches Tandem eine erfolgreiche Personalentwicklungsmaßnahme zur Etablierung einer gelebten Willkommenskultur, die Motivation und Integration sehr schnell fördert (ifu-os 2014). Auf diese Weise werden beide Seiten hinsichtlich ihrer sozialen als auch interkulturellen Kompetenz weiterentwickelt und gefördert. Daneben werden auch für das Stammpersonal wichtige (fremd)sprachliche Kenntnisse intensiviert bzw. wieder aufgefrischt.

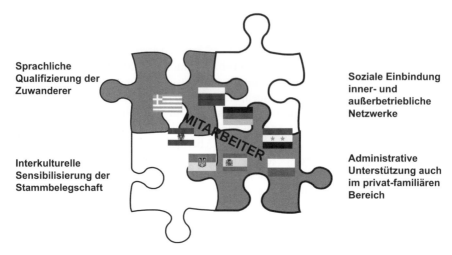

Abb. 6.6: Eine gelungene betriebliche Integration ist das Ergebnis von gelebter Willkommenskultur und systematischem Integrationsmanagement (Quelle: eigene Darstellung 2013)

6.4.5 Kulturbewusste Personalführung

Nachdem Führungskräfte hinlänglich fachliche, methodische und soziale Kompetenzen aufweisen müssen, werden nun zunehmend auch interkulturelle Fähigkeiten von Managern gefordert, um eine erfolgreiche Mitarbeiter- und Unternehmensführung zu gewährleisten (Scholz 2014). Dabei muss die Führungskraft über die Kompetenz verfügen, seine eigene Kultur und sein eigenes Handeln zu reflektieren, dies mit dem Wissen über spezielle kulturelle Eigenheiten zu verbinden und dies in konkretes eigenes Handeln und Verhalten umzusetzen (Engelen und Tholen 2014). Das setzt folgende Persönlichkeitsmerkmale und konkrete Qualifikationen voraus, die eine erfolgreiche Personalarbeit mit internationalen Mitarbeitern fördern muss:

1. Interkulturelle Sensibilität: Sie ist schwer erlernbar und setzt eine intuitiv-emotionale Wahrnehmung und Analyse anderer Denk- und Verhaltensmuster voraus.
2. Interkulturelle Kommunikationsfähigkeit: Sie ist begrenzt erlernbar und erfordert eine gewisse Begabung im Umgang, der Kommunikation und Konfliktlösung mit Menschen anderer Kulturen.
3. Interkulturelles Wissen: Es ist erlernbar und beinhaltet die Aneignung grundsätzlicher Kenntnisse über kulturgeprägte Unterschiede und Bedeutung spezieller Faktoren in verschiedenen Kulturkreisen.
4. Interkulturelles Perzeptionsvermögen: Dies ist ebenso erlernbar und ist die Fähigkeit anhand von Ausdrucksmerkmalen wie Stimme oder Gesichtsausdruck und symbolischen Handlungen die richtigen Schlussfolgerungen zu ziehen.

Betrieblich veranlasste Auslandsaufenthalte und -entsendungen sowie das Business-Coaching sind geeignete individualisierte Personalentwicklungsinstrumente, die Führungskräfte dabei unterstützen, eigene kulturbedingte Verhaltens- und Beurteilungsfehler zu vermeiden, indem kulturgeprägte Rollen- und Verhaltensweisen nicht mehr falsch interpretiert werden. Andernfalls besteht die Gefahr, dass missverstandene ausländische Mitarbeiter demotiviert werden und das Unternehmen wieder verlassen (Lüthy und Schmiemann 2004).

Ein weiteres effektives Personalinstrument für Führungskräfte zur Förderung der interkulturellen Sensibilisierung und Lernkompetenz ist der regelmäßige Austausch untereinander, das Peer-Tutoring oder die gegenseitige Beratung unter Kollegen.

»Das Einsetzen der ›kollegialen Beratung‹ im Arbeitsalltag wird von der Unternehmensführung als positiv angesehen und unterstützt, da durch dieses Instrument die Kommunikation untereinander gefördert und eine starke Vertrauensbasis zwischen den Führungskräften geschaffen wird. Dabei werden kulturell unterschiedliche Denk- und Handlungsweisen immer wieder diskutiert« (Arbeitsgemeinschaft Betriebliche Weiterbildungsforschung e. V. 2006, S. 69).

Dahingegen existieren bislang kaum Instrumente zur Leistungsbeurteilung für ausländische Mitarbeiter. Die Schwierigkeit liegt darin, dass diese Systeme Kriterien wie Nationalität der Mitarbeitenden, Umwelteinflüsse im Heimatland, Unterschiede in der Schul- und Hochschulbildung, aber genauso die interkulturelle Kompetenz der Person, die die Beurteilung durchführt, berücksichtigen müssen. Eine Lösung aus diesem Beurteilungsdilemma kann die Beurteilung durch zwei Personen sein, wobei einer davon aus dem Heimatland des zu Beurteilenden stammt oder zumindest über fundierte Kenntnisse des Kulturraumes verfügt (Stracke 2009).

6.5 Schlussfolgerungen

Der demografische Wandel in Deutschland hat weitreichende Folgen für den Gesundheitssektor und seine Versorgungssysteme und erfordert eine verstärkte Zuwanderung von Fachkräften und Hochqualifizierten. Hieraus ergibt sich sowohl auf bundesstaatlicher als auch auf unternehmerischer Ebene Handlungsbedarf.

Die Bundesregierung hat in den vergangenen Jahren mit zahlreichen Gesetzen und Maßnahmen grundlegende Rahmenbedingungen geschaffen, um die wachstums- und versorgungshemmenden Faktoren des demografischen Wandels in der Gesundheitsbranche zu reduzieren.

In den Einrichtungen des Gesundheitswesens wird es nun zukünftig vor allem darauf ankommen, Arbeitsbedingungen zu schaffen, die eine Berufstätigkeit in der Gesundheitsbranche wieder attraktiv machen, um leistungsbereite, gut qualifizierten und innovationsfreudige Mitarbeiter zu erhalten und zu binden. Um das Potenzial qualifizierter Zuwanderer optimal nutzen zu können, müssen Personalentwicklungsmaßnahmen an die verschiedenen Bedarfe und Belange ausländischer

Fachkräfte angepasst werden. Denn die interkulturelle Sensibilisierung der Stammbelegschaft und die Schaffung einer Willkommenskultur sind zentrale Elemente einer zeitgemäßen und demografieorientierten Personalarbeit. Nur so sind das Wirtschaftspotenzial und die Wettbewerbsfähigkeit der Unternehmen und der Gesundheitsbranche insgesamt und nachhaltig sichergestellt.

Reflexionsfragen zum Text

1. Welcher Zusammenhang besteht zwischen dem demografischen Wandel und dem Wachstumspotenzial der Gesundheitsbranche?
2. Welche gesetzlichen und bundesstaatlichen Maßnahmen wurden im Zuge des demografischen Wandels unternommen?
3. Vor welchen Herausforderungen stehen Einrichtungen des Gesundheitssektors und wie können diese aus personalpolitischer Sicht gelöst werden?

Literatur

Arbeitsgemeinschaft Betriebliche Weiterbildungsforschung e. V. (Hrsg.) (2006): Interkulturelle Kompetenzentwicklung. Berlin: Arbeitsgemeinschaft Betriebliche Weiterbildungsforschung e. V.

Bertelsmannstiftung (2015): Internationale Fachkräfterekrutierung in der deutschen Pflegebranche. Gütersloh: Bertelsmannstiftung.

Blum, K., Löffert, S. (2010): Ärztemangel im Krankenhaus - Ausmaß, Ursachen, Gegenmaßnahmen - Forschungsgutachten im Auftrag der Deutschen Krankenhausgesellschaft. Düsseldorf: Deutsches Krankenhausinstitut e.V.

Böhm, U. (2004): Fachaufsätze Ausgabe 2/2004:Interkulturell kompetent? (www.lift-report.de, Zugriff am 30.5.2015).

Bundesagentur für Arbeit, Statistik/Arbeitsmarktberichterstattung (2015): Der Arbeitsmarkt in Deutschland –Fachkräfteengpassanalyse. Nürnberg: Bundesagentur für Arbeit.

Bundesagentur für Arbeit, Arbeitsmarktzulassung (2014): Information für Arbeitnehmer und Arbeitgeber. Nürnberg: BA.

Bundesamt für Migration und Flüchtlinge (2012): Anerkennung und Berufszugang für Ärzte und Fachärzte mit ausländischen Qualifikationen in Deutschland. Berlin: Bundesamt für Migration und Flüchtlinge.

Bundesministerium des Innern (2011): Demografiebericht: Bericht der Bundesregierung zur demografischen Lage und künftigen Entwicklung des Landes. Berlin: Bundesministerium des Innern.

Bundesministerium für Wirtschaft und Energie (Hrsg.) (2014): Wirkungsanalyse des rechtlichen Rahmens für ausländische Fachkräfte aus dem Ausland. Berlin: Bundesministerium für Wirtschaft und Energie.

Bundesvereinigung der Deutschen Arbeitgeberverbände (BDA) (2013): Willkommenskultur-Ein Leitfaden für Unternehmen. Berlin: BDA.

Deutscher Industrie- und Handelskammertag (2015): Zuwanderung weiter erleichtern, Integration im Interesse der Wirtschaft stärken. Berlin: DIHK.

Engelen, A., Tholen, E. (2014): Interkulturelles Management. Stuttgart: Schäffer Poeschel.

Friedrich-Ebert-Stiftung (Hrsg.) (2013): Berufsbilder im Gesundheitssektor- Vom »Berufebasteln« zur strategischen Berufsbildungspolitik. Bonn: Friedrich-Ebert-Stiftung.

Hackl, B., Gerpott, F. (2015): HR 2020-Personalmanagement der Zukunft (2015), München: Franz Vahlen.

Heitzer Priem, U. (2013): Internationale Fachkräfte finden und binden. Personal im Fokus, 2: S. 14–21.

Hofstede, G. (2011): Lokales Denken, Globales Handeln. Interkulturelle Zusammenarbeit und globales Management, 5. Auflage, München: Deutscher Taschenbuchverlag.

Institut für Unternehmensentwicklung GmbH der Akademie Überlingen-Unternehmensgruppe (Hrsg.) (2014): Arbeitshilfe für eine gelungene Integration ausländischer Fachkräfte. Osnabrück: ifu-os.de.

Nerdinger, F., Blickl, G., Schaper, N., (2014): Arbeits- und Organisationspsychologie, 3. Auflage, Berlin: Springer.

Scholz, Ch. (2014): Personalmanagement. Informationsorientierte und verhaltenstheoretische Grundlagen. München: Franz Vahlen.

Siemann, Ch. (2011): HR Management in der Gesundheitsbranche. Special Gesundheitsbranche extra 2011, Personalwirtschaft: S. 8 -12.

Stähler, G., Apel, W. (2015): Strategien internationaler Personalbeschaffung. Stuttgart: Schäffer Poeschel.

Stracke, F. (2009): Menschen verstehen- Potenziale erkennen, 3. Auflage, Leonberg: Rosenberger Fachverlag.

Vicenzino Timis, R. (2013): Integration von Mitarbeitern aus dem Ausland. Wie Krankenhäuser eine Willkommenskultur schaffen. Klinik, Wissen, Managen, 03: S. 24-26.

Weiterführende Internetquellen

www.fachkraefte-offensive.de
www.make-it-in-germany.com
www.fachkraeftemonitor-berlin.de
www.netzwerk-iq.de
www.thejobofmylife.de

7 Den Wandel begleiten – Change Management als Instrument der Organisationsentwicklung in Krankenhausorganisationen

Angela Wanko

Dieses Kapitel behandelt das Instrument des Change Managements, welches zur Organisationsentwicklung eingesetzt wird. Hier mit einem besonderen Fokus auf Krankenhäuser und als eine besondere Herausforderung für ein erfolgreiches Projektmanagement. Denn, insbesondere die individuellen organisationsspezifischen Besonderheiten und die grundsätzlich vorhandene Problematik von Krankenhausorganisationen sind für die erfolgreiche Realisierung von Change Management-Projekten interessant. Aus diesem Grund werden sowohl die Grundlagen von Change Management-Projekten als auch die Besonderheiten von Krankenhausorganisationen erläutert. Darüber hinaus soll in diesem Kapitel aufgezeigt werden, welche zukünftige Entwicklungsrichtung für Krankenhausorganisationen als existenzsichernd betrachtet werden kann und wie das Projekt Change Management diesen Prozess unterstützt.

7.1 Rahmenbedingungen im Health Care-Sektor

In den letzten Jahrzehnten sind die Umweltfaktoren nicht zuletzt durch die Globalisierung und zunehmende Internationalisierung der Märkte komplexer, dynamischer und wettbewerbsintensiver geworden (Staehle 1999). Besonders herausfordernd ist die damit verbundene stetig ansteigende Geschwindigkeit, mit der die Unternehmen Veränderungen umsetzen müssen, um sich den Marktbedingungen anzupassen und wettbewerbsfähig zu bleiben. Diese turbulente Entwicklung betrifft auch den Krankenhaussektor. Das Gesundheitswesen unterliegt schon seit vielen Jahren aufgrund der begrenzten finanziellen Mittel und der steigenden Gesundheitsausgaben einem massiven Rationalisierungs- und Reformdruck. Als Hauptursachen für den externen Anpassungsdruck im Health Care-Sektor können die gesetzlichen Rahmenbedingungen, der medizinisch-technische Fortschritt, die demografische Bevölkerungsentwicklung und der gesellschaftliche Wertewandel, der mit einem veränderten Anspruchsverhalten der Patienten einhergeht, konkludiert werden (Schlüchtermann 2013). Die größte Herausforderung für ein Krankenhausmanagement der Zukunft ist die demografische Entwicklung. Damit verbunden ist bei fortschreitender Reduktion der finanziellen Mittel eine zunehmende Nachfrage nach Gesundheitsleistungen. Gleichzeitig stehen dem (Gesundheits-)Markt weniger Arbeitskräfte zur Verfügung, wodurch der Fachkräftemangel im Gesundheitswesen weiter zunehmen wird. Die Situation im Gesundheitswesen wird sich also weiter verschärfen. Dem gegenüber stehen die tradierten internen Aufbau- und Ablauforganisationen der Krankenhausorganisationen, die mit relativ starren Strukturen und einer geringeren Flexibilität einhergehen (Eichhorn und Schmidt-Rettig 2007).

Strategische Neuausrichtungen, Reorganisationen und Restrukturierungen der Krankenhausorganisationen, die durch innovative Management- und Organisationskonzepte manifestiert werden, müssen die Antwort auf die genannten Herausforderungen sein. Dies impliziert Organisationsstrukturen, die ein ganzheitliches prozessuales Denken und Handeln unterstützen, kurze Reaktionszeiten auf Veränderungen ermöglichen und auf kontinuierliche Verbesserung der Leistungserstellung ausgerichtet sind. Damit einhergehende Effizienz- und Effektivitätssteigerungen, die durch die Förderung und Nutzung interner Ressourcen sowie den Abbau von Ineffizienzen erreichbar werden, können zur Existenzsicherung der Krankenhausorganisationen führen. Damit verbunden sind steigende Qualitäts- und Kundenanforderungen zu berücksichtigen, die den im Wettbewerb wichtigen Aspekt der Patientenzufriedenheit beinhalten (Guber-Klingler 2012; Zwierlein 1997). Die Fähigkeit des Krankenhausmanagements, den erforderlichen Wandel effizient zu initiieren, zu koordinieren und zu implementieren, kann als wesentlicher Erfolgsfaktor im Wettbewerb betrachtet werden (von Eiff und Ziegenbein 2001; Greulich et al. 1997). Diese Ziele sind im Rahmen von Change Management-Projekten durchaus realisierbar, denn Change Management ist mehr als nur der Einsatz klassischer Managementmethoden.

7.2 Change Management

7.2.1 Eine Definition

Für den Begriff Change Management existiert in der Literatur keine einheitliche Definition. Grundsätzlich steht Change Management synonym für Wandlungs- bzw. Veränderungsprozesse, wobei keine eindeutige Implikation über die inhaltlichen Dimensionen der Veränderung existiert. So kann der Ausgangspunkt von Change Management-Projekten zunächst folgende Bereiche betreffen:

- das Individuum, z. B. im Rahmen von Personalentwicklungsmaßnahmen,
- einzelne Organisationsdimensionen: Strategie, Ziele, Strukturen, Prozesse und die Kultur, z. B. im Rahmen von Restrukturierungsmaßnahmen sowie
- die gesamte Organisation, z. B. im Rahmen von Fusionen oder Übernahmeprozessen.

Auch der zeitliche Umfang und die organisatorische Projektstruktur sind sehr different. So können Change Management-Projekte einerseits in umfangreiche und langfristige Organisationsentwicklungsprozesse eingebettet sein und andererseits auch autonom implementiert werden als zeitlich begrenzte Veränderungsprozesse, beispielsweise im Rahmen von OP-Management-Projekten. In der Praxis ebenfalls und immer häufiger anzutreffen, ist die Parallelität mehrerer Change-Prozesse im Rahmen einer übergeordneten Organisationsentwicklungsmaßnahme. Die Herausforderung liegt dann im parallelen Management der Projekte, der Harmonisierung der Projekt-Schnittstellen und ihrer späteren Zusammenführung.

Doppler und Lauterburg (2014) beschreiben Change Management als einen strukturierten, gezielten und ergebnisorientierten Prozess, der aus dem systemischen Verständnis heraus betrachtet, das gesamte Umfeld des vorhandenen und zu verändernden Systems einbezieht. Eines der zentralen Prinzipien im Zusammenhang mit Change Management-Projekten sehen Doppler und Lauterburg in der Stärkung der Selbstverantwortung der Organisationsmitglieder, wodurch den Mitarbeitern die inhaltliche Verantwortung für die Durchführung des Veränderungsprozesses übertragen wird (Doppler und Lauterburg 2014). Demnach ist nicht nur die bloße Einbeziehung der Mitarbeiter in den Change-Prozess unentbehrlich, sondern vielmehr die Stärkung ihrer Eigenverantwortlichkeit im Sinne einer erfolgsorientierten Change-Strategie.

Lauer fasst unter dem Begriff Change Management spezielle Managementtechniken zusammen, die zur inhaltlichen Steuerung des Wandelprozesses erforderlich sind. Der Blick im Change-Prozess ist hierbei vor allem nach innen, in Richtung der beteiligten Organisationsmitglieder bzw. der zu verändernden Organisation, gerichtet (Lauer 2014).

Zusammenfassend kann Change Management als geplanter, systematischer und ergebnisorientierter Wandlungsprozess definiert werden, mit dessen Hilfe nachhaltige individuelle und organisationale Veränderungen im Unternehmen initiiert, realisiert und implementiert werden. Change Management kann als kurz-, mittel- oder langfristiger Prozess unterschiedlicher Komplexität angelegt sein. Das prägnante Kennzeichen von Change Management ist die Fokussierung auf die menschliche Komponente im Veränderungsprozess. Dies bedingt die unmittelbare Einbeziehung und Stärkung der Selbstverantwortung der betroffenen Mitarbeiter und Führungskräfte. Neben der inhaltlichen Bearbeitung der eigentlichen Thematik, wie z. B. eine Verkürzung von Wartezeiten, beinhaltet jedes Change Management-Projekt die professionelle Arbeit an Themen, die auf den Umgang mit Widerständen, eine Kommunikationsverbesserung und die Motivationssteigerung der Betroffenen abzielen. Ein weiterer wesentlicher Bestandteil von Change Management ist die ganzheitliche Sicht der Organisation, die sowohl die internen Organisationsdimensionen als auch die externe Unternehmensumwelt berücksichtigt. Das Ziel des Change Managements ist die optimale Steuerung des Unternehmenswandels (Lauer 2014). Der Einsatz eines strukturierten Projektmanagements wirkt sich im Veränderungsprozess positiv aus, um die Planung, Steuerung, Realisierung und Evaluation des Gesamtprozesses sicherzustellen.

Um Change Management-Projekte in einem Unternehmen zu initiieren, bietet die Beteiligung von externen Beratern, Change-Agents oder Moderatoren eine sinnvolle Unterstützung. Durch ihre Neutralität und Objektivität gelingt die Vermittlung innerhalb der bzw. zwischen den betroffenen Arbeitsgruppen häufig besser (Doppler und Lauterburg 2014).

Ursprünglich hervorgegangen ist das heutige Change Management aus der klassischen Organisationsentwicklung in den USA in den 1930er Jahren. Change Management baut im Wesentlichen auf den grundsätzlichen Überzeugungen und Haltungen der Organisationsentwicklung auf, extendiert diese jedoch um strukturelle und strategische Komponenten.

7.2.2 Organisationsentwicklung als Basis von Change Management

Das heutige Verständnis von Organisationsentwicklung (OE) ist vor allem durch drei Ansätze geprägt: den Aktionsforschungsansatz, den Forschungsansatz von Kurt Lewin und den Ansatz des Tavistock-Instituts (weiterführende Literatur: Staehle 1999; French und Bell 1994; Wimmer 2004).

Eine eindeutige Definition des Begriffs Organisationsentwicklung existiert in der Literatur ebenso wenig wie für den Begriff des Change Managements. Allen OE-Definitionen gemein sind jedoch, neben der Veränderung als zentralem Thema, die folgenden drei wesentlichen Merkmale (Doppler und Lauterburg 2014):

- Längerfristiger, ganzheitlicher Ansatz
- Partizipative Beteiligung der Betroffenen
- Hilfe zur Selbsthilfe

Organisationsentwicklung kann als längerfristiger, geplanter Wandel 1. Ordnung[4] definiert werden, der verhaltenswissenschaftliche Erkenntnisse verwendet, um einen umfassenden Entwicklungs- und Veränderungsprozess von Organisationen und Gruppen einzuleiten und zu unterstützen. Der OE-Prozess basiert auf partizipativen Handlungsgrundsätzen, indem Beteiligte zu Betroffenen gemacht werden. In diesem Sinn ist OE ein Lern- und Entwicklungsprozess der Organisation und der in ihr tätigen Menschen (Staehle 1999; Fatzer 1993).

In der deutschen Literatur ist die Organisationsentwicklung durch eine doppelte Zielsetzung gekennzeichnet: die gleichzeitige Steigerung der Leistungsfähigkeit der Organisation (Effektivität) und der Qualität des Arbeitslebens (Humanität). Daneben werden eine Erhöhung des Problemlösungspotenzials und der Selbsterneuerungsfähigkeit der Organisation als weitere Ziele definiert (Staehle 1999; Fatzer 1993). Glasl führt außerdem ein Authentizitätsziel an. Er versteht darunter die Befähigung der Organisation, mit Spannungen und Widersprüchen der vorgenannten Ziele umzugehen (Glasl et al. 2005).

Die OE-Maßnahmen sind also darauf ausgerichtet, die ökonomischen Ziele der Organisation und die individuellen Ziele der Mitarbeiter in Einklang zu bringen (Rosenthal und Wagner 2004). Ein wesentliches Merkmal der OE ist die Beteiligung der Betroffenen in der Form, dass die Organisationsmitglieder die einzelnen Schritte der Organisationsentwicklung (Analyse, Planung, Durchführung und Auswertung)

---

4 Ein Wandel 1. Ordnung kann als quantitativer Wandel betrachtet werden. Der Wandel bezieht sich auf einzelne Dimensionen ohne den vorherrschenden Bezugsrahmen oder das bestehende Interpretationsschema zu verändern. Es erfolgt kein Paradigmawechsel (Staehle 1999).

auf der Grundlage offener Kommunikation aktiv mitgestalten (Glasl et al. 2005). Die komplexen Merkmale der Organisationsentwicklung setzen eine ganzheitliche Perspektive auf das Gesamtsystem voraus (Fatzer 1993).

Für OE-Interventionen steht ein breites Repertoire an Interventionsmaterial zur Verfügung, das nach den Interventionsarten unterschieden werden kann (French und Bell 1994). Die Interventionsinstrumente der Change-Agents sind von den verschiedenen Aufgaben in den unterschiedlichen Phasen abhängig. Sie nutzen in Abhängigkeit des Phasenverlaufs beispielsweise Fragebögen, Einzelinterviews, Workshops, Diagnose-Feedbacks, gruppendynamische Trainings, Qualitätszirkel, Coachings, Intergruppenarbeit, schriftliche Befragungen, Gespräche, Arbeitskreise (Heimerl-Wagner und Ebner 1996). Diese Methoden können einerseits im Sinn der OE-Philosophie als sinnvolle Einzelmaßnahmen im Rahmen eines OE-Gesamt-konzeptes eingesetzt werden, anderseits können sie auch isoliert durchgeführt werden. Dann werden sie jedoch nicht als OE-Maßnahmen bezeichnet, sondern als Change Management (Iding 2000). So sind die genannten Interventionsinstrumente auch ein elementarer Bestandteil in Change Management-Projekten.

Neuere Ansätze der Organisationsentwicklung sind durch das Aufgreifen unterschiedlicher Lernmodelle (weiterführende Literatur: Argyris und Schön 1999; Staehle 1999, Schreyögg 2010) gekennzeichnet, wie beispielsweise die Konzepte des Organizational Transformation (OT) und des Organizational Transition (Staehle 1999).

7.2.3 Grundsätze des Change Managements

Aufbauend auf den Grundlagen der Organisationsentwicklung entstanden differente inhaltliche Aspekte für Change Management-Prozesse. Doppler und Lauterburg fassen acht Grundsätze für die praktische Durchführung des Change Managements in Form einer Charta zusammen (▶ Abb. 7.1). Diese acht Grundsätze verstehen sie als Managementkonzept, das vor allem der Realisierung der konzeptionellen Veränderungsvorhaben dient. Die einzelnen Schritte bedingen sich gegenseitig und müssen in einem erfolgreichen Veränderungsprozess alle gleichzeitig beachtet und angewendet werden. Sie sind als Erfolgsfaktoren im Change-Prozess zu verstehen, denn grundsätzlich ist nicht die Konzeptentwicklung die kritische Herausforderung im Wandel, sondern ihr Transfer in die Praxis (Doppler und Lauterburg 2014).

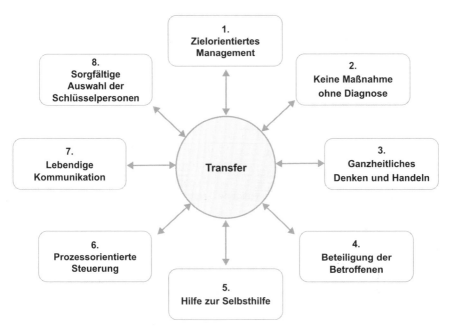

Abb. 7.1: Charta des Managements von Veränderungen (Quelle: Doppler und Lauterburg 2014, S.186)

7.2.4 Phasenmodelle des Change Managements

Modelle dienen der plausiblen und vereinfachten Darstellung der Realität. So existieren in der Literatur auch im Zusammenhang mit Change Management-Prozessen diverse Ansätze und Modelle, um die Abläufe von Veränderungsprozessen zu strukturieren, visualisieren und ihnen einen schematischen Rahmen zu geben. In der Praxis haben sich vor allem zwei Ansätze bewährt. So wie Change Management seinen Ursprung in der Organisationsentwicklung hat, so basieren die beiden Veränderungsmodelle von Kotter und Krüger auf dem, aus der Organsiatonsentwicklung stammenden, Dreiphasenmodell von Kurt Lewin.

Das Dreiphasenmodell von Lewin

Von Kurt Lewin wurden in den 1940er Jahren verhaltenswissenschaftliche Studien durchgeführt. Die Ergebnisse dienten in den folgenden Jahren als Erklärungsgrundlage für die Phasenverläufe von Veränderungsprozessen im Zusammenhang mit der Organisationsentwicklung auch im organisationalen Kontext. Nach Lewin lassen sich OE-Prozesse anhand eines Dreiphasenmodells wie in Abbildung 7.2 strukturieren (Staehle 1999).

123

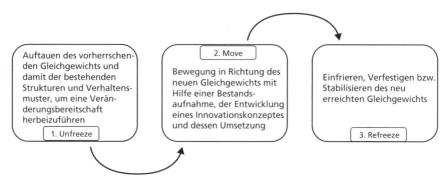

Abb. 7.2: Dreiphasenmodell von Lewin (eigene Darstellung in Anlehnung an: Staehle 1999, S. 593; Schreyögg 2008)

In der Phase des »Unfreezing« wird zunächst eine Veränderungsbereitschaft hergestellt, die sowohl durch interne als auch externe Faktoren ausgelöst werden kann. Anschließend werden die konzeptionell geplanten Veränderungen beim »Moving« in das Unternehmen eingeführt. Das »Refreezing« sorgt dann dafür, dass die Neuerungen internalisiert und angewendet werden. Die Realisierung der Veränderung wird so lange hinausgezögert, bis alle Voraussetzungen für eine erfolgreiche Umsetzung vorliegen. Es wird sehr viel Mühe darauf verwendet, die betroffenen Mitarbeiter durch die Verdeutlichung der Vorteile zu motivieren. Insofern sollen Widerstände nicht gebrochen, aber minimiert werden. In der Phase des Refreezing werden Strukturen eingerichtet, die eine Rückkehr in alte Verhaltensweisen verhindern sollen. Die Organisationsmitglieder werden in alle Phasen intensiv einbezogen und geschult. Das Tempo des Veränderungsprozesses ist eher langsam. Angewendet werden kann das Dreiphasenmodell bei notwendigen organisationalen Anpassungen, durch deren Publizierung keine negativen politischen Prozesse im Unternehmen ausgelöst werden. Es besteht jedoch die Gefahr, dass die ursprüngliche Konzeption zerredet und permanent verändert wird, wodurch sie letztlich scheitern kann (Bleicher 1991; Hafner und Reineke 1992).

Kritisch betrachtet, ist dieses Konzept zu theoretisch und vereinfachend. Der Hauptkritikpunkt dieses Modells ist der vorwiegend statische Charakter, der aufgrund des Gleichgewichtszustands in der Refreezing-Phase postuliert wird (Damkowski et al. 2000). In der heutigen Zeit ist Wandel jedoch kein einmaliger, abgeschlossener Prozess mehr, sondern vielmehr ein fortlaufender Adaptationsprozess an die dynamischen Umweltbedingungen. Der aktuell zunehmende Anpassungs- und Leistungsdruck zwingt Unternehmen sowohl aus dem Wirtschafts- als auch aus dem Non-Profit-Bereich, wie beispielsweise Krankenhäuser, zu einem permanenten Wandel. Das Ziel, einen Gleichgewichtszustand zu erreichen, gilt in der heutigen Zeit als nicht realisierbar. Das Modell von Lewin ist zwar für die Implementierung von Change-Prozessen in Krankenhäusern geeignet, kann allerdings aufgrund der Nachteile nicht als ultima ratio betrachtet werden.

Das Acht-Stufen-Modell von Kotter

Einer der führenden Autoren und Doyen des Change Managements ist John Paul Kotter, Professor an der Harvard Business School. Kotter veröffentlichte im Jahr 1995 sein Acht-Stufen-Modell für die erfolgreiche Durchführung tief greifenden organisationalen Wandels. Die einzelnen Schritte des Transformationsprozesses laufen im Idealfall nacheinander ab. Kotter leitet die Schritte aus acht grundsätzlichen Fehlern ab, die er für das Scheitern von Change-Prozessen verantwortlich macht und definiert hat.

Die von Kotter definierten, typischen 8 Fehler sind:

- **Es wird zu viel Selbstgefälligkeit geduldet,** d. h. die Führungskräfte realisieren die dringliche Notwendigkeit des Wandels nicht
- **Die Schaffung einer ausreichend starken Führungskoalition scheitert,** d. h. das Top-Management steht nicht hinter dem Wandel
- **Die Kraft der Vision wird unterschätzt,** d. h. es existiert keine Klarheit über die Vision
- **Mangelnde Kommunikation der Vision,** d. h. es liegen ineffiziente Kommunikationsmuster vor
- **Hindernisse, die die neue Vision blockieren, werden zugelassen,** z. B. Stellenbeschreibungen oder Strukturen, die nicht zur neuen Vision passen
- **Schnelle Erfolge werden nicht geplant,** d. h. innerhalb der ersten 6-18 Monate werden keine Erfolge sichtbar
- **Der Sieg wird zu früh verkündet,** z. B. nach dem Erreichen der ersten größeren Leistungsverbesserung und nicht erst am tatsächlichen Prozessende
- **Veränderungen werden nicht in der Unternehmenskultur verankert,** d. h. ökonomisch und/oder analytisch orientierte Führungskräfte beurteilen soziale Normen und Werte als zu »weich« und unterschätzen die Macht der Unternehmenskultur

Daraus ergeben sich folgende Konsequenzen:

- Neue Strategien sind nicht konsequent implementiert
- Akquisitionen erzielen nicht die erwarteten Synergien
- Reorganisations- und Restrukturierungsmaßnahmen sind zu zeit- und kostenintensiv
- Kostensenkungsprogramme greifen nicht
- Qualitätsverbesserungsprogramme führen nicht zu den erhofften Ergebnissen

Kotter geht davon aus, dass diese Fehler vermeidbar sind mit einem entsprechenden Verständnis für die Hemmnisse von Wandelprozessen, einem Prozess-Know-how über den Verlauf von Change Management-Projekten und einer kompetenten Führung, die auch sozial emotionale Aspekte im Change-Prozess berücksichtigt und nicht nur auf die Managementkompetenzen fokussiert ist. Die Führung hat nach Kotters Verständnis eine zentrale Aufgabe im Wandel und ist ein maßgeblicher Erfolgsfaktor. Er unterscheidet im Change-Prozess zwischen den notwendigen

1. Ein Gefühl für die Dringlichkeit erzeugen

- Untersuchung der Markt- und Wettbewerbsrealitäten
- Identifizierung und Diskussion von Krisen, potenziellen Krisen und grundsätzlichen Chancen

2. Eine Führungskoalition aufbauen

- Zusammenstellung einer Gruppe mit ausreichender Kompetenz, um den Wandel zu führen
- Die Gruppe zu Teamarbeit motivieren

3. Eine Vision und Strategie entwickeln

- Eine für den Wandel richtungsweisende Vision entwickeln
- Strategien für die Umsetzung der Vision entwickeln

4. Die Vision des Wandels kommunizieren

- Kommunikation der neuen Vision und der Strategie durch alle verfügbaren Kommunikationskanäle (sowohl in Worten als auch in Taten)
- Die Vision muss den Mitarbeitern von der Führungskoalition vorgelebt werden

5. Mitarbeiter auf breiter Basis befähigen

- Hindernisse beseitigen
- Ändern von Systemen oder Strukturen, die der Vision des Wandels nicht entsprechen
- Zur Risikobereitschaft und zu ungewöhnlichen Ideen, Aktivitäten und Handlungen ermutigen

6. Schnelle Erfolge erzielen

- Sichtbare Leistungsverbesserungen oder „Erfolge" planen
- Die geplanten Erfolge (Ziele) erreichen
- Die Menschen, die diese Erfolge ermöglichten, für alle deutlich anerkennen und auszeichnen

7. Erfolge konsolidieren und weitere Veränderungen einleiten

- Die wachsende Glaubwürdigkeit dazu nutzen, alle Systeme, Strukturen und Verfahren zu verändern, die nicht zusammenpassen und nicht der Vision des Wandels entsprechen
- Menschen, die die Vision des Wandels umsetzen können, einstellen, befördern und entwickeln

8. Erfolge konsolidieren und weitere Veränderungen einleiten

- Erreichung einer Leistungsverbesserung durch kunden- und produktivitätsorientiertes Verhalten, mehr und bessere Führung und effektiveres Management
- Die Beziehung zwischen neuem Verhalten und Unternehmenserfolg herausstellen
- Maßnahmen entwickeln, die Führungsentwicklung und -nachfolge sicherstellen

Abb. 7.3: Acht-Stufen-Modell von Kotter (Quelle: Kotter 2012, S. 18)

Eigenschaften Führung und Management. Führung im Sinne von Leadership beinhaltet Visionen, Inspiration und Motivation von Mitarbeitern – also eine große emotionale bzw. empathische Komponente. Unter Management versteht Kotter Tätigkeiten, wie die Planung, Organisation, Koordination und das Controlling von

Projekten, also primär prozessbezogene Aufgaben. Aus seiner Sicht basiert eine erfolgreiche Unternehmenstransformation zu 70–90 % auf Führung (Leadership) und lediglich zu 10–30 % auf Management. Er misst folglich dem Leadership (▶ Kap. 7.5) eine wesentlich größere erfolgsrelevante Bedeutung zu als der reinen Managementfunktion. Für die Praxis bedeutet diese Feststellung, dass Führungskräfte im Wandel vor allem über sozial-emotionale Kompetenzen verfügen sollten und klassische Managementkompetenzen für die erfolgreiche Durchführung von Veränderungsprozessen eher sekundär sind. Als wesentliche erfolgsrelevante Schlüsselelemente seines achtstufigen Modells ist neben dem Führungsverhalten vor allem das Kommunikationsverhalten hervorzuheben. Ausgehend von den acht Fehlern für das Scheitern von Change Management-Prozessen leitet Kotter den Acht-Stufen-Prozess für den erfolgreichen organisatorischen Wandel ab (Kotter 2012).

In der Praxis ist es durchaus möglich, in den unterschiedlichen Phasen des Veränderungsprozesses gleichzeitg zu arbeiten. Kotter weist jedoch darauf hin, dass die Einhaltung der acht Schritte in der vorgebenen Reihenfolge mit der erforderlichen Sorgfalt als erfolgskritscher Bestandteil von Change-Prozessen zu betrachten ist. Das Auslassen eines Schrittes führt in der Regel zu Problemen.

Analog dem dreistufigen Modell von Lewin dienen die ersten vier Phasen des Modells von Kotter dem Auftauen des vorherrschenden Gleichgewichts. Die Phasen fünf bis sieben sind als Entwicklungsphasen in Richtung des neuen Innovationskonzeptes zu verstehen, also gleichzusetzen mit der Phase des »Movings« bei Lewin. Der letzte Schritt verankert die neuen Konzepte in der Unternehmenskultur, dient also dem Refreezing. Kotters Modell stützt sich dabei ähnlich wie Lewin auf das Stabilitätsparadigma, das in der heutigen dynamischen Zeit nicht mehr aktuell erscheint. Er geht jedoch auch davon aus, dass fundamentale Veränderungsvorhaben aus mehreren kleinen, parallel verlaufenden Projekten bestehen. Er schließt also eine gleichzeitige oder zeitversetzte Durchführung mehrerer Change-Prozesse in einem Unternehmen nicht aus. Vielmehr ist die Realisierung des permanenten Wandels in den unterschiedlichen Bereichen ein essentieller Bestandteil des unternehmerischen Alltags. Aus dieser Sicht wird in der Gesamtorganisation kein Gleichgewichtszustand erreicht. Das stabilisierende Projektende ist lediglich auf einen einzelnen Change-Prozess bezogen (Kotter 2012). Der Gleichzeitigkeitsfaktor von Change Management-Prozessen in der heutigen Zeit veranlasste Kotter dazu, in seinem Artikel »die Kraft der zwei Systeme« die Einführung einer Netzwerkstruktur in den Unternehmen als Weiterentwicklung des bisherigen Modells einzuführen. Dieses zweite System soll das etablierte Managementsystem entlasten.

Das fünfstufige Modell von Krüger

Im Gegensatz zu Lewin und Kotter, die Veränderungen als einen endlichen Prozess mit einem entsprechenden Stabilitätsparadigma definieren, geht Krüger von einer Verstetigung der Wandlungsprozesse aus, d. h. permanenter Wandel stellt für ihn aufgrund der Veränderungsgeschwindigkeit der Umwelt einen immanenten Be-

127

standteil des Unternehmensalltags dar. Krüger benutzt aufgrund der vielfältigen Interpretationsmöglichkeiten des Begriffs Change Management den Begriff Wandlungsmanagement und definiert damit tiefgreifende strategische Erneuerungsprozesse. Sein 5-stufiges Modell des Wandlungsprozesses orientiert sich vor allem an drei wesentlichen Koordinaten (3W-Modell): dem Wandlungsbedarf, der Wandlungsbereitschaft und der Wandlungsfähigkeit von Organisationen. Die in Abbildung 7.4 dargestellten fünf Phasen des tiefgreifenden Wandelprozesses implizieren aus seiner Sicht 10 Aufgaben, die sowohl rationale als auch politische und emotionale Dimensionen gleichgewichtig berücksichtigen. Hieraus resultiert eine ganzheitliche Sicht des Veränderungsprozesses, da neben den zu bearbeitenden Sachfragen sowohl unternehmensinterne wie -externe Stakeholder-Interessen berücksichtigt werden. Die emotionale Dimension impliziert den Umgang mit mangelnder Wandlungsbereitschaft, wie beispielsweise mit aktiven Widerständen oder Blockaden (Krüger und Bach 2014).

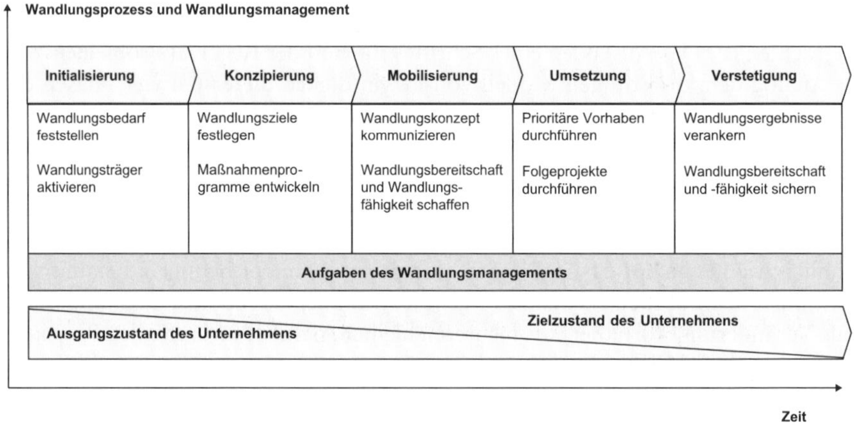

Wandlungsprozess und Wandlungsmanagement

Initialisierung	Konzipierung	Mobilisierung	Umsetzung	Verstetigung
Wandlungsbedarf feststellen	Wandlungsziele festlegen	Wandlungskonzept kommunizieren	Prioritäre Vorhaben durchführen	Wandlungsergebnisse verankern
Wandlungsträger aktivieren	Maßnahmenprogramme entwickeln	Wandlungsbereitschaft und Wandlungsfähigkeit schaffen	Folgeprojekte durchführen	Wandlungsbereitschaft und -fähigkeit sichern

Aufgaben des Wandlungsmanagements

Ausgangszustand des Unternehmens   **Zielzustand des Unternehmens**

Zeit

Abb. 7.4: Fünfstufiges Modell von Krüger (Quelle: Krüger und Bach 2014, S. 40)

Gegenüberstellung der Modelle

Tabelle 7.1 zeigt in einer Gegenüberstellung die Modelle von Lewin, Kotter und Krüger und deren inhaltlichen Parallelen auf. Die Nomenklatur wie auch der Detaillierungsgrad der Schritte weisen zwar Divergenzen auf, jedoch wird durch die eindeutige Zuordnungsmöglichkeit die Äquivalenz der drei Modelle deutlich. Unter den Autoren herrscht Konsens darüber, dass sowohl das Kommunikationsals auch das Führungsverhalten in Veränderungsprozessen die zentralen Erfolgsfaktoren sind. Die präferierte Anwendung eines bestimmten Modells in der Praxis ist von den individuellen Bedürfnissen der Organisation, der Organisationsmitglieder und ihrer Unternehmenskultur abhängig, in der ein Change-Prozess initiiert wird. Die Modelle von Kotter und Krüger berücksichtigen zusätzlich zu dem eigentlichen Phasenverlauf noch eine Unterscheidung zwischen Management- und

Führungsfunktion. Zudem stellen Kotter und Krüger einen eindeutigen Bezug zwischen der Veränderungsnotwendigkeit und externen Umwelteinflüssen her, während das dreistufige Modell von Lewin weniger auf die Unternehmensumwelt ausgerichtet ist.

Durch eine eher kleinschrittige und detailliertere Vorgehensweise sowie die Berücksichtigung der Umweltfaktoren sind die Modelle von Kotter und Krüger für die komplexen Veränderungsprozesse in Krankenhausorganisationen besser geeignet als das Modell von Lewin.

Tab. 7.1: Gegenüberstellung der Phasenmodelle (Quelle: eigene Darstellung)

Lewin (1947)	Kotter (1995)	Krüger (2000)
1.Unfreeze	1. Ein Gefühl für die Dringlichkeit erzeugen	1. Initialisierung
	2. Eine Führungskoalition aufbauen	
	3. Eine Vision und Strategie entwickeln	2. Konzipierung
2.Move/Change	4. Die Vision des Wandels kommunizieren	3. Mobilisierung
	5. Mitarbeiter auf breiter Basis befähigen	
	6. Schnelle Erfolge erzielen	
	7. Erfolge konsolidieren und weitere Veränderungen einleiten	4. Umsetzung
3.Refreeze	8. Neue Ansätze in der Kultur verankern	5. Verstetigung

7.2.5 Die emotionalen Phasen im Change Management

Veränderungen lösen bei den Organisationsmitgliedern Ängste und Sorgen aus, die sich im Change-Prozess in Form von aktivem oder passivem Widerstand äußern. In ungefähr der Hälfte der Fälle scheitern Veränderungsprojekte nicht an der konzeptionellen, sondern an der praktischen Umsetzung. Ursächlich sind hierfür vor allem drei Faktoren zu nennen:

• die Vernachlässigung personeller und struktureller Blockaden,
• die Vernachlässigung einer ganzheitlichen Betrachtung der Organisation,
• ein mangelndes Verständnis über den Beginn und den Verlauf von Veränderungsprozessen (Janssen et al. 2002).

Grundsätzlich streben alle Menschen nach Gleichgewicht und Autonomie gegenüber ihrem Umfeld. Die Entwicklung der Unternehmenskultur gibt einer Gruppe Stabilität, Integrität und Autonomie. Dadurch unterscheidet sie sich von der Umwelt sowie anderen Gruppen und führt zu der individuellen Identität einer Organisation. Umweltveränderungen stellen eine Bedrohung des erreichten Gleichgewichts dar (Schein 1995). Für die Organisationsmitglieder bedeutet ein Strukturwandel Verlust und Abschied von Althergebrachtem – ihren Werten und

Normen. Sie nehmen zunächst nicht die Chancen und Möglichkeiten der Entwicklung wahr, sondern die existenzielle Gefährdung. Es treten Irritationen, Identitätsunsicherheiten und Sinnverluste auf, die durch die Zerstörung bislang bewährter Annahmen, Bezugssysteme und Zugehörigkeiten entstehen. Sie entwickeln neben der in Krankenhäusern ohnehin bereits vorhandenen angstauslösenden Dynamik zusätzliche Ängste, die zu einer verstärkten Abwehr führen. Zur Bewältigung der auftretenden Ängste benötigen und entwickeln die Mitarbeiter in diesen Krisenzeiten psychosoziale Abwehrmechanismen. Eine Unterstützung durch die Führungskräfte und Change-Agents ist unbedingt notwendig, um die Leistungsfähigkeit der Krankenhausorganisation aufrechtzuerhalten. Aufgrund ihrer spezifischen Dynamik stehen Krankenhäuser mehr als Wirtschaftsunternehmen vor der Herausforderung, dieser Entwicklung im Wandelprozess standzuhalten und damit konstruktiv umzugehen. Das Kontinuum zwischen Gefährdungen und Möglichkeiten stellt größte Ansprüche an die Integrationsfähigkeit von Change-Agents (Haubl et al. 2005; Doppler et al. 2013).

Unabhängig davon, ob das Individuum, das Team oder das gesamte System betroffen ist, verläuft ein Veränderungsprozess in Form einer Lernkurve in sieben Phasen. Abbildung 7.5 verdeutlicht den emotionalen Verlauf im Zusammenhang mit der wahrgenommenen Leistung. Die wahrgenommene Leistung korreliert stark mit der tatsächlichen Effektivität der Leistungserbringung. Die Lernkurve ist für Change-Prozesse besonders interessant, da auf dieser Basis Krisen, Widerstände sowie Rückschläge von Veränderungs- und Entwicklungsprozessen erklärbar werden (Fatzer 1999).

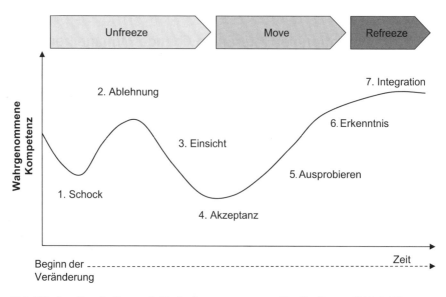

Abb. 7.5: Emotionale Phasen in Veränderungsprozessen (Quelle: Fatzer 1993, S. 33)

1. Phase: Schock

Die erste Reaktion auf eine neue Situation ist Schock, Panik oder Überraschung. Häufig werden diese Emotionen durch eine Divergenz zwischen den Erwartungen und der zukünftigen Realität ausgelöst. Die Leistungskurve sinkt. Auslöser kann die Information über den bevorstehenden organisationalen Wandel sein.

2. Phase: Ablehnung

In dieser Phase herrscht durch die Verdrängung der Situation ein falsches Sicherheitsgefühl vor. Die Personen oder Teams überschätzen ihre eigenen Kompetenzen und verhindern damit eine Entwicklung bzw. Veränderung. Die Leistungskurve steigt vorübergehend wieder an, da die Realität verdrängt wird.

3. Phase: Einsicht

Die dritte Phase ist durch die Einsicht der Veränderungsnotwendigkeit und des eigenen Unvermögens in Teilbereichen gekennzeichnet. Die betroffenen Personen oder Teams sind verunsichert. Die Leistungskurve sinkt langsam erneut. Spätestens in dieser Phase sollten unterstützende Interventionen erfolgen, beispielsweise in Form von Trainings oder Schulungen. Diese Maßnahmen dienen den Organisationsmitgliedern zum Erwerb der zukünftig erforderlichen Fähigkeiten und Fertigkeiten.

4. Phase: Akzeptanz

Die Realität der neuen Situation wird akzeptiert, wobei die Einschätzung der eigenen Fähigkeiten und damit der erbrachten Leistung ihren Tiefpunkt erreicht hat. Die Personen oder Teams müssen alte Gewohnheiten, Einstellungen und Verhaltensweisen loslassen sowie unbekannte oder bis dahin unterentwickelte Fähigkeiten und Fertigkeiten erlernen. Diese Phase ist gekennzeichnet von Frustration und Depression. Vor allem in dieser Phase wird eine emotionale Unterstützung durch interne oder externe Coaches erforderlich, um die Selbstreflexionsfähigkeit der Organisationsmitglieder zu verbessern und ihnen Wege aus der Krise aufzuzeigen.

5. Phase: Ausprobieren

Für die Veränderung in Organisationen ist dies die wichtigste Phase, da hier neue Praktiken, Verhaltensweisen und Techniken eingeführt und umgesetzt werden müssen. Die Mitarbeiter benötigen in dieser Phase Freiräume zum Experimentieren und Ausprobieren. Folglich ist diese Phase gekennzeichnet durch Emotionen, die aus Erfolgen und Misserfolgen entstehen. Die Leistungskurve steigt langsam wieder an. In dieser Phase sind die Mitarbeiter auf Feedbacks in Form von Rückkopplungen angewiesen, um ihre Vorgehensweisen reflektieren zu können.

6. Phase: Erkenntnis

Die Mitarbeiter gewinnen die Erkenntnis und das Verständnis, warum gewisse Verhaltensweisen zum Erfolg führen und andere ineffektiv waren. Die Leistungskurve steigt weiter.

7. Phase: Integration

In dieser Phase werden die Verhaltensweisen, die bei Problemlösungen in der fünften Phase erfolgreich waren, in das aktive Verhaltensrepertoire übernommen. Die Mitarbeiter fühlen sich kompetenter als zu Beginn der Veränderung. Die erbrachte Leistung ist höher als zu Beginn des Veränderungsprozesses in der ersten Phase (Fatzer 1999).

Nur eine kompetente und sozial-emotional starke Führungspersönlichkeit besitzt die Fähigkeiten, die erläuterten Schwierigkeiten aufzuspüren und ggf. mit Hilfe von externen Change-Agents zu lösen. Sie muss den Gruppenmitgliedern helfen, die entstandenen Ängste abzubauen und ein Klima des Vertrauens schaffen, das Stabilität und emotionale Sicherheit gewährt. Besonders wichtig wird dies in Zeiten, in denen alte Gewohnheiten aufgegeben werden müssen. Gelingt es der Führungsperson nicht, eine stabilisierende Rolle in dem Veränderungsprozess einzunehmen und somit die Ängste der Mitarbeiter zu absorbieren und zu binden, ist ein Scheitern der Gruppe innerhalb des Change-Prozesses vorprogrammiert (Schein 1995). Führungskräfte in Krankenhäusern sind auch heute noch teilweise mit dieser Rolle überfordert, da sie vor allem aufgrund ihrer fachlichen Qualifikation in die Führungsposition befördert wurden. Ihnen fehlen mitunter die erforderlichen Eigenschaften eines Leaders. Als sinnvolle Unterstützung für Führungspersonen in Veränderungsprozessen dienen daher Maßnahmen zur Führungskräfteentwicklung, wie z. B. Coachings und Supervisionen.

7.3 Change Management in Krankenausorganisationen

7.3.1 Interdependenzen der Organisationsdimensionen

Change Management in Krankenhausorganisationen ist als geplanter, systematischer und ergebnisorientierter Wandel zu verstehen, dessen Ausgangspunkt jede der in Abbildung 7.6 dargestellten Dimensionen sein kann. Die Planung, Initiierung und Realisierung von Change-Prozessen betrifft neben der Einzelbetrachtung der verschiedenen Organisationsdimensionen auch und vor allem ihre wechselseitigen Beziehungen untereinander, da sich Veränderungen nicht losgelöst vom übrigen System umsetzen lassen. Für jede Dimension werden im Veränderungsprozess unterschiedliche Interventionstechniken erforderlich, die in ungleichem Tempo ihre Wirkung zeigen. Veränderungen im Bereich von formalen Strukturen und Systemen sind am einfachsten zu realisieren, im Bereich der Unternehmenskultur hingegen am schwierigsten (Staehle 1999).

Krankenhäuser bestehen wie alle Unternehmen aus dem Zusammenwirken der Dimensionen: Strategie, Organisationsstruktur, Prozesse und Ziele. Die Unternehmensführung nimmt eine zentrale Rolle ein und agiert auf allen Ebenen. Der Unternehmenskultur mit ihren informellen Strukturen muss eine besondere Bedeutung beigemessen werden, da sie die Handlungsfähigkeit der Gesamtorganisation bestimmt und somit als Einflussfaktor aller Ebenen und Dimensionen zu betrachten ist. Bleibt die Unternehmenskultur im Change Management-Prozess unberücksichtigt, ist mit erheblichen Problemen oder dem gänzlichen Scheitern des Projektes zu rechnen (Lauer 2014).

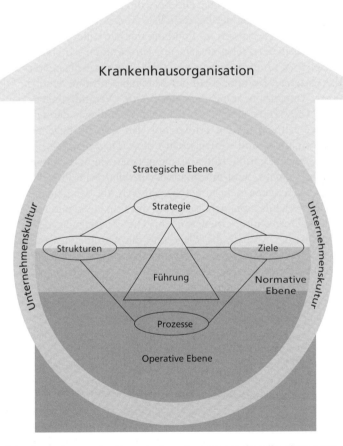

Abb. 7.6: Interdependenzen der Organisationsdimensionen (Quelle: eigene Darstellung)

133

Die Organisationsstruktur von Krankenhäusern ist von der Kombination und den wechselseitigen Beziehungen der Produktionsfaktoren Arbeitsleistungen, Sachgüter und Betriebsmittel geprägt (Eichhorn 1973). Die Hypothese Chandlers (1962) »Structure follows Strategy« wurde im Rahmen umfangreicher Entwicklungsanalysen von amerikanischen Industrieunternehmen bestätigt. Mit zunehmender Komplexität der Expansionsstrategie stieg auch die Komplexität der Organisationsstruktur. Allerdings ist diese Aussage aufgrund ihrer Einseitigkeit in Frage zu stellen. Die Strategie und die Struktur eines Unternehmens sind interaktiv miteinander verbunden. Es ist unmöglich, diese beiden Dimensionen unabhängig voneinander zu optimieren oder weiterzuentwickeln. Vielmehr handelt es sich um einen Adaptationskreislauf, dessen Ausgangspunkt variabel ist, der also sowohl im Bereich der Struktur als auch der Strategie liegen kann (Staehle 1999). Wie eingangs erläutert, sind Krankenhäuser aufgrund der externen Einflussfaktoren dazu gezwungen, ihre Strategie an die Marktbedingungen anzupassen. Für eine effiziente Unternehmensführung müssen daneben auch die tradierten Strukturen modernisiert werden (Ebner 1997). Die Unternehmensziele leiten sich als weitere Dimension aus der Unternehmensstrategie ab. Die Beziehung zwischen der Unternehmensstrategie und der Dimension der Prozesse liegt in der Korrelation zwischen ihnen begründet: Die Prozesse müssen im Einklang mit der Unternehmensstrategie und den daraus abgeleiteten Zielen stehen, um ein ökonomisch sinnvolles Betriebsergebnis erzielen zu können (Scheuring 2005). Zusammenfassend wird die Korrelation der einzelnen Komponenten der Managementraute deutlich: Die Veränderung einer Dimension impliziert gleichzeitig Veränderungen der übrigen Dimensionen. Diese Feststellung entspricht den Grundlagen der Systemtheorie.

Eine weitere Differenzierung erfolgt auf den drei Managementebenen: der operativen, normativen und strategischen Ebene. Die *operative* Ebene des Krankenhausmanagements hat die Aufgabe, die normativen und strategischen Vorgaben in leistungs-, finanz- und informationswirtschaftliche Prozesse umzusetzen. Die *normative* Managementebene beschäftigt sich mit den generellen Unternehmenszielen, der Organisationsstruktur sowie mit Prinzipien und Normen, die sich in der Unternehmenskultur wiederfinden. Die Zielsetzung des *strategischen* Managements ist der Aufbau, die Pflege und die Ausnutzung von Erfolgspotenzialen. Für die Existenzsicherung der Krankenhausorganisation ist die Fähigkeit, neue Erfolgspotenziale zu identifizieren und zu erschließen von besonderer Bedeutung (Gomez und Zimmermann 1993).

In Abhängigkeit von der jeweiligen Ausgangslage und des Ziels können Change Management-Projekte auf einer der drei Ebenen ansetzen:

- der operativen Ebene (z. B. Reorganisationsprojekte),
- der normativen Ebene (z. B. Organisationsentwicklungsprojekte),
- der strategischen Ebene (z. B. Fusionen) oder
- auch mehrere Ebenen gleichzeitig tangieren.

Entscheidend für den erfolgreichen Verlauf und letztlich ein positives Ergebnis von Change Management-Projekten in Krankenhausorganisationen ist die Kenntnis und vor allem die Berücksichtigung der aufgezeigten Interdependenzen der divergenten Dimensionen. Werden die wechselseitigen Beziehungen ignoriert oder übersehen, resultieren in der praktischen Umsetzung häufig Implementierungsprobleme der entwickelten Konzepte.

7.3.2 Besonderheiten von Krankenhausorganisationen

Krankenhausorganisationen weisen im Vergleich zu anderen Wirtschaftsunternehmen, nicht zuletzt aufgrund ihrer historischen Entwicklung und zur Erreichung ihres Primärziels, spezifische Besonderheiten auf. Vor allem im Bereich der Aufbau- und Ablauforganisation findet sich eine wesentlich höhere strukturelle Komplexität, die es in Change Management-Prozessen zu berücksichtigen gilt. Unternehmen, die eine solch hohe Komplexität besitzen, weisen im Allgemeinen eher hemmende Verhaltensweisen auf, wenn es um die Initiierung von Wandelprozessen geht. Für die Identifikation und den Umgang mit den Hemmnissen des Wandels bietet die Anwendung eines der in Kapitel 7.2.3 vorgestellten Phasenmodelle eine sinnvolle Struktur und Unterstützung (Lauer 2014).

Das klassische Merkmal der Krankenhausorganisationen ist die Funktionsorientierung, die auf den Taylorismus zurückzuführen ist. Der Begründer des Taylorismus war Frederick W. Taylor (1856–1915). Sein Ziel war eine Effizienzsteigerung der menschlichen Arbeitsleistung in mechanisierten Betrieben. Der tayloristische Ansatz ist gekennzeichnet durch strenge Hierarchien (vertikale Differenzierung) und eine kleingliedrige funktionale Arbeitsteilung wie sie in zahlreichen Krankenhäusern auch heute noch zu finden ist. Durch funktionale Arbeitsteilung werden die einzelnen Arbeitsprozesse, unabhängig von der Qualifikation der Mitarbeiter, in ihre elementaren Teilaufgaben zergliedert und einem Aufgabenträger zugewiesen. Daraus entstehen zwangsläufig Spezialisierungen. Aus den Spezialisierungen resultieren wiederum Aufgabengliederungen und Abteilungsbildungen (horizontale Differenzierung) (Staehle 1999). Die Arbeitszerlegung und Spezialisierung findet in Krankenhäusern ihren Ausdruck in der trialen Organisationsstruktur. Die drei Funktionsbereiche Verwaltungsdienst, Ärztlicher Dienst und Pflegedienst bilden dabei nebeneinander die drei Säulen der Krankenhausführung. Dies führt zu der Koexistenz höchstqualifizierter Experten sowohl innerhalb der Berufsgruppen und Abteilungen als auch zwischen ihnen (Gorschlüter 1999). Ein Großteil der internen Herausforderungen, denen sich die Krankenhausträger heute gegenübersehen, ist auf die tayloristischen Strukturen zurückzuführen.

Die Hauptursache für die Übertragung der tayloristischen Arbeitsteilung auf Krankenhäuser ist die Komplexität der zu bewältigenden Versorgungsaufgabe der Kliniken. Die tayloristischen Strukturen führten in der Vergangenheit in dem zunehmend komplexer werdenden Produktionsprozess zu Ineffizienzen. Diese Entwicklung trifft auch für Krankenhäuser zu. In der Praxis treten hierdurch Schnittstellen-, Kooperations- und Kommunikationsprobleme auf. Sie äußern sich in Krankenhäusern in wenig effizienten Prozessabläufen und damit verbunden steigenden Kosten durch lange Bearbeitungs- und Wartezeiten, aber auch in einem erheblichen Konfliktpotenzial. Wiederkehrend treten in der Praxis zwischen dem

Produktionsbereich (Medizin, Pflege) und dem Management-(Verwaltung) Informationsdefizite auf, die eine zielgerichtete Koordination des Krankenhauses erheblich erschweren können (Schlüchtermann und Sibbel 2005; Heimerl-Wagner 1996; Gorschlüter 1999).

Tabelle 7.2 gibt einen Überblick über die charakteristischen Merkmale von Krankenhausorganisationen, die jedoch durch den individuellen Entwicklungsstand der unterschiedlichen Organisationen in ihrer Ausprägung durchaus variabel sind:

Tab. 7.2: Charakteristische Merkmale von Krankenhausorganisationen (eigene Darstellung)

Dimension	Normative Ebene	Operative Ebene	Strategische Ebene
Strategie	Fehlen einer einheitlichen Organisationsstrategie	Innovationen in einzelnen Bereichen, aber bereichsübergreifende Blockierung dieser Innovationen	Zum Teil Strategieentwicklungsprobleme
Zielsystem	Intransparentes Gesamtzielsystem	Diverse Subsysteme verfolgen individuelle Ziele	Teilweise fehlende Ziele, da fachliche Expertentätigkeit im Vordergrund steht
Führung	Starke Hierarchiebildung Autoritärer Führungsstil	Führungskräfteentwicklung z. T. noch unterrepräsentiert Fehlendes Management Know-how im Bereich des mittleren Managements	Entscheidungszentralisation an der Führungsspitze
Strukturen	Tayloristische und triale Organisationsstrukturen	Aufgabenorientierung Räumliche Strukturen schränken Prozessorientierung ein	Expertenorganisation Berufsgruppenorientierung
Prozesse	Erheblicher Kommunikations- und Koordinationsaufwand durch Aufgabenteilung	Ineffiziente Prozesse durch zahlreiche Schnittstellen Wenig entwickelte Selbstorganisations-fähigkeiten der Mitarbeiter	Zum Teil starke Zergliederung der Leistungsprozesse
Kultur	Angstauslösende Dynamik Häufig schwache Kulturen	Relativ hohes Konfliktpotenzial Häufig negatives Menschenbild	Ausgeprägtes Konkurrenzdenken und Machtkonflikte

7.3.3 Bedeutung der Unternehmenskultur im Change-Prozess

Die Unternehmenskultur beinhaltet Verhaltensnormen und gemeinsame Werte einer Gruppe, die das menschliche Verhalten stark beeinflussen können. In den vorgestellten Phasenmodellen von Lewin, Kotter und Krüger ist die Verankerung der neuen Ansätze in der Unternehmenskultur ein bedeutsamer erfolgskritischer Aspekt, wodurch die Unternehmenskultur eine zentrale Rolle im Veränderungsprozess einnimmt. Allerdings sind Kulturveränderungen sehr schwer zu realisieren, weil die Kultur der Gruppe Sicherheit gibt und für Außenstehende nicht immer erfassbar ist (Kotter 2012). Für die Durchführung von Change Management-Projekten in Krankenhäusern ist ein Basiswissen über die allgemeingültigen Besonderheiten der Kulturen in den Krankenhäusern obligat.

Die Unternehmenskulturen vieler Krankenhäuser weisen die Merkmale schwacher Kulturen auf. Diese sind durch kurzfristiges Denken, eine individuelle Zielorientierung der Mitarbeiter und der Existenz zahlreicher Konflikte gekennzeichnet. In schwachen Kulturen ist die Initiierung von Wandelprozessen zwar einfacher als in starken Kulturen, weil die Werte und Normen der Mitarbeiter weniger gefestigt sind, allerdings ist die Implementierung von Veränderungen erschwert, weil eine Atmosphäre der Akzeptanz und des Vertrauens fehlt (Lauer 2014).

Überdies finden sich in Krankenhausorganisationen zahlreiche individuelle Kulturen, sog. Subkulturen, die durch die Koexistenz der verschiedenen Berufsgruppen in Krankenhäusern entstanden sind. Neben Dezentralisierungstendenzen kann daraus wiederum ein erhebliches Konfliktpotenzial resultieren, dass es im Change Management-Prozess zu identifizieren und zu bearbeiten gilt (Borsi 1997). Durch die bestehenden Konflikte zwischen den Berufsgruppen ist das Menschenbild der Organisationsmitglieder oft negativ geprägt. Ausgelöst durch die Individualitätsneigung der Expertenorganisation sind Konkurrenz und Machtkonflikte nicht selten. Die Arbeitsleistung wird auf das unbedingt notwendige Maß reduziert (Ingruber 1994). Tendenziell ist eine einseitige, medizinisch dominierte Aufgabenorientierung zu erkennen, durch die den Ärzten eine herausragende Stellung innerhalb der Krankenhausorganisation zukommt. Entsprechend der streng hierarchischen Strukturen und der Entscheidungszentralisation an der Führungsspitze wird ein autoritärer Führungsstil favorisiert (Ostertag 2002). Die vorhandenen Konflikte zwischen den Berufsgruppen sind auf ihre unterschiedlichen Sozialisationen und damit korrelierend auf das berufliche Handlungsverständnis zurückzuführen. Ärzte verstehen sich auch heute noch als Heiler und Therapeuten. Sie haben ihre Organisationsrollen nicht bewusst erlernt, somit fehlt ihnen häufig ein organisatorisches Bewusstsein. Dies führt neben ineffizientem Führungsverhalten, zu mangelhaften Kommunikations- und Kooperationsstrukturen sowie einer Vernachlässigung bzw. ablehnenden Haltung gegenüber ökonomischer Denkweisen. In den letzten Jahren haben jedoch die zunehmend marktwirtschaftlichen Bedingungen im Gesundheitswesen und die damit verbundene Ökonomisierung der medizinischen Leistungserbringung auch die Berufsgruppe der Mediziner erreicht. Durch die wirtschaftliche Erwartungshaltung der Geschäftsführungen ist der ökonomische Druck auf die Ärzte deutlich gestiegen. Infolgedessen ist eine wirtschaftlich ausgerichtete Steuerung der Fachabteilungen notwendig geworden, der interdisziplinäre Beziehungsaufbau bleibt allerdings zu Gunsten eines naturwissenschaftlich geprägten medizinischen Denkens häufig noch unberücksichtigt. Die Rolle der Pflegenden ist in ihrer Tradition durch pragmatische Handlungsorientierungen und der vermeintlichen Adaptation an Über- oder Unterordnungsverhältnisse geprägt. Hieraus können einseitige Wahrnehmungen und unrealistische Bewertungen der Wirklichkeit resultieren, die in die Kategorien »richtig und falsch« eingeordnet werden.

Konflikte, Ängste und Aggressionen werden auf diese Weise nicht gelöst und treten an anderer Stelle erneut auf. Die Verwaltung ist aus ihrer traditionellen Rolle als Dienstleister der Medizin in eine kosten- und erlösorientierte Managementrolle gewechselt. Dies impliziert eine Aufwertung der kaufmännischen Position, führt jedoch gleichzeitig auch zu einem Anstieg der Konflikte mit den Berufsgruppen der Mediziner und Pflegekräfte. Der Sachmittelbedarf des medizinischen und pflegerischen Bereichs unterliegt der Kontrolle durch die Verwaltung. Auch dies führt zu Konflikten. Mit dem zunehmenden Reformdruck steigen ebenfalls die Erwartungen an die Geschäftsführer. Sie müssen vermehrt Managementtätigkeiten wahrnehmen, die im Bereich der Finanzen, der Personalentwicklung, des Marketings und einer strategischen Gesamtausrichtung des Krankenhauses liegen. Das ursprünglich reaktive Verwaltungshandeln muss einem proaktiven Management- und Leadership-Handeln weichen. Häufig führen diese Anforderungen zu Überforderung und intra- wie interpersonellen Rollenkonflikten (Weigand 2004).

Angstauslösende Dynamik

Ein weiterer Grund für das Auftreten von Konflikten und auch Aggressionen im Change Management-Prozess ist häufig die Angst verursachende Dynamik der Krankenhausorganisation. Diese vorwiegend unbewusste Dynamik ist auf die Spezifität der Patientenversorgung zurückzuführen, die eine dauerhafte Präsenz von lebensbedrohenden Krankheiten, den Umgang mit Sterben und dem Tod sowie die Angst der Mitarbeiter vor dem Scheitern ihrer Bemühungen beinhaltet. Zudem stoßen die Mitarbeiter häufig an ihre persönlichen Belastungsgrenzen. Aus diesen Gründen wird die Arbeit im Krankenhaus begleitet von Gefühlen permanenter Verunsicherung, existenzieller Bedrohungen und teilweise irrealen Phantasien der Mitarbeiter, wie z. B. Grandiosität. Das Verhalten der Mitarbeiter weist diverse Formen der Angstabwehr auf. Aufgrund dieser schwierigen Situation steigen die Bedürfnisse nach Sicherheit und Stabilität. Veränderungen werden im Vergleich zu anderen Unternehmen stärker als Bedrohung empfunden (Degenhardt 2000). Es kann davon ausgegangen werden, dass die Angst verursachende Dynamik als Ursache des Abwehrverhaltens nicht in das Alltagsbewusstsein der Krankenhausmitarbeiter dringt. Als tabuisiertes und unbewältigtes Thema hat es jedoch einen großen Einfluss auf das Handeln der Organisationsmitglieder (Lohmer 2004). Neben den Ängsten, die im Rahmen der Patientenversorgung entstehen, existieren auch Ängste, die im organisationalen Kontext der Krankenhausorganisation begründet liegen, wie beispielsweise die Angst davor, die professionelle Autorität und Identität zu verlieren oder sich mit Konflikten auseinanderzusetzen (Weigand 2004).

Für Change Management-Projekte bleibt festzuhalten, dass die psychologische Dynamik der Krankenhausorganisation einen entscheidenden Einfluss auf das Verhalten der Mitarbeiter im Veränderungsprozess hat. Aus diesem Grund sind begleitende psychosoziale Interventionen, beispielsweise in Form von Mediationen, Coachings oder Supervisionen für Kulturveränderungen und Personalentwicklungsmaßnahmen eine sinnvolle Unterstützung. Zur Reduktion auftretender Konflikte ist die Einbeziehung der Organisationsmitglieder in den Veränderungsprozess besonders bedeutsam. Organisationsdiagnosen und Änderungsvorschläge werden von den meisten Menschen abgelehnt, wenn sie den Sinn und Zweck von Veränderungen nicht verstehen und nicht aktiv beteiligt werden (Glasl 2005).

7.3.4 Hindernisse im Change Management-Prozess

Die Umsetzungsphase im Change Management-Prozess kann mit verschiedenen Hindernissen verbunden sein. Nachfolgend werden exemplarisch einige typische, für die Begleiter des Wandels bedeutende Herausforderungen betrachtet, die auch und vor allem in Veränderungsprozessen von Krankenhausorganisationen auftreten. Im Überblick werden jeweils Beispiele für Hindernisse auf individueller, kollektiver und organisatorischer Ebene gegeben. Diese beziehen sich auf:

- auftretenden Widerstand
- die Wahl der Implementierungsrichtung
- die richtige Teamzusammensetzung
- organisatorische Rahmenbedingungen sowie
- eine Überforderung der Mitarbeiter.

Widerstand

Einer Befragung des Hernstein-Instituts zufolge gilt der »Widerstand der betroffenen Mitarbeiter« als Hauptursache für das Scheitern von Change-Prozessen. Gefolgt von einer mangelhaften Prozesssteuerung, einem zu hohen Veränderungstempo und einer unklaren Zielsetzung (▶ Abb. 7.7). Als Präventivmaßnahme bietet sich der Einsatz der Phasenmodelle von Kotter oder Krüger an.

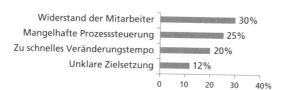

Abb. 7.7: Hauptursachen für das Scheitern von Change Management-Projekten (Quelle: Lauer 2014, S. 48)

139

Widerstand und Passivität sind normale Begleitphänomene im Change-Prozess. Im Verlauf von Veränderungsprozessen treten sie mit unterschiedlicher Intensität und Stärke auf (Staehle 1999). Für den erfolgreichen Umgang mit Widerständen hat sich Berücksichtigung der folgenden vier Glaubens- bzw. Grundsätze im Change-Prozess bewährt (Doppler und Lauterburg 2014):

- Es gibt keine Veränderungen ohne Widerstand!
- Widerstand enthält immer eine verschlüsselte Botschaft, die ergründet werden sollte.
- Nichtbeachtung von Widerstand führt zu Blockaden.
- Mit dem Widerstand gehen, nicht dagegen.

Besonders wichtig für eine adäquate Reaktion der Führungskräfte bzw. Change-Agents ist in diesem Zusammenhang, das Auftreten der Widerstände zu verstehen sowie die Ursachen und Ziele zu identifizieren (weiterführende Literatur: Staehle 1999; Doppler und Lauterburg 2014). Dafür ist es notwendig, die Unternehmenskultur des Krankenhauses zu kennen oder in einem ersten Schritt zu analysieren. Ursachen für erkennbare Verhaltenswiderstände können beispielsweise in einem Informationsmangel der Betroffenen, in dem Auftreten unerwünschter Risiken, in Bedrohungen der Machtposition oder einer ungewollten Veränderung der anerkannten Wertvorstellungen liegen (Bleicher 1991). Vor allem in Krankenhäusern ist die Angst vor Statusverlusten sehr ausgeprägt.

Implementierungsrichtung

Die Implementierungsrichtung kann als weiterer Erfolgsfaktor für Change Management-Prozesse betrachtet werden. Die Erfolgschance von Change Management-Projekten ist bei der Anwendung einer Top-down-Strategie[5] größer als bei der Anwendung einer Bottom-up-Strategie[6], da die Veränderungen, ausgehend vom Top-Management, auf die unteren Leitungsebenen übertragen werden (Fatzer 2002; Staehle 1999). In Krankenhäusern hat sich eine generelle Initiierung von Veränderungsprozessen bei der Unternehmensführung bewährt, um die Erfolgsaussichten der Projekte zu erhöhen. Insbesondere für Veränderungen, die im Bereich der Dimensionen Strategie und Unternehmensziele angesiedelt sind, sind abwärtsgerichtete Implementierungsformen erfolgversprechend. Allerdings ist darauf zu achten, die Veränderungen nicht über eine brachiale Form der Machtausübung anzuordnen, sondern mit dem Verständnis und der Akzeptanz der Mitarbeiter einzuleiten. Für langfristige

---

5 Im Rahmen der Top-down-Strategie setzen die Interventionen beim Top-Management an und werden dann auf die mittlere und untere Management-Ebene übertragen (Staehle 1999).

6 Im Rahmen der Bottom-up-Strategie setzen die Interventionen auf der unteren und mittleren Management-Ebene und werden dann auf das Top-Management übertragen (Staehle 1999).

Change-Prozesse wird der Einsatz des Gegenstromverfahrens für optimal gehalten. Das Gegenstromverfahren ist als Kombination der Top-down und Bottom-up-Strategie zu verstehen. Zunächst werden durch die Unternehmensführung die Oberziele des Veränderungsprozesses definiert. Die nachgeordneten Leitungsebenen leiten daraus Unterziele und Teilpläne ab, die dann koordiniert und zusammengefasst werden. Die endgültigen Entscheidungen über die Veränderungsmaßnahmen werden von der Unternehmensführung getroffen. Der Vorteil dieses Verfahrens ist darin zu sehen, dass die Veränderungen von der Unternehmensführung initiiert werden und die Mitarbeiter der nachgeordneten Leitungsebenen parallel proaktiv in den Entwicklungsprozess einbezogen werden (Horváth 2003).

Teamzusammensetzung

Die Teamzusammensetzung kann durch die in Krankenhäusern vorherrschende Berufsgruppenvielfalt schnell zu Hindernissen führen, wenn nicht bestimmte Voraussetzungen geschaffen werden. So sollte die Zusammensetzung des Teams das System der jeweiligen Krankenhausorganisation widerspiegeln, d. h. bereits während der Bildung des Entwicklungsteams ist darauf zu achten, dass ein heterogenes Team entsteht, das durch hierarchische Unterschiede, Berufsgruppen- und Geschlechterunterschiede gekennzeichnet ist (Baumgartner et al. 2004). In jedem Fall ist ein Mitglied der Geschäftsführung zu involvieren, um den für die Konzeption und Implementierung erforderlichen Rückhalt zu haben. Für eine erfolgreiche Führung des Entwicklungsteams muss ein kompetenter Leader gefunden werden, der die persönlichen Fähigkeiten besitzt, ein heterogenes Team zu leiten und die Teammitglieder zu begeistern. Die Rollen- und Strukturdefinition, die Beziehungsregelung und Festlegung von Spielregeln bildet ein sehr bedeutsames Fundament für die erfolgreiche Zusammenarbeit innerhalb des Entwicklungsteams (Ellebracht et al. 2011).

Organisatorische Rahmenbedingungen

Neben auftretenden Konflikten und Kommunikationsstörungen können im Change Management-Prozess in Krankenhäusern weitere Schwierigkeiten aus den vorliegenden arbeitsorganisatorischen Rahmenbedingungen resultieren. Das können beispielsweise Terminschwierigkeiten aufgrund des systemimmanenten Zeitmangels, unregelmäßige Teilnahme an Workshops durch wechselnde Dienstzeiten, Unterbrechungen durch Notfälle etc., sein (Degenhardt 2000). Sehr hilfreich ist die prophylaktische Berücksichtigung eines entsprechend großen Zeitfensters bereits in der Projektplanungsphase. Daneben ist zu prüfen, ob Fluktuation und Absentismus als Formen des verdeckten Widerstands zu interpretieren sind (Iding 2000). Insbesondere die Berufsgruppe der Mediziner entwickelt teilweise während des Veränderungsprozesses Angst vor dem Verlust ihrer beruflichen Identität und Autorität. Diese Angst kann dann durch Passivität und Widerstände verdeckt werden. In diesem Fall sollten externe Supervisoren bzw. Coaches hinzugezogen werden, damit die Mediziner durch Reflexionsprozesse ein realistisches ärztliches Selbstbild entwickeln können. Aber auch andere Health-Professionals (z. B. im OP-Bereich, auf den Intensivstationen, in den Funktionsbereichen) genießen im Leistungserstellungsprozess eine relativ hohe Berufs- und Fachautonomie. Diese sehen sie durch Change Management-Prozesse im Bereich der Strukturen oder Prozesse in Gefahr. Für einen erfolgreichen Wandelprozess gilt es solche Besonderheiten zu kennen und entsprechend zu berücksichtigen (Sidamgrotzki 1997).

Überforderung der Mitarbeiter

Die prozessorientierte Vorgehensweise im Rahmen von Change Management-Projekten kann bei den Krankenhausmitarbeitern zunächst zu Frustration, Aggression und Widerständen führen. Die Mitarbeiter sind durch zentrale Weisungen, vorgegebene Normen, Standardisierungen und Gesetze auf eine externe Steuerung der Arbeitsabläufe konditioniert. Die Selbststeuerung und Selbstorganisation erfordert eine eigenständige Diagnose, Intervention und Evaluation der Prozesse. Dies kann anfangs zu Überforderungen der Mitarbeiter führen. Allerdings weichen die negativen Emotionen im Zeitverlauf dem Bedürfnis nach Mitgestaltung und Mitspracherecht. Auf diese Weise werden im Verlauf von Change Prozessen Energien freigesetzt, die der Förderung von Kreativität und Produktivität dienen (Weigand 2004).

7.3.5 Entwicklungsrichtung für Krankenhäuser

Die notwendige Entwicklungsrichtung für Krankenhausorganisationen ist aufgrund der genannten Besonderheiten zweispurig: einerseits sind die in Kapitel 7.3.1 erläuterten Organisationsdimensionen den Umwelt- und Marktbedingungen anzupassen und anderseits bedarf es umfangreicher Maßnahmen zur Personalentwicklung. Beide Ziele können nur mit entsprechend aufeinander abgestimmten Interventionen erreicht werden.

Welcher Entwicklungsbedarf in einem bestimmten Krankenhaus erforderlich wird, ist vom individuellen Status quo der jeweiligen Krankenhausorganisation abhängig. Grundsätzlich sollte jede Veränderungsmaßnahme auf Qualitätssteigerung, Erhöhung der Patientenzufriedenheit und Mitarbeitermotivation ausgerichtet sein, um die unternehmerische Gesamtzielerreichung sicherzustellen. Tabelle 7.2 gibt einen Überblick über mögliche Veränderungsziele von Krankenhausorganisationen. Allgemeingültig kann davon ausgegangen werden, dass die Entwicklungsnotwendigkeit aus der tayloristischen Funktionsorientierung resultiert. Sie ist verbunden mit einer stark ausgeprägten Hierarchiebildung mit patriarchalischen Machtverhältnissen, Rollenausprägungen innerhalb der Berufsgruppen und der vorwiegenden Aufgabenorientierung, die in der Expertenorganisation Krankenhaus vorherrscht. Die daraus resultierenden strukturellen und kulturellen Probleme führen ihrerseits zu Strategieentwicklungsproblemen.

Um mit der Veränderungsgeschwindigkeit des Marktes Schritt halten zu können und eine vorteilhafte Position im Wettbewerb zu erzielen, muss zunächst die Komplexität der Organisation deutlich reduziert werden. Dies ist jedoch nur möglich, wenn im ersten Schritt die tradierten tayloristisch geprägten Organisationsstrukturen aufgebrochen und in Richtung moderne Organisationsstrukturen entwickelt werden. Dieser notwendige Wandel betrifft sowohl die Entwicklung der Organisation als auch der in ihr tätigen Menschen. Partizipative und lernorientierte Veränderungsstrategien, wie sie im Sinn von Change Management-Ansätzen realisiert werden, gewährleisten die Nachhaltigkeit neu zu entwickelnder innovativer Konzepte.

Tab. 7.3: Gegenüberstellung traditioneller und moderner Organisationsstrukturen (Quelle: eigene Darstellung in Anlehnung an Osterloh 2006, S. 25; Staehle 1999, S. 463)

Traditionelle Organisationsstruktur	Moderne Organisationsstruktur
Starke Arbeitsteilung	Breiter Aufgabenzuschnitt, Teamarbeit, Integration, Vernetzung, Prozessorientierung
Viele Hierarchieebenen	Wenig Hierarchie- und Führungsebenen, schlanke Strukturen
Große Anzahl an Spezialisten und ungelernten Mitarbeitern	Fachlich breit ausgebildete Mitarbeiter mit kundenorientierten Aufgaben
Stabile (statische) und überschaubare Rahmenbedingungen	Dynamisches und komplexes Wettbewerbsumfeld
Entscheidungszentralisation durch überlastige Bürokratie, dadurch Ressourcenverschwendung, da Mitarbeiter keine Verantwortung übernehmen müssen	Weniger Bürokratie, Dezentralisierung von Entscheidungen und Stärkung der Eigenverantwortung einzelner Geschäftseinheiten
Lange Entscheidungswege	Entscheidungen werden vor Ort getroffen
Fehlendes Kostenbewusstsein bei den Berufsgruppen der Ärzte, Pflege und Medizinisch-Technischem Dienst	Ökonomische Denkhaltung aller Mitarbeiter, hohe Corporate Identity
Strenge Verhaltenserwartungen	Erwartet werden Innovationen und Kreativität
Starre Arbeitszeiten, Ignoranz von Mitarbeiterwünschen	Flexiblere Arbeitszeiten, z. B. diversifizierte Teilzeitmodelle, Mitarbeiterorientierung
Wenig Kundenorientierung	Kundenerwartungen stehen im Mittelpunkt
Fehler werden durch mangelhafte Fehlerkultur erst zu spät bemerkt, dadurch höhere Beseitigungskosten	Etablierung einer positiven Fehlerkultur, Qualitätskontrollen durch Implementierung eines Qualitätsmanagements

Im Bereich der organisationalen Veränderungen müssen insbesondere die Prozesse und Strukturen der Krankenhausorganisationen an die dynamischen Umweltbedingungen angepasst werden, um die eigene Marktposition zu sichern. Die damit verfolgten Ziele sind schlanke Strukturen, effiziente Arbeitsvorgänge und ein erfolgreicher Umgang mit Schnittstellenproblemen. Im Kern sind Prozessreorganisationen darauf ausgerichtet, die Faktoren Kosten und Zeit zu senken und gleichzeitig die Faktoren Service und Qualität zu erhöhen (Hammer und Champy 2003).

Dabei ist in der Praxis jedoch kritisch zu betrachten, dass eine gleichzeitige Verbesserung dieser vier Faktoren kaum erreichbar ist. (Jochem und Geers 2010). Ein weiterer Kritikpunkt der konsequenten Prozessorientierung ist die Tatsache, dass es sich - bei allen Vorteilen, die damit verbunden sind - auch nur um eine modifizierte Art der Arbeitsteilung handelt. Die Schnittstellenprobleme werden zwar reduziert, aber nicht behoben (Schlüchtermann und Sibbel 2005). Gleichwohl ist der Übergang von der Funktions- zur Prozessorientierung für Krankenhäuser unerlässlich, um die Effektivität und Effizienz im Bereich der Leistungserstellung zu steigern und wettbewerbsfähig zu bleiben. In diesem Zusammenhang hält auch die Vorgehensweise des Business Process Reengingeerings Einzug in die Krankenhauslandschaft. Das Ziel dieser radikalen Methode ist es, ganz neue Strategien, Strukturen und Prozesse zu implementieren und damit einen organisationalen Turnaround aller Dimensionen umzusetzen (Sidamrotzki 1997). Weniger radikal sind die Ansätze des Geschäftsprozessmanagements und des Lean-Managements. Das Konzept des Geschäftsprozessmanagements zielt auf die Umsetzung möglichst kundenorientierter Führungs- und Organisationsstrukturen zur Prozessoptimierung. Lean-Management ist ein ganzheitlicher und partizipativer Ansatz, der das Prinzip der Selbststeuerung in den Mittelpunkt rückt. Das grundsätzliche Ziel ist die Vermeidung von Verschwendung, indem alle anfallenden Tätigkeiten optimal aufeinander abgestimmt werden (Sidamgrotzki 1997; von Eiff und Ziegenbein 2001)

Die Veränderung der Prozesse und Strukturen bedingt eine Änderung der Unternehmenskultur. Ein weiteres, zentrales Change Management-Thema im Krankenhaus ist daher der notwendige Wandel der kulturellen Grundwerte und -normen, die aus der angstgeprägten und konfliktträchtigen Unternehmenskultur entstanden sind (▶ Kap. 3). Für die Arbeit an der Unternehmenskultur werden psychosoziale Interventionen und Trainings notwendig, um die Kompetenzen im Bereich des Kommunikationsverhaltens und Konfliktmanagements der Mitarbeiter zu erhöhen. Dies erfordert auch die Realisierung einer mitarbeiterorientierten Arbeitsorganisation, die Teamarbeit und damit verbunden auch den Teamgeist fördert. Die Durchführung von Teamentwicklungsmaßnahmen sollte durch Coaches und/oder Supervisoren erfolgen (▶ Kap. 3 und ▶ Kap. 4). Unterstützend dazu sind Maßnahmen einzuleiten, die auf eine Weiterentwicklung des tradierten Führungsverständnisses und -verhaltens der drei großen Berufsgruppen in Krankenhäusern ausgerichtet sind.

Die Führungskräfte, die den Wandel initiieren, steuern und begleiten, müssen die Fähigkeit besitzen, die Mitarbeiter im Change-Prozess zu motivieren und zu inspirieren. Eine moderne Führungskraft im Sinne des Leaderships bzw. der transformatorischen Führung hat Visionen, nimmt gegenüber den Mitarbeitern eher die Rolle des Coaches ein als die des Befehlsgebers und ist in ihrem Auftreten ein authentisches Vorbild. Im Vordergrund des Handelns stehen keine egoistischen

Motive der Selbstverwirklichung. Vielmehr ist die unternehmerische Gesamtziel-erreichung der Motor ihres Antriebs. Leadership beinhaltet sowohl fachliche als auch soziale und vor allem emotionale Kompetenzen, die heute in dieser Kombination in einer Person nur selten anzutreffen sind. Die entscheidenden Voraussetzungen für eine derart ausgereifte Persönlichkeit sind Empathie und der Wunsch nach lebenslangem Lernen (Kotter 2012; Krüger 2014; Lauer 2014).

Durch die Entwicklung der organisationalen Dimensionen im Krankenhaus wird eine Atmosphäre der Akzeptanz und des Vertrauens aufgebaut, in der sich die Kreativität und Produktivität der Organisationmitglieder voll entfalten können. Die Selbstorganisationsfähigkeiten der Organisationsmitglieder werden so ganz systematisch gestärkt. Dieser parallel initiierte Wandel von Personal und Organi-sationsdimensionen ist für die notwendigen, fundamentalen Veränderungen von Krankenhäusern obligatorisch. Die erforderliche Entwicklungsrichtung der Kran-kenhausorganisationen entspricht im Wesentlichen den Merkmalen des Lean-Management-Ansatzes. Als Weiterführung dieses Ansatzes kann die Theorie der lernenden Organisation betrachtet werden. Lernende Organisationen sind durch die Persönlichkeitsentwicklung der Organisationsmitglieder und einer kontinuier-lichen organisationalen Transformation gekennzeichnet. Der Wandel wird im Vergleich zur Organisationsentwicklung zum Normalfall (Staehle 1999). Alle vorhandenen internen Krankenhausdimensionen und die externe Unternehmens-umwelt sind in den Transformationsprozess involviert. Die in diesem Kapitel vorgestellten Change Management-Modelle bieten eine gut strukturierte Grundlage für Unternehmenstransformationen im Bereich der Krankenhausorganisationen.

Tab. 7.4: Exemplarische Ziele von Change Management-Projekten in Krankenhäusern (Quelle: eigene Darstellung in Anlehnung an: Sidamgrotzki 1997, S. 21)

Dimension \ Zeithorizont	kurzfristig	mittelfristig	langfristig
Strategie	Existenzsiche-rung im Sanie-rungsfall (»Bombenwurf-strategie«)	Einweiserbindung Evaluation der Kundenbedürfnisse, ggf. Anpassung Ausdehnung des Wahl-leistungsangebots	Spezialisierungen, z. B. im Bereich Geriatrie, Urologie Outsourcing, z. B. im Bereich der Physiotherapie Kooperationen, z. B. mit externen Operateuren
Zielsystem	Verweildauer-reduktion Verkürzung von Wartezei-ten im Ambu-lanzbereich	Fallzahlsteigerung in ausgewählten Fachabteilungen Verbesserung der Kommunikation mit Stakeholdern	Kostenreduktion, z. B. durch einen Qualifikationsmix im Pflegepersonalbereich Produktivitätssteigerung, z. B. CMI-Anstieg einer Fachabteilung Erhöhung der Kundenzufriedenheit

Tab. 7.4: Exemplarische Ziele von Change Management-Projekten in Krankenhäusern
(Quelle: eigene Darstellung in Anlehnung an: Sidamgrotzki 1997, S. 21)
– Fortsetzung

Zeithorizont / Dimension	kurzfristig	mittelfristig	langfristig
	Verbesserung der OP-Auslastung		Maßnahmen zur Qualitätssicherung
Führung	Maßnahmen zur Personalentwicklung, z. B. Coaching, Supervision	Führungskräftetrainings bzw. -schulungen im Mittleren Management und Top Management Neubesetzung der Führungspositionen mit wahrhaftigen Leadern Maßnahmen zur Mitarbeiterbindung	Abbau von Hierarchien Implementierung kooperativer und partizipativer Führungsformen im Sinn von Lean-Management oder Leadership Stärkung der Selbstorganisationsfähigkeiten, z. B. mittels Einzel- oder Teamcoaching
Strukturen	Optimierung von Kapazitätsauslastungen, z. B. interdisziplinäre Belegungen	Berufsgruppenübergreifende Solidarisierung und Interdisziplinarität, z. B. Teamentwicklungsmaßnahmen Zusammenlegung von Stationen	Horizontale, vernetzte Organisationsstrukturen Realisierung von strukturellen Umbau-, Neubaumaßnahmen zur Prozessoptimierung
Prozesse	Prozess-Reorganisationen, z. B. im Ambulanz- oder Intensivbereich, effizientes OP-Management	Prozessoptimierungen, z. B. durch Einführung von Clinical Pathways oder der Implementierung eines Belegungsmanagements	Schnittstellenreduktion durch Orientierung am Prozess Zusammenführung der Leistungsprozesse durch horizontale Organisationsstrukturen Konsequente Orientierung an den Patientenbedürfnissen
Kultur	Verbesserung von Kommunikations- und Konfliktlösungsfähigkeiten, z. B. mittels (Team-)Supervision und Coaching	Etablierung einer positiven Fehlerkultur (Unsicherheiten akzeptieren) Teamentwicklungsmaßnahmen Hohe Corporate Identity	Gut entwickelte Selbstorganisationsfähigkeiten der Mitarbeiter Merkmale einer lernenden Organisation

7.4 Fazit/Zusammenfassung

»Nichts ist so beständig wie der Wandel«, wusste schon etwa 500 v. Chr. Heraklit von Ephesus. Und auch für Krankenhausorganisationen kann zusammenfassend konstatiert werden, dass ein temporeicher Wandel in der heutigen Zeit zur alltäglichen Norm geworden ist und sich in Zukunft noch verschärfen wird. Die Umgestaltung einer Krankenhausorganisation baut auf neuen Visionen auf, die neben der individuellen Entwicklung der Organisationsmitglieder auch die Weiterentwicklung von Strategien, Strukturen und Prozessen beinhalten. Hierfür braucht es neben der strukturierten Vorgehensweise vor allem Leader, die aufgrund ihrer Persönlichkeit in der Lage sind, den Prozess zu strukturieren und zu steuern sowie die Mitarbeiter im Wandel zu unterstützen, zu motivieren und für ihre Ziele zu begeistern. Eine große Herausforderung liegt dabei in der Koordination und Zusammenführung von ineinandergreifenden, parallel verlaufenden Change-Projekten. Der hiermit verbundene deutlich zunehmende Koordinationsaufwand erfordert eine Professionalisierung des Change Managements, die mit dem Aufbau der dafür notwendigen Fähigkeiten und Fertigkeiten verbunden ist. Zusätzlich bedarf es einer Unternehmenskultur, die eine lern- und entwicklungsunterstützende Atmosphäre der Akzeptanz und des Vertrauens schafft, um das für den Veränderungsprozess notwendige kreative Potenzial der Mitarbeiter freizusetzen. Die Grundlage hierfür bilden vor allem kompetente Kommunikationsmuster und Konfliktbewältigungsstrategien, die es zu entwickeln gilt. Die zukünftige Unternehmenskultur von Krankenhäusern sollte geprägt sein von der Offenheit gegenüber Visionen und Fehlern, damit lebenslanges Lernen und Innovationen entstehen können. Langfristig werden nur die Krankenhäuser erfolgreich sein, die aufgrund ihrer Selbstorganisationsfähigkeitskompetenz in der Lage sind, sich auf Basis eines kontinuierlichen Verbesserungsprozesses zu lernenden Systemen zu transformieren.

Reflexionsfragen zum Text

1. Was verstehen Sie unter Change Management im Krankenhaus?
2. Welche erfolgsrelevanten Change Management-Prinzipien kennen Sie? Argumentieren Sie bitte!
3. Welche Besonderheiten der Krankenhausorganisation sind für Change Management-Projekte relevant? Bitte begründen Sie Ihre Antwort!
4. Welches Phasenmodell setzen Sie für ein Change Management-Projekt in einer Krankenhausorganisation ein? Begründen Sie Ihre Antwort!
5. Mit welchen Herausforderungen rechnen Sie in einem Change Management-Prozess in Krankenhausorganisationen? Wie gehen Sie damit um?

6. Welche organisationalen Dimensionen sind in Change Management-Projekte in Krankenhäusern involviert?
7. Welches sind die kritischen Erfolgsfaktoren für Krankenhäuser im Change-Prozess?
8. Welche externen Veränderungen sind in den nächsten Jahren für Krankenhäuser zu erwarten? Wie sollten die Krankenhausträger darauf reagieren?
9. Welchen Entwicklungsbedarf haben Krankenhausorganisationen? Aus welchen Gründen?

Literatur

Baumgartner, I. et al. OE-Prozesse (Hrsg.) (2004): Die Prinzipien Systemischer OE-Prozesse. 7. Auflage. Bern: Haupt.

Bleicher, K. (Hrsg.) (1991) Organisation: Strategien-Strukturen-Kulturen. 2. Auflage. Wiesbaden: Gabler.

Damkowski, W., Meyer-Pannwitt, U., Precht, C. (Hrsg.) (2000): Das Krankenhaus im Wandel: Konzepte, Strategien, Lösungen. Stuttgart: Kohlhammer.

Degenhardt, C. (2000): Möglichkeiten und Grenzen der Supervision im Allgemeinkrankenhaus. In: Pühl, H. (Hrsg.) Handbuch der Supervision 2. Berlin: Spiess. S. 221–233.

Doppler, K. et al. (Hrsg.) (2013): Unternehmenswandel gegen Widerstände. Frankfurt/Main: Campus.

Doppler, K., Lauterburg, C. (Hrsg.) (2014) Change Management, 13. Auflage. Frankfurt/Main: Campus.

Ebner, H. (1997): Aufgaben und Chancen der Organisationsveränderung im Krankenhaus. In: Zwierlein, E. F. (Hrsg.) Klinikmanagement: Erfolgsstrategien für die Zukunft. München: Urban und Fischer. S. 289–302.

Eichhorn, S., Schmidt-Rettig, B. (Hrsg.) (2007): Krankenhaus-Managementlehre. Stuttgart: Kohlhammer.

Eiff von, W., Ziegenbein, R. (Hrsg.) (2001): Geschäftsprozessmanagement. Gütersloh: Bertelsmann Stiftung.

Ellebracht, H. et al. (Hrsg.) (2011): Systemische Organisations- und Unternehmensberatung: Praxishandbuch für Berater und Führungskräfte. Wiesbaden: Gabler.

Fatzer, G. (Hrsg.) (1993): Organisationsentwicklung für die Zukunft. 3. Auflage. Bergisch Gladbach: EHP Edition Humanistische Psychologie.

Fatzer G. (1999): Qualität und Leistung von Beratung in: Fatzer, G, Rappe-Giesecke, K., Loos, W. (Hrsg.): Qualität und Leistung von Beratung. Köln: Edition Humanistische Psychologie. S. 7–26.

French, W. L., Bell, C. H. (Hrsg.) (1994): Organisationsentwicklung. 3. Auflage. Bern: UTB.

Glasl, F., Kalcher, T., Piber, H. (Hrsg.) (2005): Professionelle Prozessberatung. Stuttgart: Haupt.

Greulich, A., Thiele, G., Thiex-Kreye, M. (Hrsg.) (1997): Prozeßmanagement im Krankenhaus. Heidelberg: Decker.

Gorschlüter, P. (Hrsg.) (2001): Das Krankenhaus der Zukunft, Stuttgart: Kohlhammer.

Guber-Klingler, E. (Hrsg.) (2012): Veränderungsmanagement im Krankenhaus. Düsseldorf: AV Akademikerverlag.

Hammer, M., Champy, J. (Hrsg.) (2003): Business Reengineering. Die Radikalkur für das Unternehmen. Frankfurt/Main: Campus.

Haubl, R., Heltzel, R., Barthel-Rösing (2005) Einleitung: Gruppenanalyse auf neuen Wegen. In: Haubl, R., Heltzel, R., Barthel-Rösing M. (Hrsg.): Gruppenanalytische Supervision und Organisationsberatung. Gießen: Psychosozial-Verlag. S. 7–10.

Heimerl-Wagner, P., Ebner, H. (1996): Handhabung von Veränderungsprozessen in Gesundheitsorganisationen. In Heimerl-Wagner, P., Köck, C. (Hrsg.): Management in Gesundheitsorganisationen. Wien: Ueberrreuter. S. 379–450.

Iding, H. (Hrsg.) (2000): Hinter den Kulissen der Organisationsberatung. Opladen: Leske & Budrich.

Janssen, P., Linnhoff, M., Baumgart, P. (2002): Den Wandel gestalten - Implementierung als unternehmerische Herausforderung. In: Bamberger, I. (Hrsg.): Strategische Unternehmensberatung. 3. Auflage. Wiesbaden: Gabler. S. 193 – 214.

Jochem R., Geers D. (2010): Prozessgestaltung mit Business Process Reengineering. In: Jochem R., Mertins K., Knothe T. (Hrsg.): Prozessmanagement - Strategien, Methoden, Umsetzung. 1. Aufl.. Düsseldorf: Symposion Publishing GmbH. S. 77–99.

Kotter, J., P. (Hrsg.) (2011): Leading Change. 1. Auflage. München: Vahlen.

Krüger, W., Bach, N. (Hrsg.) (2014): Excellence in Change. 5. Auflage. Wiesbaden: Springer.

Lauer, T. (Hrsg.) (2014): Change Management. 2. Auflage. Berlin: Springer Gabler.

Lohmer, M. (Hrsg.) (2004): Psychodynamische Organisationsberatung: Konflikte und Potenziale in Veränderungsprozessen. 2. Auflage. Stuttgart: Klett-Cotta.

Osterloh, M., Frost, J., (Hrsg.) (2006): Prozessmanagement als Kernkompetenz. 5. Auflage. Wiesbaden: Gabler.

Ostertag, A. (Hrsg.) (2002): Medizinischer und wirtschaftlicher Erfolg im Krankenhausbetrieb durch Profit-Center-Management. Berlin.

Pühl, H. et al. (Hrsg.) (2002): Supervision: Aspekte organisationeller Beratung. 1. Auflage. Berlin: Leutner.

Rosenthal, T., Wagner, E. (Hrsg.) (2004): Organisationsentwicklung und Projektmanagement im Gesundheitswesen. Augsburg: Economica.

Schein, E. H., (Hrsg.) (1995): Unternehmenskultur. Frankfurt/Main: Campus.

Schlüchtermann, J., Sibbel, R. (2005):, Betriebswirtschaftliche Basis des Prozessmanagements und der Prozesskostenrechung – Definition und Darstellung in: Braun, G. E., Güssow, J., Ott, R. (Hrsg.): Prozessorientiertes Krankenhaus. Stuttgart: Wissenschaftliche Verlagsgesellschaft. S. 28–40.

Schlüchtermann, J. (Hrsg.) (2013):Betriebswirtschaft und Management im Krankenhaus. Berlin: Medizinisch Wissenschaftliche Verlagsgesellschaft.

Scheuring, J. (Hrsg.) (2005): Geschäftsprozesse optimieren. Zürich: Compendio Bildungsmedien.

Sidamgrotzki, E. (Hrsg.) (1997): Change Management im Krankenhaus. Lengwill: Libelle.

Staehle, W. H. (Hrsg.) (1999): Management. 8. Auflage. München: Vahlen.

Weigand, W. (2004): Als Berater im Krankenhaus: gebraucht, aber nicht willkommen. In: Becker-Kontio, M., et al. (Hrsg.): Supervision und Organisationsberatung im Krankenhaus. Weinheim: Beltz Juventa. S. 107–124.

Wimmer, R. (Hrsg.) (1995): Organisationsberatung: Neue Wege und Konzepte. Nachdruck. Wiesbaden: Gabler.

Zwierlein, E. (Hrsg.) (1997): Klinikmanagement: Erfolgsstrategien für die Zukunft. München: Urban & Fischer.

Empfehlungen für weiterführende Literatur

Rahmenbedingungen des Krankenhausmanagements:

Busse, R., Schreyögg, J., Stargardt, T. (2012): Management im Gesundheitswesen, Berlin: Springer.

Haubrock, M., Schär, W. (2009): Betriebswirtschaft und Management im Krankenhaus, Bern: Huber.

Schmidt-Rettig, B., Eichhorn, S. (2007): Krankenhaus-Managementlehre, Stuttgart: Kohlhammer.

Management:

Staehle, W. H. (1999): Management, München: Vahlen.

Lernende Organisation:

Argyris, C., Schön, D. A., Riehl, W. (2008): Die lernende Organisation: Grundlagen, Methode, Praxis, Stuttgart: Schäffer-Pöschel.
Senge P. M. (2011): Die fünfte Disziplin: Kunst und Praxis der lernenden Organisation, Stuttgart: Schäffer-Pöschel.

Change Management und Leadership:

Doppler, K., Fuhrmann, H., Lebbe-Waschke, B., Voigt, B. (2014): Unternehmenswandel gegen Widerstände, Frankfurt: Campus.
Doppler, K., Lauterburg, C. (2014): Change Management, den Unternehmenswandel gestalten. Frankfurt: Campus.
Kotter, J, P. (2011): Leading Change, München: Vahlen.
Krüger, W., Bach, N. (2014): Excellence in Change, Berlin: Springer Gabler.
Lauer, T. (2014): Change Management, Berlin: Springer Gabler.

Organisationsentwicklung und Organisation:

French, W. L., Bell, C. H., Markert, C. (1994): Organisationsentwicklung, Sozialwissenschaftliche Strategien zur Organisationsveränderung, Bern: UTB.
Schreyögg, G. (2012): Grundlagen der Organisation: Basiswissen für Studium und Praxis, Wiesbaden: Gabler.
Schreyögg, G. (2010): Organisation. Grundlagen moderner Organisationsgestaltung, Wiesbaden: Gabler. Staehle, W. H. (1999): Management, München: Vahlen.

Unternehmenskultur:

Schein, E. H., Mader, F. (1995) Unternehmenskultur, Frankfurt: Campus.
Schein, E. H.(2010): Organisationskultur, Bergisch Gladbach: EHP Edition Humanistische Psychologie.

8 Projektmanagement im Gesundheitswesen

Angela Wanko

8.1 Einführung

Projektmanagement gehört im Rahmen von Veränderungsprozessen auch in den Einrichtungen des Gesundheitswesens zum Unternehmensalltag. Ein großer Anteil der Projekte scheitert in der Praxis jedoch noch immer. Und dies trotz eines umfangreichen Literaturangebots und umfassender Praxiserfahrungen vieler Projektleitungen. Aus diesem Grund ist das Ziel dieses Kapitels, die Misserfolgsfaktoren von Projekten aufzuzeigen und daraus nachvollziehbare Praxisempfehlungen abzuleiten. Um ein Grundverständnis für die Vorgehensweise innerhalb von Projekten zu erlagen, wird zunächst ein grober Überblick über Projektmanagement im Allgemeinen und in Bezug auf das Gesundheitswesen im Speziellen gegeben. Anschließend folgt eine vorwiegend praxisorientierte Darstellung des Projektmanagements. Hierfür wird kurz der strukturierte Ablauf von Projekten in tabellarischer Form aufgezeigt. Um in der Praxis einen möglichst effizienten Projektverlauf realisieren zu können, sollten jedem Projektmitarbeiter die Erfolgsfaktoren und potenziellen Risiken für das Scheitern von Projekten bekannt sein. In der Praxis sind die Projektleitungen erfolgreich, die sich mit dieser Thematik auseinandersetzen und ihr eigenes Vorgehen kritisch reflektieren. Aus diesem Grund erfolgt die inhaltliche Aufbereitung der Vorgehensweise im Projektmanagement entlang der Ursachen für das Scheitern von Projekten. Gleichzeitig werden die Erfolgsfaktoren im Sinne einer Best Practice-Empfehlung aus jedem aufgeführten Grund für das Scheitern von Projekten abgeleitet. Im Anschluss folgen eine kritische Auseinandersetzung mit dem Einsatz von Projektmanagement und das Fazit.

8.2 Bedeutung und Nutzen von Projektmanagement im Gesundheitswesen

Das Gesundheitswesen befindet sich seit einigen Jahren im Umbruch. Die erforderlichen strategischen, prozessorientierten Anpassungen der Gesundheitseinrichtungen werden häufig in Form von Projekten umgesetzt. Die Projektarbeit entlastet hierbei die Linie und kann ein effektives und effizientes Instrument zur Bewältigung aktueller, spezifischer Herausforderungen sein. Krankenhäuser weisen einen hohen Komplexitätsgrad auf. Dieser spiegelt sich in der systemimmanenten Berufsgruppenvielfalt und der hierarchischen Aufbauorganisation wider. Die notwendigen, oft sehr komplexen, Veränderungen mittels planvollem und strukturiertem Projektmanagement umzusetzen, bietet den Vorteil, die Komplexität durch die Zerlegung der Gesamtaufgabe in Teilschritte reduzieren zu können. Nachfolgend sind einige Praxisbeispiele aufgeführt:

- Fusionen von Unternehmen der Gesundheitswirtschaft
- Umfangreiche, einmalige Veränderungsprojekte, wie z. B. in Krankenhäusern Reorganisations- oder Restrukturierungsprojekte im Bereich der Notaufnahme
- Einführung neuer EDV-Systeme, wie z. B. in Krankenhäusern die elektronische Patientenakte oder in Krankenkassen die elektronische Gesundheitskarte
- Entwicklung von Produktinnovationen in den Bereichen Pharmazie und Medizintechnik, wie z. B. neue Medikamente

Der stetig schneller werdende wirtschaftliche Wandel zwingt die Geschäftsführer von Gesundheitseinrichtungen zu dynamischen Anpassungen in Form innovativer Geschäftsprozessmodelle. Diese können mit Hilfe eines gut organisierten Projektmanagements erfolgreich realisiert werden, wenn bestimmte Grundvoraussetzungen geschaffen und wichtige Regeln eingehalten werden.

Projekte werden nicht nur in Großunternehmen wie Krankenhäusern der Maximalversorgung oder Krankenkassen durchgeführt. Vielmehr sind auch mittlere und kleine Unternehmen, wie z. B. ambulante Pflegedienste, an ressourcenschonenden Veränderungsprozessen interessiert. Für die erfolgreiche Durchführung von Projekten müssen die Unternehmensziele und -strategien in der Planung berücksichtigt werden. Denn das Ziel der verschiedenen Einrichtungen im Gesundheitswesen ist es letztlich, für sich entsprechende Wettbewerbsvorteile auf dem Markt generieren zu können. Hierfür ist ein planvolles und durchdachtes Projektmanagement erforderlich (Schelle 2014). Projektmanagement umfasst dabei die Anwendung gewisser Grundtechniken, die unabhängig von der Branche und der inhaltlichen Thematik auf jedes Projekt übertragbar sind. Daher erfolgt in diesem Kapitel auch keine branchenspezifische Erläuterung der Vorgehensweise. Der Bezug zum Gesundheitswesen wird anhand einiger ausgewählter Praxisbeispiele hergestellt.

Ein erfolgsorientiertes Projektmanagement ist eng verknüpft mit den Methoden und Grundannahmen des Change Managements. Hierdurch werden einerseits auftretende Widerstände reduziert und anderseits die vorhandenen Potenziale der Mitarbeiter optimal genutzt. Da die Aufgabenstellungen im Projekt oft sehr komplex sind, ist ein ganzheitliches, systemisches Denken und Handeln im Projektverlauf von großem Vorteil (Pfetzing und Rohde 2011).

8.3   Begriffsabgrenzung

Der Begriff Projektmanagement wird in der Literatur sehr unterschiedlich definiert. Aufgrund der Seriosität, Bekanntheit und Verbindlichkeit ist die Definition nach der DIN 69901 weit verbreitet. Hiernach ist ein Projekt ein Vorhaben, das im Wesentlichen durch die Einmaligkeit folgender Bedingungen in ihrer Gesamtheit gekennzeichnet ist:

- Zielvorgabe,
- zeitliche, finanzielle und personelle oder andere Bedingungen,
- Abgrenzung gegenüber anderen Vorhaben,
- projektspezifische Organisation (Deutsches Institut für Normung 1987).

Eine in der Literatur häufig zitierte Definition stammt von R. L. Martino:

> »A project is any task which has a definable beginning and a definable end and requires the expenditure of one or more resources in each of the separate but interrelated and interdependent activities which must be completed to achieve the objectives for which the task was instituted« (Martino 1964).

Aus diesen beiden Definitionen können zusammenfassend die in Abbildung 8.1 dargestellten Merkmale eines Projektes festgehalten werden.

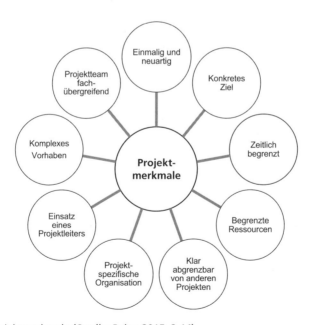

Abb. 8.1: Projektmerkmale (Quelle: Peipe 2015, S. 14)

Unter Projektmanagement wird nach DIN 69901 »die Gesamtheit von Führungs-aufgaben, -organisation, -techniken und -mittel für die Abwicklung des Projektes«

verstanden. Insofern beinhaltet der Begriff Projektmanagement auch die Projektplanung und -steuerung und kann als spezielles Führungskonzept verstanden werden. Als ergänzendes Merkmal von Projekten ist die Beteiligung der betroffenen Mitarbeiter, Arbeitsgruppen und Institutionen zu nennen (Kerzner 2008, Schelle 2014).

In der Praxis werden verschiedene Arten von Projekten umgesetzt (Bernecker und Eckrich 2003):

- Forschungs- und Entwicklungsprojekte (FuE)
- Investitionsprojekte (Bau- oder Anlagenprojekte)
- Organisationsprojekte
- Softwareprojekte.

Sie unterscheiden sich in ihrer Zielsetzung und der Durchführung.

8.4 Komponenten des Projektmanagements

Aus einer ganzheitlichen Sichtweise heraus, setzt sich Projektmanagement aus verschiedenen Komponenten zusammen. Diese beeinflussen den Projekterfolg gleichgewichtig (► Abb. 8.2).

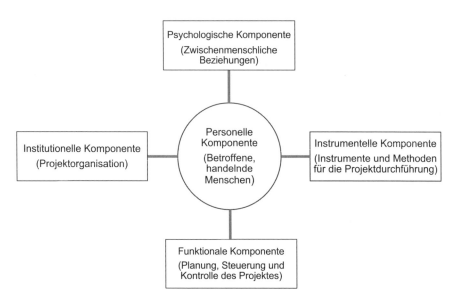

Abb. 8.2: Komponenten des Projektmanagements (Quelle: Richartz und Kurpicz 2003, S. 287)

Die personelle Komponente berücksichtigt die beteiligten Projektmitglieder und die Anspruchsgruppen (Stakeholder) des Projektes. Die psychologische Komponente befasst sich mit den zwischenmenschlichen Beziehungen der Projektbeteiligten und ihren positiven wie negativen Auswirkungen auf den Projektverlauf. Die funktionale Komponente beinhaltet die operative Vorgehensweise mit den klassischen Managementaufgaben, wie Planung, Steuerung und Kontrolle des Projektes. Die institutionelle Komponente umfasst die Analyse und Auswahl der richtigen Organisationsform von Projekten. Die instrumentelle Komponente definiert die Instrumente und Methoden, die im Projekt angewendet werden. Projektmanagement beinhaltet also offensichtlich neben der rein technisch orientierten und auf die Planung ausgerichteten Vorgehensweise noch den Faktor Mensch mit den dazugehörigen zwischenmenschlichen Beziehungen und seinen Eigenheiten (Richartz und Kurpicz 2003).

8.5 Projektmanagement in der Praxis

8.5.1 Projektphasen und Projektplanung

Projekte sollten abhängig von ihrer Größe in verschiedene Phasen untergliedert werden. Kleinere Projekte sind in der Regel mit weniger Phasen umsetzbar als Großprojekte. Die Bezeichnung der Phasen ist von der Branche, der Aufgabenstellung und der im Unternehmen verwendeten Terminologie abhängig. Der entscheidende Vorteil von Phasenmodellen liegt in der Reduzierung der Aufgabenkomplexität durch eine gezielte Aufteilung der Gesamtaufgabe in einzelne Planungs- und Realisierungsschritte mit dazwischenliegenden Entscheidungssitzungen (Kuster et al. 2011).

Zu beachten ist jedoch, dass die einzelnen Phasen in der Praxis nicht etwa starr ablaufen. Projekte gestalten sich vielmehr dynamisch und zirkulär. Insofern verlaufen die Phasen oft parallel (Kuster et al. 2011; Hanisch 2013).

Tab. 8.1: Projektphasen (Quelle: Peipe 2015, S. 19 f.)

Phase	Aufgabe	Hilfsmittel
Initialisie-rungsphase	Projektidee prüfen, Problemanalyse Wunsch des Kunden bzw. Auftraggebers prüfen Wirtschaftlichkeit des Projekts prüfen (finanzielle Mittel, personelle Ressourcen und Folgekosten schätzen). Plausibilitätsprüfung mit Kennzahlen oder erfahrenem Projektleiter	Kosten-Nutzen-Analyse Aufwandschätzung Grober Einsatzplan der Engpassressourcen Kostenvergleichsrechnung Rentabilitätsrechnung Gewinnvergleichsrechnung Amortisationsrechnung

Tab. 8.1: Projektphasen (Quelle: Peipe 2015, S. 19 f.) – Fortsetzung

Phase	Aufgabe	Hilfsmittel
Definitions-phase	Projektauftrag erstellen Grobplanung: Arbeitspaketstruktur festlegen Projektrahmenbedingungen festlegen Projektziele definieren Projektumfeld- und Stakeholderanalyse durchführen (z. B. Schnittstellendefinition) Chancen- und Risikoanalyse durchführen (z. B. SWOT-Analyse) Rollen und Aufgaben der Projektteammitglieder festlegen Verantwortungsbereiche klären Kick-off-Workshop durchführen Projektordner anlegen	Projektauftrag Projektbewertungsmatrix Projektziele Risikoanalyse Umfeldanalyse Stakeholderanalyse Meilensteinplan Arbeitspaketbeschreibung Anforderungsprofil eines Projektleiters Welche Aufgaben hat der Projektleiter? Welche Aufgaben hat ein Mitglied des Projektteams? Welche Aufgaben hat das Steuerungsgremium? Welche Aufgaben hat der Lenkungsausschuss? Kick-off-Workshop
Planungs-phase	Phasenmodell auswählen Projekt strukturieren Arbeitspakete detailliert beschreiben Projektablauf festlegen Dauer, Termine, Meilensteine festlegen Ressourcen festlegen Ressourcenbedarf ermitteln und Aufwand schätzen Abhängigkeiten klären Projektkosten planen Projektwirtschaftlichkeit prüfen Finanzierung sicherstellen	Ablauf- und Terminplan als Balkendiagramm Ressourceneinsatzplan Meilensteinplan Kostenvergleichsrechnung Gewinnvergleichsrechnung Rentabilitätsrechnung Amortisationsrechnung
Realisierungs-phase	Planung der Einführungsphase anpassen und Projektplan freigeben Ist-Daten erfassen (Termine, Stunden, Kosten) Überwachung durch Plan-Ist-Vergleiche Abweichungen analysieren Steuerungsmaßnahmen festlegen und einleiten Informieren und berichten	Projektstatusbericht Arbeitspaketbericht Berichtsplan Kommunikationsplan Änderungsantrag
Abschluss-phase	Projektabschluss-Sitzung Projektauswertung (Abgleich mit der Zielsetzung) Projektabschlussbericht	Schlussbericht

Für eine realistische Projektplanung werden entsprechende Vorgaben benötigt, beispielsweise sollten Start- bzw. Endtermin festgelegt sein. Von diesem ausgehend werden dann die einzelnen erforderlichen Arbeitsschritte definiert. Diese werden im Weiteren immer mehr verfeinert bis einzelne Tätigkeiten definiert werden können, deren Arbeitsaufwand zu ermitteln ist. Erst dann ist es möglich, eine detaillierte Termin-, Kosten- und Ressourcenplanung durchzuführen. Die Ergebnisse werden anschließend mit den Vorgaben abgeglichen. Im Fall von Soll-Ist-Abweichungen ist es die Aufgabe des Projektleiters entsprechende Maßnahmen zu initiieren, um die Vorgaben zu erfüllen. Sollte die Zielerreichung aus seiner Sicht nicht möglich sein, muss sich der Projektleiter mit dem Auftraggeber über die weitere Vorgehensweise abstimmen. Im Rahmen großer Projekte, die über einen längeren Zeitraum (z. B. zwei Jahre) geplant werden, werden in der Regel flexible Anpassungen der Zielformulierung erforderlich (Kuster et al. 2011).

8.5.2 Das magische Projektmanagement-Dreieck

Die Deutsche Gesellschaft für Projektmanagement e.V. (GPM) und die PA Consulting Group haben im Jahr 2008 eine gemeinsame Studie zum »Erfolg und Scheitern im Projektmanagement« durchgeführt. Als Beurteilungskriterien für den Erfolg von Projekten dienten zunächst die drei Kriterien Qualität, Zeit und Kosten. Im Zusammenhang mit dem Scheitern von Projekten wurden im Ergebnis alle drei Kriterien fast gleich häufig genannt, was einer nahezu identischen Gewichtung der Ursachen für das Scheitern entspricht. Bei der Frage nach den Erfolgsfaktoren wurde hingegen die Qualität als wichtigstes Kriterium benannt. Die Kosten spielten für den Projekterfolg eine eher untergeordnete Rolle. Der Projekterfolg wird also primär an der Qualität und weniger an den Kosten gemessen.

Die folgenden grundlegenden Ziele des Projektmanagements bilden das magische Projektmanagement-Dreieck (Litke et al. 2015):

- Kosten: Einhaltung eines bestimmten Budgets
- Ressourcen: Einhaltung bestimmter Ressourcen, z. B. Personal, Finanz- und Sachmittel, Material, Technologie, etc.
- Zeit: Einhaltung von Projektdauer und geplanten Terminen
- Qualität: Ablieferung des Ergebnisses in der geforderten Qualität

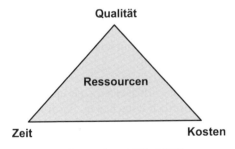

Abb. 8.3: Projektzielkriterien (Quelle: Nüchter 2003, S. 320)

Die ursprüngliche Form des magischen Dreiecks beinhaltete ausschließlich die Kriterien Qualität, Zeit und Kosten. Die Ressourcen sind zu einem späteren Zeitpunkt hinzugefügt worden. Diese nun insgesamt vier Kriterien dienen der Risikoabschätzung und der Projektsteuerung, zusätzlich werden sie zur Ergebnisüberprüfung herangezogen. Sie sind bei allen Projektentscheidungen gleichgewichtig zu berücksichtigen. Durch die vorhandenen Abhängigkeiten wirkt sich eine Gefährdung der Zielerreichung eines Ziels auch auf die beiden anderen Ziele aus. Diese Interdependenzen werden an zwei Beispielen deutlich (Drees 2014):

- Wird die Zeit zu knapp kalkuliert, werden Überstunden geleistet oder es werden zusätzliche Projektmitarbeiter eingesetzt. Dies erhöht die Kosten und kann sich gleichzeitig negativ auf die Ergebnisqualität auswirken.
- Um einen Kostenanstieg zu vermeiden, wird weniger Zeit investiert, dadurch sinkt die Ergebnisqualität.

In erfolgreichen Projekten ist die Übereinstimmung zwischen den Zielvorgaben und dem tatsächlichen Projektverlauf sehr groß. Für die Praxis bedeutet dies, dass es eine Planung geben muss, die den Projektablauf mit der Termin- und Ressourcenplanung vernetzt. Außerdem werden entsprechend verzahnte Steuerungs- und Kontrollmechanismen benötigt, um auf Abweichungen möglichst flexibel reagieren zu können (Litke et al. 2015). Praxiserfahrungen zeigen allerdings, dass Terminpläne für Projekte bei ihrer Fertigstellung bereits veraltet und unrealistisch sind. Die Ursachen hierfür liegen nicht nur im Bereich von zu engen Terminvorgaben oder mangelhafter Terminplanung. Vielmehr lassen sich die Idealvorstellungen in der Planungsphase nur schwer an die Realität anpassen. Selbst eine sehr durchdachte Risikoanalyse kann die dynamischen und innovativen Einflussfaktoren kaum berücksichtigen. Permanent wirken neue Impulse von innen oder außen auf das Projekt. Aus diesem Grund wird es erforderlich, die am magischen Dreieck orientierte Projektplanung, flexibel an die neuen Anforderungen anzupassen (Hanisch 2013). Hierzu gehört auch eine regelmäßige Überprüfung und Anpassung der vorhandenen Ressourcen.

Als primäres Kennzeichen eines erfolgreichen Projektmanagements ist die Erreichung der Projektziele zu nennen. So kann der Projekterfolg anhand folgender Kriterien gemessen werden:

- Einhaltung des definierten Projektzeitraumes
- Einhaltung des vorgegebenen Budgets
- Erreichung des angestrebten Qualitätsniveaus
- Effektive und effiziente Ressourcennutzung
- Vorhandene Kundenzufriedenheit

In größeren Projekten werden die festgelegten Ziele und Kundenwünsche detailliert in einem sog. Lastenheft schriftlich festgehalten. Nach DIN 69905 ist das Lastenheft die »Gesamtheit der Anforderungen des Auftraggebers an die Lieferungen und Leistungen eines Auftragnehmers«. Es dient der Beantwortung der Fragen, was und wofür etwas zu leisten ist. Das Pflichtenheft ist eine detaillierte Weiterentwicklung des Lastenheftes. Nach DIN 69905 enthält das Pflichtenheft »die vom Auftragnehmer erarbeiteten Realisierungsvorgaben aufgrund der Umsetzung des vom Auftraggeber vorgegebenen Lastenhefts«. Es dient der Beantwortung der Fragen, wie und womit werden die Anforderungen realisiert (Helmke 2003; Litke et al. 2015).

8.5.3 Die 10 häufigsten Gründe für das Scheitern von Projekten

Die Struktur der folgenden Erläuterungen und Praxisempfehlungen für das erfolgreiche Management von Projekten basiert auf den 10 häufigsten Gründen für das Scheitern von Projekten. Das in Abbildung 8.4 dargestellte Ranking ist das Ergebnis der Projektmanagement-Studie der GPM und der PA Consulting Group. Die häufigsten Ursachen für das Scheitern von Projekten sind eine schlechte Kommunikation, unklare Anforderungen und Zielsetzungen sowie fehlende Ressourcen beim Projektstart. Trotz des umfangreichen Literaturangebots zum Thema Projektmanagement und profunder Praxiserfahrungen der Projektleitungen scheitern in der Praxis noch immer 30 % der durchgeführten Projekte (Engel et al. 2007). Diese ineffizienten Projektverläufe kosten die Unternehmen viel Zeit und Geld. Außerdem führen sie zu Frustration und Demotivation der Projektbeteiligten. Um dies in der Praxis vermeiden zu können, werden auf den folgenden Seiten die in Abbildung 8.4 dargestellten Gründe für das Scheitern von Projekten näher betrachtet.

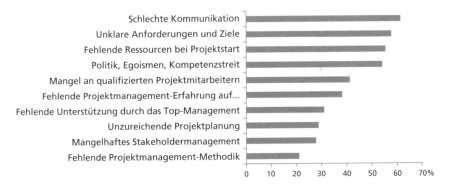

Abb. 8.4: Die 10 häufigsten Gründe für das Scheitern von Projekten (Quelle: Engel et al. 2007, S. 21)

Schlechte Kommunikation

Die Ergebnisse zahlreicher Projektmanagement-Studien belegen den Stellenwert der Projektkommunikation immer stärker: Eine mangelhafte Kommunikation in und von Projekten steht im Ranking der Ursachen für das Scheitern von Projekten

159

nach wie vor auf den ersten Plätzen (GPM). Mit zunehmender Komplexität der Projekte steigt auch der Kommunikationsbedarf. Die Kommunikation im Projekt dient der Projektkoordination und der Transparenz der Projektfortschritte während des gesamten Projektverlaufs und ist für den Projekterfolg von großer Bedeutung. Die Herausforderungen in der Projektarbeit liegen in der zeitnahen Bereitstellung von Daten und Informationen, der Abstimmung zwischen oft differenten Interessen der Projektbeteiligten und in diesem Zusammenhang auch der Konfliktbewältigung. Zudem erfordert Projektarbeit die Überwindung fachlicher und organisationsübergreifender Grenzen, was z. B. in Krankenhausorganisationen mit einem hohen Koordinations- und Kommunikationsaufwand verbunden sein kann. Die Kommunikation ist also ein wichtiger erfolgskritischer Bestandteil im Rahmen der Projektarbeit. Die Projektleitung hat dabei die Aufgabe, die Kommunikation so zu steuern, dass sie sowohl formell als auch informell in alle Richtungen funktioniert, d. h. sowohl die Strukturierung von Berichtswesen und Projektdokumentation als auch ein gut funktionierender informeller Informationsaustausch liegen in der Regel in ihrem Verantwortungsbereich (Kerzner 2008). Über 80 % der Projektmanager in deutschen Unternehmen geben an, dass es ihnen an Kompetenz, Zeit oder Budget für die erforderliche Kommunikation mangelt.

Um die Erfolgsaussichten und die Akzeptanz des Projektes zu erhöhen, stehen unterschiedlichste Kommunikationswege und Medien zur Verfügung. Diese müssen so ausgewählt werden, dass möglichst jeder Mitarbeiter des Unternehmens über die bevorstehenden oder bereits realisierten Veränderungen auf dem geeigneten Weg und mit dem passenden Medium informiert wird. Bei der Wahl der Medien ist zu berücksichtigen, dass Kommunikationsmedien wie Mitarbeiterversammlungen zwar effizient sind, sich allerdings auf die Motivation der betroffenen Organisationsmitglieder eher negativ auswirken können. Eine direkte persönliche und vor allem ehrliche Informationsweitergabe wirkt hingegen oft motivationssteigernd.

Das sog. Projektmarketing dient der Förderung von Akzeptanz, Transparenz und Vertrauen, denn in der Regel werden Projekte von den Organisationsmitgliedern eher als Störung ihrer alltäglichen Arbeitsroutine empfunden und verursachen Widerstände. Aus diesem Grund ist ein gut organisiertes Projektmarketing für die Überzeugungsarbeit besonders wichtig. Verantwortlich für das Projektmarketing sind der Auftraggeber und die Projektleitung (Litke et al. 2015).

Auch die projektinterne Kommunikation sollte direkt auf kurzen Informationswegen erfolgen. Beispielsweise sollte der Projektleiter die Kompetenz besitzen, mit der Unternehmensleitung direkt und damit effizient zu kommunizieren. Insgesamt sollten effiziente und schnelle Kommunikationstechniken und -medien zum Einsatz kommen. Das Ziel einer guten Projektkommunikation ist die Übermittlung der passenden Information zur richtigen Zeit an die richtige Person (Olfert 2014, Kerzner 2008). Dies beinhaltet auch den Hinweis, dass ein Zuviel an Information ebenfalls hinderlich für den Projekterfolg sein kann. Tabelle 8.2 gibt eine Übersicht über mögliche Kommunikationspartner und -medien.

Für eine erfolgreiche Projektdurchführung finden sich für den Bereich Kommunikation folgende Empfehlungen (Engel und Holm 2007; Engel et al. 2008):

- umfassende und regelmäßige Information des Managements, der Stakeholder und der Projektbeteiligten über den tatsächlichen Status des Projektfortschritts,
- Anfertigung eines Kommunikationsplans und Kommunikation über das Projekt,
- Durchführung einer Veranstaltung zum Informationsaustausch am Projektende.

Für eine effiziente Steuerung der Kommunikation haben sich in der Praxis die Erstellung eines Kommunikationsplans (▶Tab. 8.2) und einer Kommunikationsmatrix (▶Tab. 8.3) bewährt. Der Kommunikationsplan beinhaltet die Zielgruppe, die Verantwortlichkeit, die Inhalte, die Kommunikationsform und den Zyklus der Informationsweitergabe. Die Kommunikationsmatrix visualisiert die Kommunikationspartner und -medien (Drees et al. 2014).

Tab. 8.2: Kommunikationsplan (Quelle: Drees et al. 2014, S. 182)

Zielgruppe	Verantwortlicher	Inhalte	Kommunikationsform	Zyklus
Lenkungsausschuss	Projektleitung	Projektfortschritt, Entscheidungen bzgl. Zeit, Budget etc.; Projektrisiken	Meeting E-Mail	Nach Bedarf
Auftraggeber	Projektleitung	Besondere Entwicklungen	E-Mail/persönlich	Nach Bedarf
Projektteam	Projektleitung	Projektfortschritt, To do's, Risiken, Veränderungen	Jour fixe	Wöchentlich Nach Bedarf
Sonstige Stakeholder	Projektleitung	Projektfortschritt	Meeting/ telefonisch/ E-Mail	Nach Bedarf

Zur Projektkommunikation gehört auch die Projektdokumentation. Eine effektive und konsequente Projektdokumentation beinhaltet die Dokumentation der wichtigsten Ereignisse, Argumente und Entscheidungen je Projektphase. So enthält die Projektdokumentation vor Projektbeginn beispielsweise das Angebot und den Projektauftrag. Im weiteren Projektverlauf sind die Pläne, wie z. B. der Projektstrukturplan, der Terminplan, der Kostenplan und die Risikoanalyse Bestandteil der Projektdokumentation. Darüber hinaus sollten Projektberichte erstellt werden, wie z. B. Projektstatusberichte, Präsentationsunterlagen, das Lastenheft- und Pflichtenheft, Sitzungsprotokolle etc. In der Projektabschlussphase ist die Erstellung eines Projektabschlussberichts obligatorisch. Verantwortlich für die Projektdokumentation ist die Projektleitung. Die Erstellung und Pflege der Dokumente kann an die jeweiligen Teammitglieder delegiert werden (Drees 2014).

Tab. 8.3: Kommunikationsmatrix (Quelle: Drees 2014, S. 186)

Kommunikationsmedium / Kommunikationspartner	Persönliches Gespräch, Meeting, Telefon	»Jour fix«	Workshops	Abteilungssitzungen	Videokonferenzen	Protokolle	E-Mail	Mitarbeiterzeitung	Newsletter	Flyer	Intranet	Mitarbeiterversammlung	Werbemittel	Stellwände	…
Auftraggeber/Kunde															
Lenkungsausschuss															
Andere Projekte															
Zulieferer															
Management															
Führungskraft															
Betroffene Mitarbeiter															
Ggf. alle Mitarbeiter															
Unternehmenskommunikation															
Betriebsrat															
Ggf. externe Berater															
…															

Projektmanagement impliziert auch, Probleme zu lösen und Konflikte auszutragen. Konflikte können notwendig und nützlich sein, indem sie bisher Unausgesprochenes aufdecken. Sie treten entweder auf der Sachebene, häufiger jedoch auf der psycho-sozialen Ebene auf. Einer der Hauptgründe für Konflikte auf der psychosozialen Ebene sind differente persönliche Wert- und Zielvorstellungen der Projektmitarbeiter (Schelle 2014). Daneben ist das Auftreten von Widerständen ein weiterer Bestandteil von Projektarbeit. Widerstände haben eine Indikatorfunktion. Sie zeigen an, in welcher Entwicklungsphase sich ein Projektteam befindet. Voraussetzung für die Lösung der Konflikte und Widerstände ist die Beteiligung der Betroffenen. Konflikte sollten offen angesprochen und zügig gelöst werden. Typische Konfliktquellen finden sich in folgenden Bereichen:

- Uneinigkeit über Ziele und Tätigkeiten
- Unrealistische Planung und Schätzungen, z. B. Terminschwierigkeiten
- Mangelnder Teamgeist
- Zwischenmenschliche Konflikte durch z. B. unterschiedliche Interessen, Konkurrenzgedanken

Es ist die Aufgabe des Projektleiters, drohende Konflikte zu erkennen und mit entsprechenden Maßnahmen des Konfliktmanagements zu bewältigen (Litke et al. 2015).

Unklare Anforderungen und Ziele

Viele Projekte scheitern, weil die Anforderungen und die Ziele unklar sind. Im Rahmen der alltäglichen Linientätigkeit wiederholen sich die Aufgaben für die Mitarbeiter. Die Tätigkeiten sind ihnen bekannt und so genügt zur Durchführung der Routineaufgaben häufig nur ein Stichwort, um ein klares Ziel vor Augen zu haben. Projektarbeit ist jedoch aufgrund der Einmaligkeit anders. Es gibt keinen oder nur einen geringen Wiedererkennungswert. Aus diesem Grund ist es sehr wichtig, dass Auftraggeber und Auftragnehmer auf eine klare, nicht interpretierbare Ziel- und Auftragsklärung achten. Die Anforderungen sollten in einem Anforderungskatalog festgehalten sein, der die grundsätzliche Aufgabenstellung des Auftraggebers enthält. Aus dem Anforderungskatalog werden die Projektziele abgeleitet. Ist die Zielformulierung als Ergebnis des Zielfindungsprozesses missverständlich, steigt die Gefahr, dass Termine nicht eingehalten und Ressourcen ineffizient eingesetzt werden. Wichtig für die Zielformulierung ist, dass die Ziele klar, verständlich, konkret und eindeutig formuliert werden. Sie sollte folgende Kriterien erfüllen (Olfert 2014; Drees 2014):

- Klar, eindeutig und unmissverständlich
- Terminiert
- Ergebnisorientiert
- Realistisch und erreichbar
- Messbar und überprüfbar

Aus der viel zitierten Aussage von Lomnitz: »Sage mir, wie Dein Projekt beginnt und ich sage Dir, wie es endet«, wird deutlich, dass der Projektstart den Grundstein für eine erfolgreiche oder weniger erfolgreiche Projektdurchführung legt. Es ist sinnvoll, den Auftraggeber in den Prozess der Zielklärung einzubeziehen. Nur so kann gewährleistet werden, dass die angestrebten Projektziele auch tatsächlich mit den Kundenwünschen übereinstimmen (Schelle 2014; Peipe 2015).

Für einen erfolgreichen Projektstart und -verlauf wurden im Rahmen einer Studie der GPM folgende Empfehlungen ausgesprochen (Engel et al. 2007):

- Festgeschriebener Prozess für Zielvereinbarungen
- Klarheit über Projektanforderungen und Projektziele beim Projektleiter, beim Management und im gesamten Projektteam
- Konsequente Zielkontrolle

Erfolgreiche Unternehmen stellen sicher, dass die Ziele und der Nutzen des Projekts im ganzen Team bekannt und verstanden sind (Engel und Holm 2007).

Hanisch sieht hingegen in einer weniger konkreten Projektzielfestlegung auch einen positiven Aspekt: den Erhalt der Flexibilität im Projekt. Auf diese Weise besteht aus seiner Sicht die Möglichkeit, auf unvorhergesehene Ereignisse adäquat und zügig zu reagieren. Zudem sei die Bereitschaft größer, das Projekt abzubrechen, wenn sich das definierte Ziel im weiteren Projektverlauf als nicht lohnenswert herausstellt (Hanisch 2013).

Politik, Egoismen, Kompetenzstreit

In einem Projekt arbeiten Mitarbeiter verschiedener Fachabteilungen und Organisationseinheiten in neu zusammengestellten Teams an einer Lösung. Es treffen unterschiedliche Persönlichkeiten mit eigenen Interessen, Erwartungen und Hoffnungen aufeinander. Zudem sind Projekte in diverse interne und externe Abhängigkeiten und Wechselbeziehungen eingebunden. Diese wechselseitigen Beziehungen zu analysieren und zu managen, ist eine der Hauptaufgaben des Projektleiters. Insofern ist Projektmanagement auch immer Beziehungsmanagement. Folglich sollte er Auftraggeber bei der Auswahl der Projektleitung neben ihren fachlichen Kompetenzen auch ihre sozial-emotionalen Kompetenzen berücksichtigen (Kuster et al. 2011).

Projektmanagement beinhaltet bereichs- und ggf. firmenübergreifende Information und Kooperation. Für einen erfolgreichen Projektverlauf ist eine effiziente und vertrauensvolle Zusammenarbeit der Projektbeteiligten unerlässlich. Dies beinhaltet unter anderem, dass Bereichsegoismen, die z. B. in Krankenhäusern noch häufig vorhanden sind, überwunden werden müssen (Hansel und Lomnitz 2003). Die Kombination mit partizipativen und lernorientierten Veränderungsstrategien, wie sie im Rahmen von Change Management-Ansätzen realisiert werden, ist eine sinnvolle Ergänzung zu den Methoden und Instrumenten des Projektmanagements.

In einem Projekt müssen verschiedene Rollen und Funktionen besetzt werden. Neben der Projektleitung und den Teammitgliedern gibt es in größeren Projekten oft auch ein Expertenteam und einen Lenkungsausschuss (▶ Abb. 8.5). Der Lenkungsausschuss besteht aus leitenden Unternehmensmitarbeitern und wird ab einer bestimmten Projektgröße gebildet. Für Kleinprojekte wird in der Regel kein Lenkungsausschuss gebildet. Für Großprojekte sollten dem Lenkungsausschuss mindestens zwei Mitglieder der Unternehmensleitung (Vorstand) angehören. Die Mitglieder des Lenkungsausschusses sind als oberste Instanz in der Regel mit weitreichenden Kompetenzen und Entscheidungsbefugnissen ausgestattet. Allerdings soll das Projekt durch den Projektleiter und nicht durch den Lenkungsausschuss gesteuert werden. Die Aufgaben des Lenkungsausschusses erstrecken sich von der Bereitstellung der finanziellen Mittel über die Abnahme von Meilensteinen bis hin zur Freigabe des Abschlussberichts (Pfetzing und Rhode 2011; Drees et al. 2014).

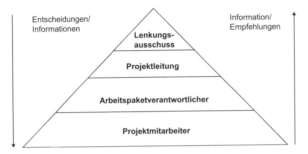

Abb. 8.5: Projektaufbauorganisation (Quelle: Peipe 2015, S. 106)

Für einen erfolgreichen Projektverlauf müssen von Beginn an die Verantwortungen und Kompetenzen festgelegt sein, die mit den Rollen und Funktionen im Projekt verbunden sind (Peipe 2015). Beispielsweise sollte die Rolle der Projektleitung mit folgenden Kompetenzen ausgestattet sein (Olfert 2013):

- Entscheidungskompetenz
- Weisungskompetenz
- Verfügungskompetenz
- Informationskompetenz

Die Führungsrollen im Projektmanagement sind in erfolgreichen Unternehmen mit weitreichenden Entscheidungskompetenzen bei Ressourcenkonflikten ausgestattet (Engel und Holm 2008).

Fehlende Ressourcen zum Projektstart

Ressourcen sind sowohl Personen (Organisationsmitarbeiter, Teams, externe Berater etc.) als auch Sachmittel (Materialien, Hilfsmittel, Software etc.). Um die erforderlichen Ressourcen zum Projektstart bereitstellen zu können, muss zuvor in der Projektplanung eine realistische Ermittlung des Ressourcenbedarfs erfolgen. In der Planung zu berücksichtigen ist, dass die Arbeitskräfte, Betriebs- und Hilfsmittel auch zum geplanten Termin zur Verfügung stehen. In der Planung sind Ausfallzeiten für beispielsweise Urlaub oder Krankheit abzuziehen. Auch die Qualifikation der Mitarbeiter ist für die Ressourcenplanung ein wichtiger Aspekt. So sollte die Zusammensetzung des Projektteams möglichst alle betroffenen Bereiche und Abteilungen der Organisation abbilden, um sowohl das Know-how der verschiedenen Bereiche zu integrieren als auch die jeweiligen Interessen berücksichtigen zu können (Peipe 2015; Drees et al. 2014). Beispielsweise sollte in Krankenhäusern vor Projektbeginn festgelegt sein, dass die Arbeit in einer Projektgruppe als Arbeitszeit gilt. Diese Maßnahme erhöht die Motivation der Mitarbeiter zur Teilnahme an der Projektarbeit. Außerdem kommuniziert die Geschäftsführung nach innen wie nach außen, dass sie die Projektarbeit ernst nimmt. Bei der Gestaltung der Dienstpläne sollten die Verantwortlichen darauf achten, dass die Projektgruppenmitglieder während der Projektgruppensitzungen ungestört (»funkfrei«) arbeiten können. Insbesondere Ärzte werden im Arbeitsalltag häufig aus Projektgruppensitzungen gerufen. Diese Unterbrechungen stören die Teamarbeit und führen zu zeitlichen Verzögerungen.

Für die Aufwandsschätzung der Ressourcen stehen verschiedene Methoden zur Verfügung, wie z. B. Vergleichsmethoden, Kennzahlenmethoden, Expertenbefragung, Schätzmethoden (Peipe 2015).

Mangel an qualifizierten Projektmitarbeitern

Für die Auswahl und Benennung der Projektbeteiligten gibt es im Projektmanagement die sogenannte Projektorganisation. Hier wird festgelegt, welche Mitarbeiter und Führungskräfte an dem Projekt beteiligt sind. Zusätzlich wird die Projektaufbau- und -ablauforganisation definiert. Die Projektorganisation schafft einen Ordnungsrahmen, der zur klaren Festlegung von Aufgaben, Zuständigkeiten, Verantwortungen und Kompetenzen der Projektmitglieder dient. Auf diese Weise soll ein möglichst reibungsloser Projektverlauf sichergestellt werden. Die Projektaufbauorganisation beinhaltet neben den beteiligten Projektmitgliedern die Definition der Koordination und Steuerung des Projektes (Schlick 1997).

In der Praxis stellt die Zusammensetzung des Teams den Projektleiter bereits vor große Herausforderungen, denn er muss fachkompetente Mitarbeiter mit entsprechenden Qualifikationen und Sozialkompetenzen für die Teamarbeit finden. Für den Projekterfolg hilfreich ist es, wenn folgende Kriterien erfüllt sind (Schelle 2014):

- Die Teammitglieder sollten eine entsprechende Motivation zur Teamarbeit mitbringen und die sozialen und kommunikativen Fähigkeiten zum Umgang mit anderen Menschen besitzen.
- Die Teammitglieder sollten über ein grundlegendes Methodenwissen im Bereich der Projektplanung und -steuerung verfügen.
- Die Teamgröße sollte dem Auftrag entsprechend individuell angepasst sein. Hierbei ist zu berücksichtigen, dass zu kleine Teams mit dem Umfang der

anfallenden Aufgaben überfordert sein können. In zu großen Teams ist die Gefahr groß, dass Kommunikations- und Koordinationsprobleme und dadurch zeitliche Verzögerungen auftreten. Eine Teamgröße von fünf bis zehn Teammitgliedern hat sich in der Praxis als effizient erwiesen.

Projektarbeit ist in der Regel durch eine fachbereichs- und berufsgruppenübergreifende Zusammenarbeit gekennzeichnet. Durch die Heterogenität der Projektteams und den damit verbundenen unterschiedlichen Zielen und Interessen der Beteiligten steigt die Wahrscheinlichkeit, dass Missverständnisse und Konflikte auftreten. Diese Konflikte durch die Führungskräfte der Linienorganisation lösen zu lassen, würde neben dem Alltagsgeschäft zu einer Überlastung führen. Aus diesem Grund gehören Kommunikation und Konfliktmanagement zu einem zentralen Aufgabengebiet der Projektleitung. Um die psycho-sozialen Prozesse im Team frühzeitig zu erkennen und sie zu managen sind die sozialen Fähigkeiten der Projektleitung besonders wichtig (Litke 2007; Litke et al 2015).
Ganz typische Konfliktquellen in der Projektarbeit sind (Litke et al. 2015):

- Uneinigkeit über Ziele und Aktivitäten
- Unrealistische Pläne und Aufwandsschätzungen
- Mangelnder Teamgeist
- Konflikte im zwischenmenschlichen Bereich, durch z. B. Konkurrenzdenken

Der Teamgeist nimmt in der Projektarbeit eine Schlüsselrolle ein. Teamarbeit ist nicht nur für den Projektleiter eine Herausforderung, sondern auch für jedes Teammitglied. Der große Vorteil der Teamarbeit liegt im Synergieeffekt, der durch die Kombination der Fähigkeiten und der Arbeitsleistungen der einzelnen Teammitglieder entsteht. Teamarbeit ist produktiver als die Leistung eines einzelnen Mitarbeiters, zudem ist der Lerneffekt in Teams höher – die Teammitglieder lernen schneller. Besonders wichtig für den Informationsaustausch und die kooperative Problemlösung inkl. einer Konsensbildung sind neben regelmäßigen Teambesprechungen auch informelle Gespräche. Auch das Aufstellen von Teamregeln ist für eine gut funktionierende Teamarbeit sehr wichtig (Litke et al. 2015).

Fehlende Projektmanagement-Erfahrung auf Leitungsebene

Die richtige Auswahl der geeigneten Projektleitung ist eine weitere Grundvoraussetzung für effiziente Teamarbeit. Dabei ist zu berücksichtigen, dass der Projekterfolg u. a. davon abhängt, ob der Projektleiter von den Teammitgliedern als Führungskraft akzeptiert wird (Litke et al. 2015). Ein weiteres wichtiges Kriterium für den Projekterfolg sind die praktischen Erfahrungen des Projektleiters. Eine Projektleitung, die lediglich die Theorie kennt, ist noch kein guter Projektmanager. Außerdem sollte die Projektleitung über entsprechende Führungskompetenzen verfügen sowie die Führungsinstrumente kennen und anwenden können. In komplexen Projekten ist die Führungskompetenz oft wichtiger als die Fachkompetenz der Projektleitung. Führung im Projekt zielt darauf ab, die notwendige Leistungsbereitschaft des Teams zu erzeugen, die Leistung über den Projektverlauf auf einem guten Niveau zu halten oder zu steigern und so das Projektziel zu erreichen (Litke 2007; Schelle 2014; Peipe 2015). Hierfür werden die folgenden Führungsinstrumente eingesetzt (Peipe 2015):

- Informieren und kommunizieren
- Motivieren
- Fördern und fordern
- Konflikte managen
- Planen, organisieren und delegieren
- Überwachen und steuern

Die Rolle der Projektleitung muss mit den erforderlichen Kompetenzen und der Verantwortung ausgestattet sein (Eckrich 2003). Die Projektleitung hat eine Schlüsselposition in der Projektarbeit. Insofern ist die Auswahl des Projektleiters eine weitreichende und wichtige Entscheidung im Rahmen von Projekten. Nach Möglichkeit sollten die Mitarbeiter als Projektleiter eingesetzt werden, die bereits praktische Projektmanagement-Erfahrungen haben. Denn Projektmanagement ist vor allem durch eigene Erfahrungen erlernbar. Die Entscheidung für einen bestimmten Projektleiter sollte aufgrund seiner Fähigkeiten und weniger aufgrund seiner freien zeitlichen Ressourcen getroffen werden. Die Projektleitung hat auf den unterschiedlichen Ebenen folgende Aufgaben (Kuster et al. 2011):

- Auf der Beziehungsebene: ein Klima der Akzeptanz und des Vertrauens schaffen
- Auf der Inhaltsebene: wissens- und ergebnisorientiertes Arbeiten entwickeln und unterstützen
- Auf der Organisationsebene: dem Prozess Ordnung und Struktur geben

Durch die zunehmende Komplexität von Projekten steigen auch die Anforderungen an die Projektleitungen. Das Anforderungsprofil ist entsprechend anspruchsvoll. Es kann in folgende Kernkompetenzen unterteilt werden (Eckrich 2003):

1. Persönliche Kompetenz
2. Managementkompetenz
3. Fachkompetenz
4. Methodenkompetenz
5. Sozialkompetenz

Abbildung 8.6 veranschaulicht die umfangreichen Kompetenzen, die eine Projektleitung besitzen sollte. Es ist fast unmöglich, einen Menschen zu finden, der alle genannten Eigenschaften in seiner Person vereint. Aus diesem Grund sollte diejenige Projektleitung gewählt werden, die mehr Generalist als Spezialist ist und für das jeweilige Projekt am besten geeignet erscheint (Litke 2007, S. 166).

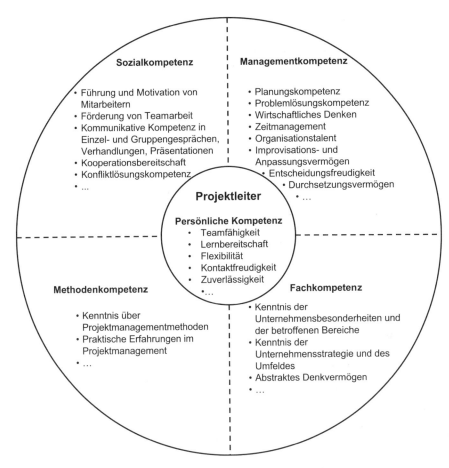

Abb. 8.6: Projektleiteranforderungen (Quelle: Eckrich 2003, S. 97)

Unternehmen, die ein erfolgreiches Projektmanagement realisieren, erfüllen folgende Kriterien (Engel et al. 2008, S. 12; Engel und Holm 2007, S. 25):

- »Starke und in die Organisation integrierte Projektleitungen
- Karrierewege und Anreizsysteme für Projektleiter sind vorhanden
- Klares Verständnis über Projekterfolg zwischen Projektleiter und Management
- Entscheidungskompetenz des Projektleiters bei Ressourcenkonflikten
- Auswahl des Projektleiters mit der besten Eignung (sehr gute ›soft skills‹)«.

Fehlende Unterstützung durch das Top-Management

Das Engagement des Top-Managements ist für die Projektarbeit stark erfolgsbestimmend. Fehlt diese erforderliche Unterstützung sind Projektleiter und Projektteam schnell demotiviert und der Projekterfolg bleibt aus. Schelle hat Best Practice-Tipps für das Top-Management definiert, die auf seiner langjährigen

169

Praxiserfahrung beruhen. Die folgenden Ratschläge sind eine Übersicht seiner Ausführungen.

Das Top-Management sollte (Schelle 2014):

1. Generelle Regeln und Standards für das Projektmanagement in der jeweiligen Organisation entwickeln lassen. Das Projektmanagement-Konzept sollte in kleinen Schritten und mit der Beteiligung der Betroffenen eingeführt werden. Es sollte darauf geachtet werden, dass es konsequent in allen Projekten Anwendung findet.
2. Die Projekte mit dem größten Nutzen auswählen und den Entscheidungsprozess objektivieren und transparent machen.
3. Jedem Projekt eine eindeutige Priorität zuweisen und dabei bleiben. Von den Projektbeteiligten werden Prioritäten durch die Ausstattung des Projektes mit Ressourcen (vor allem Personal und Finanzmittel) erkannt.
4. Deutlich zeigen, dass es hinter dem Projekt und dem Projektteam steht – auch bei auftretenden Schwierigkeiten.
5. Bei der Wahl der Projektleiter und Teammitglieder neben der Sachkompetenz auch die erforderliche Sozial- und Methodenkompetenz für die Durchführung von Projekten berücksichtigen.
6. Den Projektleiter und die Teammitglieder zumindest teilweise von der täglichen Routinearbeit entlasten, um das entsprechend notwendige Engagement für das Projekt zu erzielen und aufrechtzuerhalten.
7. Dem Projektleiter nicht nur die Verantwortung für die Projektaufgaben übertragen, sondern ihn auch mit den notwendigen Befugnissen ausstatten.
8. Dem Projektteam einen klaren Auftrag erteilen.
9. Dem Projektteam in der Konzeptionsphase ausreichend Zeit lassen. Spätere Änderungen führen zu höheren Projektkosten.
10. Auf Meilensteine und einer entsprechenden Überprüfung der Meilensteinergebnisse bestehen.
11. Sich regelmäßig über den Projektverlauf berichten lassen. Hierbei sollte es ein einheitliches Berichtsformat geben. Parallel sollte das Top-Management den persönlichen Kontakt mit dem Projektteam suchen. Durch das regelmäßige Einfordern von Berichten wird Interesse am Projekt bekundet. Dies erhöht die Motivation der Projektbeteiligten.
12. Anreize für die Projektarbeit geben und Projekterfolge honorieren. Die Honorierung muss nicht in monetärer Form erfolgen. In vielen Fällen ist bloße Anerkennung für die Projektleitung und die Mitarbeiter ausreichend.
13. Eine Kultur erzeugen, in der die Überzeugung herrscht, dass nicht nur aus erfolgreichen, sondern auch aus weniger erfolgreichen oder sogar fehlgeschlagenen Projekten gelernt werden kann.

Unzureichende Projektplanung

Für eine erfolgreiche Projektarbeit wird eine fundierte und klare Projektplanung benötigt, die Verbindlichkeit erzeugt. Die Projektmitarbeiter, die Ziele, der Zeitrahmen, die Aufgabenverteilung, die Finanzierung und die Kosten für das Projekt müssen klar geregelt sein. Insofern sind mit der Projektplanung (▸ Abb. 8.7) folgende Tätigkeiten verbunden (Peipe 2015):

- Auswählen eines Phasenmodells (Phasenplan)
- Erstellung des Projektstrukturplans, in dem das Projekt strukturiert und in Teilaufgaben und Arbeitspakete zerlegt wird (Projektstrukturplan)
- Festlegung der Projektdauer und der Termine (Terminplan)
- Zuordnung der Projektmitglieder und Sachmittel (Ressourcen-/ Kapazitätsplan)
- Ermittlung der Personal- und Sachkosten (Kosten-/ Budgetplan)
- Risikoanalyse.

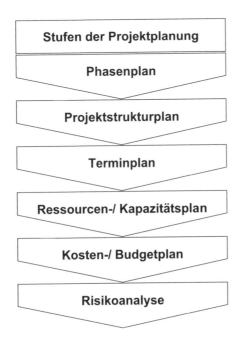

Abb. 8.7: Projektplanung (Quelle: Drees et al. 2014, S. 88)

Da die Projektplanung ein sehr komplexer Prozess ist, sollten alle am Projekt Beteiligten an der Planung mitwirken. Dies betrifft vor allem den Projektleiter, das Projektteam, ggf. externe oder interne Experten, ggf. den Auftraggeber und/oder weitere Führungskräfte (Drees et al. 2014).

Für die erfolgreiche Durchführung von Projekten ist eine realistische Projektplanung mit einer ausreichend geplanten Zeitreserve für den Projekterfolg entscheidend. Dieser »zeitliche Puffer« sollte mindestens 20 % betragen, d. h. die verfügbare Zeit sollte nicht vollständig verplant werden. Die zeitlichen Reserven sollten möglichst je Arbeitspaket geplant werden. In der Projektrealität werden jedoch die Stolpersteine, die Zeitfresser oder die Dynamik im Team selbst einen

171

fundierten Projektplan konterkarieren. Denn auch ein Projektplan, der sowohl die Aufgaben als auch die Zeiten detailliert definiert, ist lediglich ein Plan – das Projekt wird in der Realität anders verlaufen. Insofern muss der Projektplan eine gewisse Flexibilität gewährleisten, damit er an die jeweils aktuellen Gegebenheiten angepasst werden kann. Entscheidend im Projektverlauf ist, dass die Veränderungen im Projektplan transparent gemacht und kommuniziert werden. Dies gelingt am besten in einer aufrichtigen Projektkultur, in der das Verschweigen von Fehlern oder drohenden Schwierigkeiten geahndet wird und nicht das Auftreten von Fehlern. In einer vertrauensvollen Atmosphäre gelingt es, dass die Projektmitarbeiter den Projektleiter aus eigener Initiative über bevorstehende oder existente Probleme oder Verzögerungen informieren. Der Projektleiter muss im Rahmen des Projektcontrollings zudem regelmäßig Bilanz über den Projektverlauf ziehen, um Planabweichungen (z. B. Zeit- oder Budgetüberschreitungen) rechtzeitig festzustellen und korrigierend darauf reagieren zu können (Drees et al. 2014; Litke et al. 2015).

Phasenplan

Mit Hilfe des Phasenplans wird das Projekt grob strukturiert. Er dient der Abbildung der einzelnen Projektphasen, um einen ersten Überblick über das bevorstehende Projekt zu erhalten (Drees et al. 2014). In Tabelle 8.4 ist ein exemplarischer Phasenplan am Beispiel der Einführung klinischer Behandlungspfade im Krankenhaus dargestellt.

Tab. 8.4: Exemplarischer Projektplan (Quelle: Peipe 2015, S. 64)

Phasenplan: Einführung klinischer Behandlungspfade		
Nr.	**Phase**	**Meilensteine**
1	Problemanalyse	Beteiligte Berufsgruppen sind ermittelt
2	Definition	Leistungen der jeweiligen Berufsgruppe sind definiert
3	Detaillierung	Einzelleistungen der Berufsgruppen werden nochmals geprüft und zusammengeführt
4	Schulung/Information	Schulung/Information Mitarbeiter durchgeführt
5	Realisierung	Start Patientenversorgung mittels Behandlungspfad

Projektstrukturplan

Der Projektstrukturplan ist Bestandteil der Projektplanung. Er dient u. a. als eines der Standardinstrumente der Projekttransparenz, denn mit Hilfe des Projektstrukturplans lässt sich abbilden, in welche Teile ein Projekt sinnvoll untergliedert werden kann. Hierdurch wird die Komplexität des Projektes reduziert. In der Regel wird er grafisch dargestellt. Die DIN 69901 definiert den Projektstrukturplan als die »vollständige, hierarchische Darstellung aller Elemente (Teilprojekte, Arbeitspakete) der Projektstruktur als Diagramm oder Liste«. Abbildung 8.8 veranschaulicht die Projektstruktur inkl. der Integration eines Beispiels als Diagramm (Drees et al. 2014, Litke et al. 2015).

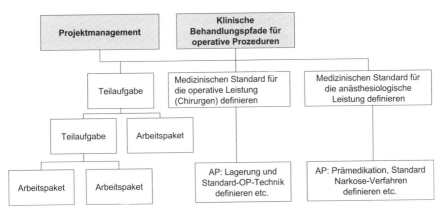

Abb. 8.8: Projektstrukturdiagramm mit integriertem Beispiel Klinische Behandlungspfade für operative Prozeduren (Quelle: Litke et al. 2015, S. 75; Peipe 2015, S. 66)

Aus Abbildung 8.8 wird deutlich, dass ein Projektstrukturplan aus Teilaufgaben und Arbeitspaketen besteht. Die Teilaufgaben können beispielsweise die einzelnen Projektphasen sein. Arbeitspakete sind die Arbeitsaufträge für die ausführenden Projektmitarbeiter. Eine genaue Beschreibung der Tätigkeiten ist genauso wichtig wie die Definition des erwarteten Ergebnisses. Aufgrund der Komplexität von Projekten ist es bei Planungsbeginn jedoch häufig schwierig, eine detaillierte Beschreibung aller erforderlichen Arbeitspakete zu erstellen. Daher sollten in der Planungsphase vornehmlich die Zeitpunkte geplant werden, in denen die Detailplanung der ausstehenden Arbeitspakete stattfindet (Litke et al. 2015; Peipe 2015). Ein Arbeitspaket sollte folgende Aspekte beinhalten:

- Kurze Beschreibung der Aufgabenstellung
- Erwartetes Ergebnis
- Verantwortlicher Mitarbeiter
- Benennung von Schnittstellen zu anderen Arbeitspaketen, Projekten oder Organisationseinheiten
- Aktivitäten und Termine
- Geplanter Arbeitsaufwand in Stunden oder Tagen für die Durchführung
- Kosten für Personal und Sachmittel, die für dieses Arbeitspaket benötigt werden
- Unterschrift des Projektleiters und des Arbeitspaket-Verantwortlichen (Litke et al. 2015; Peipe 2015)

Terminplan

Die Terminplanung enthält die Termine für die Aktivitäten, Zwischenergebnisse oder Meilensteine. Meilensteine sind wichtige Entscheidungs- und Kontrolltermine, die den Projektfortschritt transparent machen. Sie können ein abgeschlossenes Arbeitsergebnis, eine Teilzielerreichung oder der Zeitpunkt für ein Review sein. Eine enge Verknüpfung der Terminplanung mit der Kapazitätsplanung ist unbedingt erforderlich, um die benötigten Ressourcen zur Erreichung des geplanten Endtermins zur richtigen Zeit bereitstellen zu können. Für kleinere Projekte können die Terminpläne ganz einfach mit Hilfe von Balkendiagrammen erstellt werden (▶ Tab. 8.5). Für umfangreiche Großprojekte ist der Einsatz einer Projektmanagement-Software empfehlenswert. Mit Hilfe dieser Software können Termine berechnet und individuelle Simulationen durchgeführt werden (Litke et al. 2015). Die Terminplanung sollte die Projektleitung gemeinsam mit dem Projektteam durchführen. Zu Projektbeginn ist es häufig nicht möglich, eine detaillierte Terminplanung zu erstellen, da die exakten Projektinhalte oft nicht vorhersehbar sind. Daher ist die Terminplanung zu verstehen als ein, auf neuen Informationen basierender, fortlaufender, sich wiederholender Prozess. Häufig ist es zu Projektbeginn nur möglich, die Gesamtdauer des Projektes zu definieren und die Terminplanung für die ersten Phasen detailliert zu erstellen. Die Termine für die folgenden Phasen werden dann zunächst grob geschätzt. Die Feinplanung erfolgt erst kurz vor Beginn der jeweiligen Phase. In der Zeitplanung ist unbedingt auch der Zeitaufwand für diese Nachjustierung einzuplanen. Die Terminplanung kann als Vorwärts- oder Rückwärtsplanung erfolgen. Bei der Vorwärtsplanung wird vom Startzeitpunkt des Projektes ausgehend geplant. Bei der Rückwärtsplanung ist das Projektende der Ausgangspunkt der Planung. Ist es absehbar, dass die Terminplanung nicht eingehalten werden kann, muss der Projektleiter das zuständige Entscheidungsgremium informieren. Zeitverschiebungen können mit Hilfe folgender Maßnahmen nivelliert werden (Drees et al. 2014):

- Verlängerung der Projektlaufzeit durch Verschiebung des Endtermins
- Erhöhung der Ressourcen (mehr Personal, mehr finanzielle Mittel etc.)
- Veränderung der Zielsetzung durch Streichen bestimmter Aufgaben oder Arbeitspakete; evtl. Verlagerung dieser Aufgaben und Ziele in Folgeprojekte

Erfolgreiche Unternehmen begrenzen die Projektlaufzeit auf maximal drei Jahre (Engel et al. 2007).

Zeitrahmen	Verantwortlich	Anfang	Ende	KW	Januar 1	2	3	4	5	Februar 6	7	8	März 9	10	11	12	13	April 14	15	16	17	18	Mai 19	20	21	22
		05. Jan	31. Mai	2015																						
Projektstart/ -planung																										
Projektstart	Name	05.01.15	12.01.15																							
Projektplanung	Name	12.01.15	25.01.15																							
Lenkungsausschuss-Sitzung	Name	**27.01.15**	**27.01.15**						x																	
Meilenstein 1	Name	30.01.15	30.01.15						x																	
Ist-Analyse																										
Feinplanung Ist-Analyse	Name	25.01.15	25.01.15						x																	
Daten erheben	Name	28.01.15	27.02.15																							
Daten auswerten	Name	09.02.15	08.03.15																							
Konsolidierung der Daten	Name	02.03.15	16.03.15																							
Enddaten interpretieren und Präsentation erstellen	Name	16.03.15	30.03.15																							
Lenkungsausschuss-Sitzung	Name	**03.04.15**	**03.04.15**															x								
Ergebnispräsentation für beteiligte Berufsgruppen	Name	07.04.15	07.04.15															x								
Meilenstein 2		10.04.15	10.04.15															x								
Soll-Konzeption																										
Aktivität 1	Name																									
Aktivität 2	Name																									
Meilenstein 3	Name																									
Realisierung																										
...	Name																									

Tab. 8.5: Beispiel Terminplanung (Quelle: Drees 2014, S. 200)

Ressourcen-/Kapazitätsplan

Nachdem die Abläufe und Termine festgelegt sind, erfolgt die Planung der benötigten Ressourcen. Als Grundlage für die Ressourcenplanung dient der Projektstrukturplan. Der Ressourcen-Kapazitätsplan ist wiederum die Basis für den Kostenplan. Bei der Kapazitätsplanung ist zu berücksichtigen, dass begrenzte Ressourcen in der Regel zu Abstrichen bei den Projektzielen führen. Für die Kapazitätsplanung existieren zwei Varianten (Drees et al. 2014):

- die Ressourcenplanung erfolgt in Anlehnung an eine definierte Projektdauer und ein fixes Projektende oder
- die Ressourcen sind fix und bestimmen die Projektdauer bzw. das Projektende.

Kosten-/Budgetplan

Mit Hilfe der Kostenplanung werden das Gesamtbudget für das Projekt ermittelt und die Zeitpunkte festgelegt, zu denen bestimmte Kosten anfallen. Für die Ermittlung der Gesamtkosten des Projektes werden zunächst die Kosten der Arbeitspakete ermittelt und geplant. Als Grundlage für den Kostenplan dient ebenfalls der Projektstrukturplan. Die Gesamtkosten setzen sich zusammen aus den Personal- und Sachkosten, die für das Projekt entstehen (Peipe 2015). In der überwiegenden Anzahl der Projekte der öffentlichen Hand – wie im Gesundheitswesen häufig anzutreffen – steht ein begrenztes Budget zur Verfügung, wodurch das Kostenmanagement einen besonderen Stellenwert im Projekt einnimmt. Werden die Kosten überschritten, geht dies häufig zu Lasten anderer Vorhaben. Aufgabe des Projektleiters ist es daher im Rahmen des Projektcontrollings, die geplanten Kosten fortlaufend mit den tatsächlich anfallenden Kosten abzugleichen. Diese projektbegleitenden Abweichungsanalysen erfolgen in der Regel monatsweise, in manchen Fällen auch im Abstand von zwei Wochen. Durch diese regelmäßigen Kostenkontrollen können Budgetüberschreitungen kurzfristig erkannt und korrektive Maßnahmen umgesetzt werden (Schelle 2014; Sandt 2003). Sämtliche Planabweichungen sollten analysiert und dokumentiert werden, um einen Lerneffekt für nachfolgende Projekte daraus erzielen zu können. Erfolgreiche Unternehmen erstellen am Projektende einen Abschlussbericht über die Kosten und Nutzen des Projektes. Die Bekanntgabe dieser Auswertungsergebnisse unterstützt im Projektverlauf und nach Projektabschluss neben dem Lerneffekt die interne und externe Kommunikation. Außerdem wird die Information wichtiger Stakeholder unterstützt (Engel et al. 2007).

Im Rahmen des Kostenplans sollte auch der Nutzen des Projektes beurteilt werden. Dieser sollte selbstverständlich möglichst hoch sein. In diesem Sinn ist ein Projekt dann wirtschaftlich, wenn der quantitative Nutzen höher bewertet wird als die faktischen oder kalkulatorischen Kosten unter Berücksichtigung der Projektrisiken. Wirtschaftlichkeitsberechnungen betrachten vor allem den quantitativen Nutzen. Der qualitative Nutzen ist zusätzlich zu bewerten (Pfetzing und Rhode 2011).

Risikoanalyse

Jedes Projekt geht mit potenziellen Risiken einher, die negative Auswirkungen auf den Projekterfolg haben können. Diese liegen beispielsweise begründet in dem innovativen Charakter des Projektes, dem Einfluss der Unternehmensstruktur und -kultur auf den Projektverlauf oder der Komplexität des Projektes. Mit Hilfe der Risikoanalyse sollen die potenziellen Probleme proaktiv identifiziert, bewertet und präventive Handlungskonzepte für deren Eintreten entwickelt werden. Zudem ist die Überwachung der Risiken und der Beurteilung der Veränderung im Projektverlauf Inhalt des Risikomanagements. Das Ziel des Risikomanagements ist es, entweder die Wahrscheinlichkeit zu reduzieren, dass ein bestimmtes unerwünschtes Ereignis eintritt oder die Auswirkungen eines unerwünschten Ereignisses so gering wie möglich zu halten. Die Durchführung des Risikomanagements liegt im Verantwortungsbereich der Projektleitung. (Litke et al. 2015; Kerzner 2008). Folgende Risiken sollten für jedes Projekt bedacht werden (Litke et al. 2015):

- Planungsunsicherheit
- Kostenexplosion
- Zusammenarbeit im Team

Im Rahmen der Risikoanalyse erfolgt für jedes Arbeitspaket eine Abschätzung der möglichen Gefahren und ihre Auswirkungen auf andere Arbeitspakete. Anschließend werden die präventiven und korrigierenden Maßnahmen festgelegt (Drees et al. 2014). Die Bewertung und Visualisierung der Risiken kann dabei in tabellarischer Form (▶ Tab. 8.6) und als Matrix (▶ Abb. 8.9) erfolgen.

Tab. 8.6: Tabelle Risikobewertung (Quelle: Drees et al. 2014, S. 209; Peipe 2015, S. 52)

Risiko	Arbeitspaket	Schwierigkeiten			Eintrittswahrscheinlichkeit	Beschreibung Schwierigkeiten/ Ursache	Auswirkungen auf Arbeitspaket	Eintrittsindikatoren	Maßnahmen präventiv	korrektiv
		Qualität	Zeit	Kosten						
Risiko 1	Gesamtes Projekt	x	x		70 %	Verfolgung von Eigeninteressen einzelner Chefärzte	Beschreibung der Auswirkungen auf das jeweilige Arbeitspaket	Chefarztsitzungen, Versuch direkter Einflussnahme auf das Projektteam	Rollen und Kompetenzen der Chefärzte frühzeitig und deutlich klären; Regeln für die Zusammenarbeit festlegen	Direkte Ansprache von einzelnen Chefärzten

Tab. 8.6: Tabelle Risikobewertung (Quelle: Drees et al. 2014, S. 209; Peipe 2015, S. 52) – Fortsetzung

Risiko	Arbeitspaket	Schwierigkeiten			Eintrittswahrscheinlichkeit	Beschreibung Schwierigkeiten/Ursache	Auswirkungen auf Arbeitspaket	Eintrittsindikatoren	Maßnahmen präventiv	korrektiv
		Qualität	Zeit	Kosten						
Risiko 2	...	...	...	...	x %	...		...	...	...
Risiko 3	...	...	...	...	x %	...		...	...	...

Die Risiko-Bewertungsmatrix beinhaltet die Einschätzung der Höhe der Eintrittswahrscheinlichkeit und der Schwere möglicher Folgen sowie die präventiven und korrigierenden Maßnahmen. Die Bewertung der Risiken erfolgt in absteigender Form.

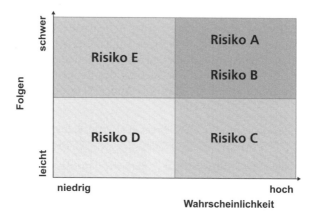

Abb. 8.9: Risiko-Bewertungsmatrix (Quelle: Litke et al. 2015, S. 36)

Mangelhaftes Stakeholdermanagement

Stakeholder sind Personen, die am Projekt direkt beteiligt oder interessiert sind bzw. die von den Auswirkungen des Projekts betroffen sind. Sie haben also ein direktes oder indirektes Interesse an dem Erfolg oder Misserfolg des Projekts. Stakeholder sind beispielsweise der Auftraggeber, die Kunden, der Lenkungsausschuss, aber auch der Abteilungsleiter, von dem ein Mitarbeiter für das Projekt entsandt wird. Grundsätzlich ist es für den Projektleiter sehr wichtig zu wissen, welche Einflussfaktoren sich aus dem Umfeld ergeben und wer unterstützend bzw. hemmend auf den Projektverlauf wirken wird. Aus diesem Grund ist bereits zu

Beginn der Projektplanung eine umfängliche Stakeholderanalyse sinnvoll. Auf diese Weise kann analysiert und dargestellt werden, welche Gruppen oder Personen, welchen Einfluss auf den Projektverlauf haben, welche Erwartungen sie an das Projekt haben und wie ihre Einstellung zum Projekt ist. Für die Stakeholderanalyse stehen verschiedene Tools zur Verfügung, beispielsweise kann die Analyse mit Hilfe eines Portfolios oder einer Erwartungsmatrix (▶ Tab. 8.7) durchgeführt werden (Schelle 2014; Litke et al. 2015).

Tab. 8.7: Erwartungsmatrix (Quelle: Litke et al. 2015, S. 170)

Stakeholder	Erwartungen	Einstellung + positiv ~ neutral - negativ	Einfluss
Patienten	Schnelle Information, sehr gute medizinische Versorgung, gute pflegerische Versorgung	+	hoch
Geschäftsführer	Kostengünstige Umsetzung, Reduktion von Personal- und ggf. Sachkosten, gutes Projektmanagement	+ bis −	hoch
Projektmitarbeiter	Keine Mehrbelastung, finanzieller Ausgleich, zügige Abwicklung	−	hoch
Externe Beratung	Klarer Auftrag, wenig Planänderungen, gute Kooperation, zügige Umsetzung	+	mittel
...			

In Abhängigkeit von den Analyseergebnissen und der darauf basierenden Einordnung der Stakeholder sollten die Maßnahmen des daraus abgeleiteten Stakeholdermanagements proaktiv eingesetzt werden (Schelle 2014; Litke et al. 2015):

- rechtzeitige, zielgruppenspezifische und glaubwürdige Information der Stakeholder
- Stakeholder durch kommunikative und organisatorische Maßnahmen ins Projekt einbinden, wie z. B. regelmäßige Besprechungen mit dem Auftraggeber, Berichtswesen pflegen
- Einsatz der Methoden und Instrumente des Konfliktmanagements
- Einsatz von Werbe- und Marketingmaßnahmen vor allem bei Kunden

Mit Hilfe der Stakeholderanalyse (▶ Tab. 8.8) und dem anschließenden Stakeholdermanagement erfolgt die Kommunikation mit den betreffenden Personen von Beginn an zielgerichtet und effizient. (Litke et al. 2015). Wichtig für die Praxis ist hierbei, die Stakeholderanalyse regelmäßig zu aktualisieren und mit dem Projektplan abzugleichen. Die Erwartungen und Einstellungen der Stakeholder ändern sich häufig im Projektverlauf. Vor allem der Auftraggeber sollte durch direkte

Kommunikationswege unmittelbar in den Projektverlauf einbezogen werden (Schelle 2014).

Tab. 8.8: Stakeholder-Analyse (Quelle: Peipe 2015, S. 51)

Stakeholder	Betroffenheit		Argumente	Maßnahmen
	Grad	Art		
Patienten	Hoch	Positiv	Bessere Qualität	Qualitätsbericht, Marketing, Werbung
Fachabteilungen	Hoch	Neutral	Abwarten: Was kommt auf uns zu?	Frühzeitig informieren und einbinden
Wettbewerber	Hoch	Negativ	Verbesserung der Wettbewerbsfähig-keit	Umfeldanalyse, Konkurrenzanalyse, Veränderung des Leistungsangebots
Betriebsrat	Hoch	Neutral	Mitbestimmungsrecht	Frühzeitig informieren und ggf. als Ratgeber in das Projekt einbinden
...				

Unternehmen, die ein umfangreiches und effizientes Stakeholder-Management betreiben, sind in der Projektarbeit erfolgreicher. Dies impliziert neben der reinen Informationsweitergabe auch, dass für die Sicherstellung der richtigen Interpretation beim Empfänger gesorgt wird (Engel und Holm 2008; Engel et al. 2007).

Fehlende Projektmanagement-Methodik

Verbesserungen der Projektarbeit werden in der Praxis häufig im Bereich der Projektmanagement-Methodik durchgeführt. Letztlich scheitern jedoch nur ca. 20 % der Projekte an diesem Aspekt. Es ist also vor allem wichtig, die Ursachen für das Scheitern von Projekten im eigenen Unternehmen zu analysieren, bevor aufwändige und kostspielige Schulungsmaßnahmen in diesem Bereich initiiert werden. Grundsätzlich sollten sich jedoch die projektmanagement-unerfahrenen Mitarbeiter vor Projektbeginn wesentliche Methodenkenntnisse zum Projektmanagement aneignen. Hierfür ist die Durchführung von Seminaren und Schulungen sinnvoll. Vor allem die Projektleitungen sollten die Methoden und Instrumente des Projektmanagements aus eigener praktischer Erfahrung kennen. Ein fundiertes Methoden-Know-how ist beispielsweise erforderlich im Bereich der Planungsmethoden, der Erstellung des Projektstrukturplans, der Entwicklung des Phasenmodells oder auch im Bereich der Chancen- und Risikoanalyse (Hansel und Lomnitz 2003; Litke et al. 2015). Ein erfolgreiches Projektmanagement impliziert auch die Projektevaluation am Projektende. Aus jedem Projekt kann etwas gelernt werden, selbst und vor allem aus weniger erfolgreichen Projekten. In diesem Zusammenhang ist die Durchführung von Lessons-learned-Workshops sinnvoll, in denen die positiven und negativen Projekterfahrungen gesammelt und bewertet werden. Das Ziel der Lessons Learned ist die Festlegung des Optimierungsbedarfs für Folgeprojekte. Insbesondere weniger erfolgreiche Projekte versprechen hierbei einen hohen Lerneffekt für alle Beteiligten. Voraussetzung hierfür ist allerdings eine vertrauensvolle Fehlerkultur, in der die Projektbeteiligten die Bereitschaft haben, Fehler zuzugeben und zu kommunizieren (Schelle 2014). Unternehmen, die erfolgreiche Projektarbeit durchführen, nutzen häufiger die Erfahrungen aus früheren Projekten und präferieren einen breiten Mix an vorbereitenden Maßnahmen vor Projektstart. Weniger erfolgreiche Unternehmen verlassen sich vor allem auf die Schulung der Mitarbeiter in Projektmanagement-Methoden (Engel und Holm 2008).

8.6 Kritische Würdigung

Projektmanagement ist kein Wunderinstrument für die Umsetzung innovativer Vorhaben. Sind allerdings die Methoden und Techniken an die spezifischen Besonderheiten eines Unternehmens adaptiert und wird im Vorfeld versucht, sich an entsprechende Best-Practice-Empfehlungen zu halten, kann es eine sehr effiziente Methode sein, komplexe Veränderungsprozesse strukturiert zu initiieren und zu realisieren.

Die Grenzen des traditionellen Projektmanagements sind sehr schnell erreicht, wenn es primär im technischen Sinn verstanden wird und auf die Projektplanung und die Umsetzung von Methoden und Techniken reduziert ist. Denn auch die beste Planung hat nur einen geringen Nutzen, wenn nicht auch die psychologische und personelle Komponente gleichwertig berücksichtigt werden. Projektmanagement ist also nicht nur ein technischer Vorgang, sondern vielmehr auch die Führung von Menschen unter Berücksichtigung ihrer Fähigkeiten, Interessen, Bedürfnisse und Werte. Denn nur wenn alle Komponenten des Projektmanagements berücksichtigt werden, kann es in der Praxis erfolgreich eingesetzt werden. Dies geht auch aus der Erläuterung der Gründe für das Scheitern von Projekten hervor. Sie greifen alle ineinander und bedingen sich gegenseitig. Diese Interdependenzen sind im Rahmen erfolgreicher Projekte unbedingt zu berücksichtigen.

Die Erfahrung zeigt, dass es in der Regel utopisch ist, ein Projekt in der Form durchzuführen und zu beenden, wie es ursprünglich geplant war. Die häufigsten Ursachen für Planabweichungen liegen im finanziellen oder zeitlichen Bereich. So treten besonders bei komplexen Projekten häufig massive Kostenüberschreitungen oder Terminverzögerungen auf. Neben der Komplexität der Projekte ist dies auf das dynamische Unternehmensumfeld zurückzuführen. Wie eingangs erläutert, findet sich dies auch im Gesundheitswesen. Im Projektverlauf ist es also sehr wichtig, die möglichen Einflüsse von außen und ihre Wirkung nach innen zu berücksichtigen und darauf entsprechend flexibel zu reagieren (Litke 2007).

Eine Möglichkeit, innerhalb des Projektmanagements sehr flexibel auf Änderungen reagieren zu können, bietet das sogenannte agile Projektmanagement. Das agile Projektmanagement hat seinen Ursprung in der Softwareindustrie. Der Grund für die Entwicklung war die Erkenntnis, dass die vorhandenen Projektmanagementmethoden zu starr und unflexibel sind. Die Projektleitungen haben sich vor allem an der Einhaltung der Projektpläne orientiert, anstatt innovative und nutzenbringende Produkte zu erzeugen. Der Standardisierung und Bürokratisierung von Prozessen und Methoden des Projektmanagements wurden soziale Aspekte vorgezogen. So steht beim agilen Projektmanagement weniger die technische Komponente im Vordergrund als vielmehr die soziale Interaktion und das Individuum. Teamentwicklungsprozesse wie auch die Motivation und Führung der Teammitglieder werden damit zunehmend wichtiger. Darüber hinaus wird das Reagieren auf Veränderungen über die Einhaltung des Projektplans gestellt. Wie in diesem Kapitel erläutert, ist die Basis des klassischen Projektmanagements eine möglichst genaue Projektplanung, deren Meilensteine unbedingt eingehalten werden müssen. Durch unvorhersehbare Ereignisse werden in der Praxis jedoch häufig Abweichungen von diesem Plan erforderlich. Agiles Projektmanagement greift genau diese Notwendigkeit auf. Zu Projektbeginn besteht lediglich eine grobe Vision des Ziels, die weiteren Differenzierungen werden im Projektverlauf gemeinsam mit dem Auftraggeber erarbeitet. Eine der bekanntesten Methoden des Agilen Projektmanagements ist Scrum, das hauptsächlich dem Management von Softwareprojekten dient (Kuster et al. 2011; Hanisch 2013).

8.7   Fazit

Durch die stetige Notwendigkeit, sich den dynamischen Veränderungen im Gesundheitswesen anzupassen, werden flexible und zielorientierte Methoden für die erforderlichen Veränderungsprozesse benötigt. Projektmanagement kann in komplexen Unternehmen, wie z. B. Krankenhausorganisationen (▶ Kap. 7) eine effiziente Methode für einen strukturierten und geplanten organisatorischen Wandel sein. Die Voraussetzung hierfür ist eine konsequente Einhaltung der, in diesem Kapitel dargelegten, Praxisempfehlungen im Projektverlauf. Projektmanagement ist heute erfolgreich, wenn im Projektverlauf alle Komponenten des Projektmanagements berücksichtigt werden und der Projektplan flexibel und schnell an neue Herausforderungen angepasst wird.

Neben den rein funktionalen, institutionellen und instrumentellen Komponenten impliziert Projektarbeit immer auch eine personelle (menschliche) und eine psychologische (zwischenmenschliche) Komponente. Sie sind als wichtige Erfolgsfaktoren im Bereich des Teambuildings und der Kommunikation besonders hervorzuheben, denn Projektarbeit ist in der Regel eine fachabteilungsübergreifende Zusammenarbeit. Der Vorteil von Teamarbeit liegt beispielsweise in Krankenhäusern in der Auflösung der vorherrschenden Bereichsegoismen und der Schaffung neuer, teamorientierter Verhaltensmuster, die mit dem Abbau von Hierarchien einhergehen. Projektorientierte Unternehmen weisen flachere Hierarchien und damit effiziente Organisationsstrukturen auf. Zudem besitzen die Organisationsmitglieder höhere Problemlösungsfähigkeiten und die Organisationsabläufe verlaufen deutlich schneller (Patzak und Rattay 2014) – eine Entwicklungsrichtung, die auch für die Einrichtungen im Gesundheitswesen von Vorteil ist (▶ Kap. 7). Denn auch im Gesundheitswesen gilt es, Strategien in immer kürzeren Zeiträumen zu überdenken, zu entwickeln und umzusetzen. Eine ganzheitliche, vernetzte Problemlösungsmethodik ist für komplexe Veränderungsprojekte unabdingbar. Dies wird umso wichtiger, je mehr Mitarbeiter der Generation Y im Unternehmen und im Projektteam tätig sind. Denn die Projektleitungen stehen zunehmend vor der Herausforderung, den Ansprüchen der Generation Y gerecht zu werden. Die Einbeziehung in Entscheidungsprozesse und Ermöglichung der Selbstorganisation sind für diese Generation sehr bedeutsam. Für die Projektleitungen bedeutet dies, dass sie sich zu Führungskräften im Sinne des Leaderships entwickeln müssen (▶ Kap. 7). Dafür werden mehr soziale und kommunikative Fähigkeiten als reine Fach- und Methodenkompetenzen benötigt. Nur starke Führungspersönlichkeiten werden ihre Teammitglieder im Sinne von Potenzialfreisetzung zu Bestleistungen motivieren und damit den Unternehmenserfolg sichern können (Hanisch 2013; Litke 2007).

Modernes Projektmanagement ist folglich für die Einrichtungen im Gesundheitswesen eine Chance zu verbesserten Organisationsabläufen und gesteigerter Flexibilität – allerdings nur dann, wenn es auch professionell betrieben wird und den Faktor Mensch in den Mittelpunkt stellt.

Reflexionsfragen zum Text

1. Grenzen Sie bitte den Begriff Projekt von Routineaufgaben ab. Wann ist ein Projekt ein Projekt und keine Linientätigkeit mehr?
2. Welche Vorteile bietet Projektarbeit?
3. Skizzieren Sie bitte kurz, in welchen Phasen ein Projekt verläuft und welche grundsätzlichen Aufgaben in den Phasen anfallen.
4. Erläutern Sie bitte das magische Dreieck einschließlich der Interdependenzen der Projektzielbereiche!
5. Welches sind die vier häufigsten Gründe für das Scheitern von Projekten? Welche Maßnahmen leiten Sie daraus für die Praxis ab?
6. Welche Komponenten beinhaltet Projektmanagement? Welche sind aus Ihrer Sicht zukünftig besonders wichtig? Begründen Sie bitte Ihre Antwort!
7. Welche Erfolgsfaktoren für die Durchführung von Projekten kennen Sie?
8. Was sind die wesentlichen Ziele des Projektmanagements?

Literatur

Bernecker, M., Eckrich, K. (Hrsg.) (2003): Projektmanagement-Handbuch. München: Oldenbourg Wissenschaftsverlag GmbH.

Bohinc, T. (Hrsg.) (2010): Grundlagen des Projektmanagements. Offenbach: Gabal Verlag GmbH.

DIN 69 901 (1987): Deutsches, Institut für Normung. Frankfurt.

Drees, J., Lang, C., Schöps, M. (Hrsg.) (2014): Praxisleitfaden Projektmanagement. 2. Auflage, München: Hanser.

Eckrich, K. (2003): Klärung der Ausgangslage: Analyse des strukturellen und kulturellen Projektumfelds. In: Bernecker, M., Eckrich, K. (Hrsg.): Projektmanagement-Handbuch. München: Oldenbourg Wissenschaftsverlag GmbH. S. 85-106.

Engel, H., Holm, C (2007): Ergebnisse der Projektmanagement Studie 2007 -Schwerpunkt Kosten und Nutzen von Projektmanagement (http://www.gpm-ipma.de/fileadmin/user_¬ upload/Know-How/PM_Study_2007_Results.pdf, Zugriff am 29.09.2015).

Engel, H., Tamdjidi, A., Quadejacob, N. (2008): Ergebnisse der Projektmanagement Studie 2008 -Erfolg und Scheitern im Projektmanagement (http://www.gpm-ipma.de/fileadmin/¬ user_upload/Know-How/Ergebnisse_Erfolg_und_Scheitern-Studie_2008.pdf, Zugriff am 29.09.2015).

Hanisch, R. (Hrsg.) (2013): Das Ende des Projektmanagements. Wien: Linde.

Hansel, J., Lomnitz, G. (Hrsg.) (2003): Projektleiter-Praxis: optimale Kommunikation und Kooperation in der Projektarbeit. 4. Auflage, Berlin: Springer.

Helmke, J. (2003): Lasten- & Pflichtenheft. In: Bernecker, M., Eckrich, K. (Hrsg.): Projektmanagement-Handbuch. München: Oldenbourg Wissenschaftsverlag GmbH. S. 149–157.

Kerzner, H. (Hrsg.) (2008): Projektmanagement, 2. deutsche Auflage, Heidelberg: mitp.

Kuster, J., Huber, E., Lippmann, R., Schmid, A., Schneider, E., Witschi, U., Wüst, R. (Hrsg.) (2011): Handbuch Projektmanagement. 3. Auflage, Heidelberg: Springer.

Lauer, T. (Hrsg.) (2014): Change Management. 2. Auflage. Berlin: Springer Gabler.

Litke, H.-D., (Hrsg.) (2007): Projektmanagement. 5. Auflage, München: Hanser.

Litke, H.-D., Kunow, I., Schulz-Wimmer, H. (Hrsg.) (2015): Projektmanagement. 3. Auflage, München: Haufe.

Martino, R.L. (Hrsg.) (1964): Project Management and Control, Vol. 1, Finding the Critical Path. New York: American Management Association.

Nüchter, N. (2003): Planung der Projektzielbereiche: Termine, Ressourcen, Qualität. In: Bernecker, M., Eckrich, K. (Hrsg.) (2003): Projektmanagement-Handbuch. München: Oldenbourg Wissenschaftsverlag GmbH. S. 317–334.

Olfert, K. (Hrsg.): Projektmanagement. 9. Auflage, Herne: Kiehl.

Patzak, G., Rattay, G. (Hrsg.) (2014): Projektmanagement. 6. Auflage. Wien: Linde.

Peipe, S. (Hrsg.) (2015): Crashkurs Projektmanagement. 6. Auflage, Freiburg: Haufe.

Pfetzing, K., Rohde, A. (Hrsg.)(2011): Ganzheitliches Projektmanagement. 4.Auflage, Gießen: Verlag Dr. Götz Schmidt.

Richartz D., Kurpicz B. (2003): Projektstrukturierung. In: Bernecker, M., Eckrich, K. (Hrsg.): Projektmanagement-Handbuch. München: Oldenbourg Wissenschaftsverlag GmbH. S. 261-293.

Sandt, J. (2003): Projektbudgetierung. In: Bernecker, M., Eckrich, K. (Hrsg.): Projektmanagement-Handbuch. München: Oldenbourg Wissenschaftsverlag GmbH. S. 335-354.

Schelle, H. (Hrsg.) (2014): Projekte zum Erfolg führen. 7. Auflage, München: dtv.

Schlick, G. H. (Hrsg.) (1997): Projektmanagement – Gruppenprozesse – Teamarbeit. 2. Auflage, Renningen-Malmsheim.

Empfehlung für weiterführende Literatur

Teamarbeit:

Hansel, J., Lomnitz, G. (Hrsg.) (2003): Projektleiter-Praxis: Optimale Kommunikation und Kooperation in der Projektarbeit. Kapitel 4: erfolgreich arbeiten im Projektteam. 4. Auflage, Berlin.

Kuster, J., Huber, E., Lippmann, R., Schmid, A., Schneider, E., Witschi, U., Wüst, R. (Hrsg.) (2011): Handbuch Projektmanagement. Kapitel 7: Aspekte von Teams, S. 241–267. 3. Auflage, Heidelberg: Springer.

Systemtheoretischer Ansatz:

Horster, D. (Hrsg.) (2013): Niklas Luhmann: Soziale Systeme (Klassiker auslegen, Band 45). Bielefeld: Akademie Verlag.

Luhmann, N. (Hrsg.) (1987): Soziale Systeme. Frankfurt/Main: Suhrkamp.

Scrum:

Schwaber, K. (Hrsg.) (2007): Agiles Projektmanagement mit Scrum. Redmond, Washington: Microsoft Press.

Sutherland, J. (Hrsg.) (2015): Die Scrum-Revolution. Frankfurt: Campus.

Leadership im Projektmanagement:

Bohinc, T. (Hrsg.) (2006): Projektmanagement: Soft Skills für Projektleiter: Kapitel 7: Kommunizieren und motivieren: Leadership im Projektmanagement. Offenbach: Gabal.

Generation Y:

Hanisch, R. (Hrsg.) (2013): Das Ende des Projektmanagements. Wien: Linde.

Projektmanagement:

Bernecker, M., Eckrich, K. (Hrsg.) (2003): Projektmanagement-Handbuch. München: Oldenbourg Wissenschaftsverlag GmbH.

Drees, J., Lang, C., Schöps, M. (Hrsg.) (2014): Praxisleitfaden Projektmanagement. 2. Auflage, München: Hanser. (gut strukturiert, praxisorientiert)

Litke, H.-D., (Hrsg.) (2007): Projektmanagement. 5. Auflage, München: Hanser.

Litke, H.-D., Kunow, I., Schulz-Wimmer, H. (Hrsg.) (2015): Projektmanagement. 3. Auflage, München: Haufe. (kurz, prägnant, praxisorientiert)

Peipe, S. (Hrsg.) (2015): Crashkurs Projektmanagement. 6. Auflage, Freiburg: Haufe.

Stichwortverzeichnis

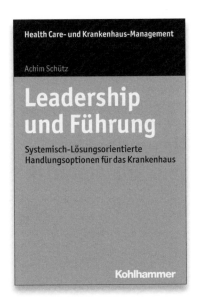

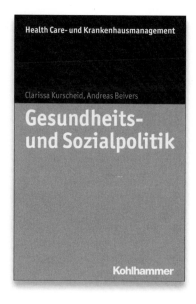

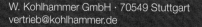
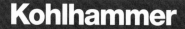